超声诊断学教程

第 3 版

主　　编　夏稻子

编　　者　（以姓氏笔画为序）

王学梅　中国医科大学附属第一医院

礼广森　大连医科大学附属第二医院

朱　强　首都医科大学附属北京同仁医院

刘明辉　中南大学湘雅二医院

杨文利　首都医科大学附属北京同仁医院

杨晓英　吉林大学第一医院

张文华　大连医科大学附属第二医院

张宇虹　大连医科大学附属第二医院

陈　涛　北京大学第四临床学院(积水潭医院)

林　萍　大连医科大学附属第二医院

夏稻子　大连医科大学附属第二医院

高　林　大连医科大学附属第二医院

蔡爱露　中国医科大学附属盛京医院

科　学　出　版　社

北　京

内 容 简 介

本书共分为 12 章,介绍了超声诊断的物理基础和心血管、肝脏、胆道、胰腺、脾脏、肾脏、膀胱、前列腺、子宫、卵巢、眼、甲状腺、乳腺、阴囊等脏器的正常声像图和常见疾病的主要病理、临床表现,重点介绍了上述脏器常见病超声检查的典型病理声像图特征和鉴别诊断要点。全书约 39 万字,含图表约 300 幅(个);书中标注了中英文名词对照约 500 多条并列于书末,并针对重点内容配备了约 40 幅彩色图片,以利于各院校针对性教学工作的开展。

图书在版编目 (CIP) 数据

超声诊断学教程 / 夏稻子主编 . —3 版 . —北京:科学出版社,2009
ISBN 978-7-03-025463-4

Ⅰ. 超… Ⅱ. 夏… Ⅲ. 超声波诊断-医学院校-教材 Ⅳ. R445.1

中国版本图书馆 CIP 数据核字(2009)第 153262 号

策划编辑:周万灏 李国红 / 责任编辑:周万灏 李国红 / 责任校对:陈丽珠
责任印制:赵 博 / 封面设计:黄 超

科 学 出 版 社出版
北京东黄城根北街 16 号
邮政编码:100717
http://www.sciencep.com

三河市骏杰印刷有限公司印刷
科学出版社发行 各地新华书店经销

*

2002 年 2 月第 一 版 开本:787×1092 1/16
2009 年 8 月第 三 版 印张:16 1/2 插页:4
2025 年 7 月第二十次印刷 字数:392 000

定价:65.00 元
(如有印装质量问题,我社负责调换)

第3版前言

超声学的医疗、教学和科研工作在近几十年内发生了翻天覆地的变化。彩色超声诊断仪已经遍布各级医院,临床超声专业从业医生的数量及质量大大提高,在临床医学和医学影像学教学中超声诊断学学时成倍增加,超声学研究生教育规模得到迅猛发展等,都为超声诊断学大踏步前进奠定了坚实基础。因此,编写一本"内容实用、特色突出、着眼教学、不断优化"的高质量超声诊断学教材,不仅是超声诊断学科培养人才传授知识的必然要求,也是我们期盼并为之奋斗多年的梦想。

我们主持编写的国内第一本《超声诊断学教程》,经科学出版社2002年初版、2005年再版发行后,受到了同行专家和各兄弟院校师生的较好评价,印数已达数万册,并先后获得省市高校精品教材奖和优秀著作奖。这次我们应科学出版社之约,邀集国内多所院校专家同行参与,修订成《超声诊断学教程》第3版,其主要内容变化体现在以下几方面:

1. 本书由第2版的十章增设为十二章,即新增"肌肉、关节、骨骼疾病超声诊断"一章,同时为方便教学将"妇科疾病的超声诊断"与"产科的超声诊断"分立为两章。尽管全书的内涵较之第2版有较多增加,但本着"控制总量、调整结构"的原则,在保证基本知识点讲授的基础上,尽量删减描述性文字,使全书总字数仍控制在40万字以内。此外,第3版调整修改了近100幅组图与照片,使全书图表达到300幅(个);还标注了中英文名词对照约500多条并列于书末,以利于各院校双语教学的开展。

2. 进一步加强了总论内容,在"超声诊断原理与应用"一章中增加了"超声图像分析判定"等两节,还对常用的超声名词和基本概念做了尽可能简捷的解释和说明,使总论应具有的全局性、引导性和贯通性功能得到了明显加强,使知识更加提纲挈领、条理清晰、前后呼应。进一步规范了各论章节的写作体例,每章开篇均设有"解剖生理概要"、"超声检查方法与正常声像图"等节,每节疾病中均设立"病理与临床"、"超声诊断要点"、"鉴别诊断"等条目,结构简明、要点突出,更加利于学生深入理解掌握各系统正常组织和疾病病理改变的声像图特点。

3. 在强调超声学科基本理论、基本知识和基本技能的同时,第3版及时补充了国内外超声学科新技术、新方法的近年发展,专门在总论中增设了"超声医学新技术"一节,力求体现超声学科教学理念、教学内容和教学方法的改革成果,充分突显本书图表结合、图文并茂、图像对比的编写特点,并配以相应的三维动画多媒体教学课件,为学生自学预留下足够的空间。为了更加鲜明地反映我国临床疾病谱的变化,突出常见病和多发病的超声诊断,第3版涉及的各器官系统疾病约170余种。

经过3版改定之后,本书适用对象主要为五年制医疗专业本科学生和七、八年制医疗专业本硕博连读学生,同时兼顾影像医学专业本科学生以及超声医学专业研究生和青年医生学习的需求。作为主编,我深知编写一本能得到师生满意的超声诊断学教材决非一蹴而就的易事。屈指算来,从编写出版本书的前身《心腹疾病超声诊断》开始,至今已是十年有余了。我深切地感谢作者和编辑团队的长期支持和通力合作,更希望各位师长和同学对本书提出宝贵意见和建议,使我们编写一本高质量超声诊断学教材的美梦成真。

夏稻子

2009年初春时节于大连

目 录

第一章 超声诊断的原理与应用 …… （1）
　第一节 超声诊断的物理基础 …… （1）
　第二节 超声诊断的检查方法 …… （6）
　第三节 超声图像的分析判定 …… （9）
　第四节 超声诊断的临床应用 …… （14）
　第五节 医学超声安全 …… （16）
　第六节 超声医学新技术 …… （17）
第二章 心脏疾病的超声诊断 …… （23）
　第一节 解剖生理概要 …… （23）
　第二节 超声检查方法与正常声像
　　　　图 …… （25）
　第三节 心脏功能的超声测定 …… （32）
　第四节 先天性心脏病 …… （35）
　第五节 心脏瓣膜病 …… （48）
　第六节 心肌病 …… （60）
　第七节 心内膜炎 …… （65）
　第八节 冠状动脉粥样硬化性心脏
　　　　病 …… （67）
　第九节 高血压性心脏病 …… （70）
　第十节 肺源性心脏病 …… （71）
　第十一节 心脏肿瘤 …… （73）
　第十二节 心包疾病 …… （76）
　第十三节 其他心脏疾病 …… （80）
　第十四节 心脏扩大的鉴别诊断 ……
　　　　…… （82）
　第十五节 胸膜腔及纵隔疾病 …… （83）
第三章 肝胆胰脾疾病的超声诊断
　　　　…… （86）
　第一节 解剖生理概要 …… （86）
　第二节 超声检查方法与正常声像
　　　　图 …… （88）
　第三节 肝脏疾病 …… （92）
　第四节 胆囊及胆道疾病 …… （107）
　第五节 胰腺疾病 …… （120）

　第六节 脾脏疾病 …… （126）
第四章 消化道及腹膜腔疾病超声
　　　　诊断 …… （128）
　第一节 解剖生理概要 …… （128）
　第二节 超声检查方法与正常声像
　　　　图 …… （128）
　第三节 消化道疾病 …… （130）
　第四节 腹膜腔疾病 …… （133）
第五章 泌尿系统及前列腺疾病的超声
　　　　诊断 …… （136）
　第一节 解剖生理概要 …… （136）
　第二节 超声检查方法与正常声像
　　　　图 …… （137）
　第三节 肾脏疾病 …… （139）
　第四节 输尿管疾病 …… （148）
　第五节 膀胱疾病 …… （150）
　第六节 前列腺疾病 …… （151）
第六章 妇科疾病的超声诊断 …… （153）
　第一节 解剖生理概要 …… （153）
　第二节 超声检查方法与正常声像
　　　　图 …… （154）
　第三节 子宫疾病 …… （155）
　第四节 卵巢肿瘤 …… （159）
　第五节 盆腔炎症 …… （164）
　第六节 宫内节育器 …… （165）
第七章 产科的超声检查 …… （166）
　第一节 正常产科的超声诊断 …… （166）
　第二节 异常妊娠 …… （169）
　第三节 妊娠滋养细胞疾病 …… （175）
　第四节 胎儿畸形 …… （176）
　第五节 羊水过多和羊水过少 …… （183）
第八章 腹膜后间隙与肾上腺疾病
　　　　超声诊断 …… （184）
　第一节 解剖生理概要 …… （184）

第二节　超声检查方法与正常声像
　　　　图 ……………………（184）
第三节　腹膜后间隙疾病 ………（185）
第四节　肾上腺疾病 ……………（187）
第九章　浅表器官疾病超声诊断 …（191）
第一节　眼部疾病 ………………（191）
第二节　甲状腺疾病 ……………（197）
第三节　乳腺疾病 ………………（202）
第四节　阴囊疾病 ………………（207）
第五节　浅表淋巴结疾病 ………（213）
第十章　肌肉、关节、骨骼疾病超声诊断
　　　　 ……………………………（216）
第一节　肌肉 ……………………（216）
第二节　关节疾病 ………………（218）
第三节　骨与软组织疾病 ………（219）
第十一章　血管疾病的超声诊断 …（223）
第一节　解剖生理概要 …………（223）

第二节　超声检查方法与正常
　　　　声像图 …………………（224）
第三节　颅脑血管疾病 …………（226）
第四节　颈部血管疾病 …………（227）
第五节　腹部血管疾病 …………（232）
第六节　四肢血管疾病 …………（235）
第十二章　介入性超声 …………（240）
第一节　超声引导下的介入性诊断
　　　　 ……………………………（240）
第二节　超声引导下的介入性治疗
　　　　 ……………………………（243）
第三节　腔内超声 ………………（247）
第四节　术中超声 ………………（251）
中英文名词对照 …………………（253）
参考文献 …………………………（258）
彩图

第一章　超声诊断的原理与应用

利用超声物理特性作用于人体组织器官来诊断和治疗疾病的医学学科,称为**超声医学**(**ultrasonic medicine**)。其中利用超声传播产生的透射、反射、折射等效应,接受、分析、处理其所形成曲线和图像并据此发现和诊断疾病的方法,称为**超声诊断学**(**ultrasonic diagnostics**)。而利用超声传播产生的热效应、机械效应或空化效应等,达到治疗各系统疾病和促进机体康复的方法,称为**超声治疗学**(**ultrasonic therapeutics**)。超声诊断学是超声医学的主体和核心部分,它和医学放射学与核医学等一起,共同组成**医学影像学**(**medical imaging**)。

第一节　超声诊断的物理基础

超声(**ultrasound**)是指声波振动频率超过 2 万赫兹(Hz)的机械波,即超过人耳听觉范围上限的高频声波。利用超声照射透声物体以获得该物体内部结构断面曲线或图像的技术称为**超声成像**(**ultrasonic imaging**),所获得的曲线或图像称为**超声声像图**(**ultrasonogram**)。

一、超声的物理特性

医学超声的物理基础是声学,了解超声的物理特性,对于理解超声在医学中的应用,具有重要的意义。

（一）声波与声的传播

振动在介质中以波的形式进行传播称为**声波**（**sound wave**）。声波产生的条件,一是需要能发出声波振动的物体,称为**声源**(**sound source**),又称波源,在超声成像中,探头晶片就是声源。二是需有能传播声波振动的物体,称为**介质**（**medium**）。大部分人体组织细胞,都是良好的超声介质。

声传播(**sound propagation**)分为纵波和横波两种,纵波指质点的振动方向与波的传播方向相互平行,横波指质点的振动方向与波的传播方向相互垂直。超声诊断仪所能获取的主要是血液和软组织中纵波的传播;而骨骼属于固体,形状复杂,内部质地不均匀,多为横波传播。因此,超声检查适用于大多数人体内脏疾病,但无法作为骨骼疾病的常规诊断方法。

（二）频率与波长

声波在 1 秒时间内完成全振动(即质点在平衡位置往返摆动一次)的次数称为**频率**(**frequence**, f),频率的基本单位为赫兹(Hz),医学超声频率范围一般为 2 兆赫~30 兆赫(MHz)。一个振动周期内声波传播的距离称为**波长**(**wave length**, λ),波长的单位为毫米(mm),超声诊断常用波长为 0.15~0.60mm 之间。

频率(f)、波长(λ)与声速(C)是超声的三个基本物理量,三者关系可表达为 $f = C/\lambda$。

频率越高,波长越短,声波传播的方向性越显著,反之亦然。为了提高分辨力,通常应尽可能采用频率高、波长短的超声。超声频率与波长的关系见表1-1。

表1-1　超声频率与波长的关系

频率(MHz)	1.25	2.5	3.0	5.0	7.5	10.0	15.0
波长(mm)	1.20	0.6	0.5	0.3	0.2	0.15	0.1

(三)声速、介质密度与声阻抗

声波在介质中每秒传播的距离为声波的传播速度,简称**声速(sound velocity,C)**,单位为米/秒(m/s)或厘米/秒(cm/s)。组织的**介质密度(media density,ρ)**是人体内影响声速的主要因素,密度较大的组织,声速也较快(表1-2)。各种组织声速之间可有5%左右的差异,另外,同一器官内组织细胞结构性质不一样,声速也不一样。

声阻抗(acoustic resistance,Z)是介质密度与声速的乘积,即声阻抗(Z)=介质密度(ρ)×声速(C)。超声回声的强弱,取决于构成界面的各种组织之间声阻抗值差异的大小。两介质声阻抗值相差越大,界面处反射越多,回声越强;两介质声阻值相差越小,则界面处反射越少,回声越弱。人体内肺和胃肠内有较多气体,气体与软组织声阻抗差大,产生全反射。因此,不能用常规的超声方法检查肺和胃肠等含气器官。

表1-2　人体各组织的介质密度、声速和声阻抗

介质	介质密度(g/cm³)	声速(m/s)	声阻抗[10^5g/(cm²·s)]
血液	1.055	1570	1.656
脂肪	0.955	1476	1.410
肌肉	1.074	1568	1.684
肝脏	1.050	1570	1.648
肾脏	1.038	1561	1.620
颅骨	1.658	3360	5.570

(四)声束与声场

集中向某方向发射的声波束,称为**声束(sound beam)**,又称声流,具有很好的方向性和束射性。超声声束由主瓣和旁瓣组成,超声成像主要依靠探头发射高度指向性的声束主瓣并接收回声反射,而旁瓣会产生伪像。声束的形状、粗细以及声束的能量分布,还取决于探头的形状、大小、振元数及其排列、频率和聚焦方式等,同时也受人体不同组织的反射、折射、散射及吸收衰减的影响。

超声在介质中传播时其能量所能到达的空间,称为**声场(sound field)**,声场分为近场和远场。近场声束集中成圆柱形,远场声束向周围空间扩散。因此,超声成像多使用聚焦式声束,使超声束变细,减少远场声束扩散,改善图像的侧向分辨力和横向分辨力,提高成像质量。

(五)反射、透射、折射与散射

超声在介质中传播至声阻抗不同的两种介质界面时,一部分声波从第二层介质界面返回第一层介质,此现象称为**反射**(reflection),这部分声波称为反射波。声波透过第二层介质界面继续向深层传播的现象,称为**透射** (transmission),这部分声波称为透射波。透射波从第一层介质穿透界面进入第二层介质时,若入射传播方向发生了偏离,称为**折射** (refraction),这部分声波称为折射波。如声束遇到界面远小于波长的微小粒子,激发微粒振动,形成新的点状声源以球面波方式发射,称为**散射**(scattering),这部分声波称为散射波。散射可形成新的反射、透射或折射声波,其中与入射角度呈 180° 的散射称为**背向散射**(back scattering)。人体内的散射源主要是血液中的红细胞和脏器内的微细结构(图 1-1)。超声检查就是利用这些细胞和结构产生的反射和散射变化,对人体各组织的生理与病理信息进行诊断分析的。

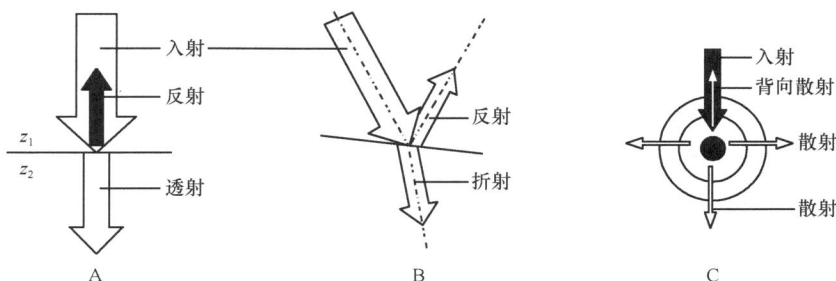

图 1-1 超声反射、透射、折射与散射模式图

(六) 声能、声强与声衰减

声波在介质中传播,可使介质中的质点获得动能或势能,这部分能量称为**声能**(sound energy)。垂直于传播方向单位截面积的平均声能流(声功率)称为**声波强度**(sound intensity),简称声强,又称为能流密度,单位是瓦/平方厘米(W/cm^2)。**声衰减** (acoustic attenuation)是指声波在介质中传播时声能随着传播距离而减弱的现象。超声衰减的程度主要与生物组织中蛋白质和水的含量有关,蛋白质比分越高,衰减越明显,穿透力越下降。人体组织声衰减程度的一般规律为骨>肌腱>肝、肾>血液>尿液、胆汁。另外,对于同一种组织,其超声衰减随频率的增高而加大。

(七) 回声、噪声与透声窗

从声源发射经介质界面反射至接收器的声波,即能被接收器接收的反射波,称为**回声**(echo),又称回波。超声检查中获得的所有曲线或图像,都来自于被检物所产生的回声信号。除了各组织、病变间固有的回声差异外,声束入射角度对回声强度的影响最大。入射声束与界面垂直,回声反射强;入射声束与界面倾斜,回声反射弱。如果倾斜角度≥20°,便几乎检测不到回声反射,称为回声失落。紊乱、断续、随机的干扰性声振荡,称为**噪声**(noise)。回声和噪声强度常以分贝(dB)为单位。能避开某些特定体表或体内部位(如骨骼、气体等)而使超声束更好进入深部组织的路径,称为**透声窗**(acoustic window),又称超声窗或探测窗,在心脏等部位的超声检查中广泛应用。

(八) 多普勒效应与多普勒频移

当声源和介质界面发生相对运动时,介质接收到的频率与声源的固有发射频率之间会产生一定差异,即界面朝向探头运动,频率会增高,若界面背离探头运动,频率会减低,这种现象称为**多普勒效应**（**Doppler effect**）。接收频率和发射频率之间的差异,称为**频率移动**（**frequency deviation**,f_d）,简称频移。通常界面活动越快,频移数值越大。心壁、血管壁、瓣膜等的运动和血液的流动等,均可引起多普勒效应。超声束与物体运动方向间的夹角（θ）是影响多普勒效应的主要因素,须经过校正θ才能测到较为准确的物体运动速度。如检查心脏及大血管血流速度时θ角度应<20°,检查外周血管血流速度时尽可能使θ角度<60°。多普勒频移公式为:

$$f_d = \pm \frac{2V\cos\theta}{C}f_o$$

式中:f_d多普勒频移;V为血流速度;θ为超声束与物体运动方向间的夹角;C为声速;f_o为发射频率。在式中f_o,C是不变的,而V在变化,即反射波的频率变化随着被测物体的运动速度而改变。

二、超声诊断仪的基本构成与超声的发射接收

按照超声回声显示来分类,**超声诊断仪**（**diasonograph**,亦称超声显像仪）可分为脉冲回声式和频移回声式两大类型。脉冲回声式超声诊断仪包括**幅度调制型超声诊断仪**（**A 型超声仪,简称 A 超**）、**辉度调制型超声诊断仪**（**B 型超声仪,简称 B 超**）以及**回声辉度调制型超声诊断仪**（**M 型超声仪,简称 M 超**）。**频移回声式超声诊断仪**（**D 型超声仪,简称 D 超**）包括频移示波型超声诊断仪（脉冲波式或连续波式多普勒超声仪）和**彩色编码频移回声式超声诊断仪**（**彩色多普勒血流显像仪,简称彩超**）等。

虽然**超声诊断仪**类型颇多,但它们的基本构成和发射接收模式大致相同。现以脉冲回声式超声诊断仪为例,做一简要介绍。

（一）超声诊断仪的基本构成

超声诊断仪主要由**探头**（**probe**,即换能器）和**主机**（**mainframe**）两部分构成,超声的声源发生与回声接收分别由同一探头中的发射部分和接收部分来完成。超声检查时,主机提供一定频率的交变电讯号作用于探头,探头中压电晶体发生振动产生超声。超声在体内传播过程中,各种组织的声学界面产生不同的反射波,其中部分可返回探头,再由探头将声能转换成电能,并由主机接收放大并以声像图形式显示于显示器上。图 1-2 为超声诊断仪的基本构成。

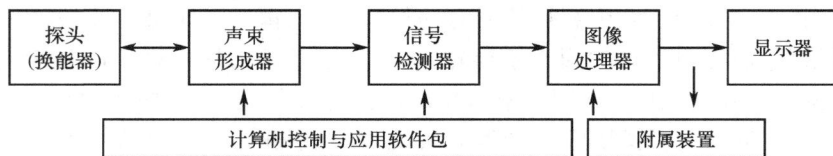

图 1-2　超声诊断仪的基本构成

超声诊断仪探头的性能及工作模式是直接影响超声图像分辨力的主要因素,主要分为凸阵探头、线阵探头和相控阵探头等几种类型。凸阵探头主要用于腹部和妇产科检查,线阵探头主要用于浅表器官和外周血管检查,相控阵探头则多用于心脏检查。根据探头频率状况,还可分为:

1. 单频探头　中心发射频率固定,常用的有 2.5 MHz、3.5 MHz 等。

2. 变频探头　同一探头可分别选用 3.5 MHz 或 5.0 MHz 两种发射频率。

3. 宽频探头　发射时频率范围 2 MHz~5 MHz,接收时可采用选频接收、动态接收或宽频接收方式。

4. 高频探头　中心发射频率在 5 MHz 或以上,如用于检查心血管的腔内探头频率可高达 30 MHz 以上。

（二）超声的发射与接收

1. 压电晶体　用于超声声源的天然单晶体有石英、电石等,人造单晶体有硫酸锂、铌酸锂等。当晶体的某一压电轴方向上受压或晶体的两端受到拉伸时,晶体两侧面便产生电荷。具有这种物理性能的晶体称为压电晶体,超声诊断仪中的探头(换能器)即是此种压电晶体。

2. 压电效应　将压电晶体置于交变电场中,并使电场方向与晶体压电轴的方向一致,则晶体厚度发生改变,出现强烈的收缩或膨胀,这种压力与电荷相互转换的现象称压电效应。将压力(机械能)转化成电荷(电能)的效应称正压电效应;将电荷(电能)转化成压力(机械能)的效应称逆压电效应。

当超声波作用于压电晶体时,可产生微弱电荷信号,经仪器接收放大后形成代表界面反射强弱的曲线和图像。医学超声诊断仪常采用同一压电换能器作为发射和接收探头,但发射和接收必须分时工作。超声发射换能器用的是逆压电效应,超声接收换能器用的是正压电效应。

三、超声医学的工作原理

如前所述,超声医学是利用超声波的物理特性与人体器官组织特性相互作用达到疾病诊断和治疗效果的一门科学。利用超声在人体器官组织传播过程中产生透射、反射、折射等的信息,加以接收、放大和处理形成曲线或图像的方法,称为超声诊断。超声波在生物组织中的传播规律是超声诊断的基础,对超声诊断最重要的生物组织是血液和软组织。血液是液体,软组织包括肌肉、脂肪、肝、肾等实质性组织,他们与血液的主要差别是其运动状态,即血液是流动的,一般软组织基本上是静态的;而心脏等器官既有一定的运动特性,又具有普通软组织共同的固体属性。不同器官的组织是多种多样的,同一组织内部也是不均匀的,存在着大量的不规则散射结构。当超声经过不同性质的血液和软组织或当组织发生病理变化时,其在组织器官中的传播发生相应的改变,于是便体现为超声曲线或图像上的差异。

利用超声能量产生的热效应、机械效应或空化效应作用于人体器官或组织病变部位,以达到治疗疾病和促进机体康复的方法,称为超声治疗。**热效应(thermal effect)** 是指超声在生物体内传播过程中,其振动摩擦产生的能量会不断地被介质吸收转变成热能。**机械效应(mechanical effect)** 是指超声引起机械振动产生的质点位移、振动、声压等现象。**空化效应(cavitation effect)** 是一种特殊的机械效应,其与热效应分别由不同的声像参数(如脉冲宽度、脉冲重复频率等)控制。液体声场中存在的微气泡在交变声压作用下会膨胀和收缩。如果微气泡的直径保持相对恒定不破裂,称稳态空化,先在体内共振过程中发生辐射力作用,其后伴随气泡脉动产生微声流,使邻近的细胞、组织产生损伤。声场负压相时液体中的空化核迅速膨胀,随即又在正压相突然收缩至崩溃,称瞬态空化,此时温度可高达数千度,产生·H 和·OH 自由基,诱导过氧化反应。气泡崩溃时还伴有声致发光,也会造成空化中心附近细胞结构的损伤。

第二节　超声诊断的检查方法

根据上述 A 型超声仪、B 型超声仪、M 型超声仪和 D 型超声仪工作原理的不同所建立的超声诊断方法,分别称为 A 型诊断法、B 型诊断法、M 型诊断法和 D 型诊断法等,现分述如下。

一、A 型诊断法

A 型诊断法,即**幅度调制显示法**(**amplitude modulation display**),以波幅高低表示界面反射信号的强弱,其中纵坐标显示回声的幅度和波形,横坐标显示检测的深度。波形以反射波的高低命名,如饱和波、高波、中波、低波、微波等,无反射则呈现液平段(图 1-3)。A 型诊断法主要根据界面回声波的高低、形状、多少及有无进行物理特性诊断,用以测量组织或病变大小或厚度,因其定位定性均欠准确,目前临床上多用于脑中线、眼视轴的探测。

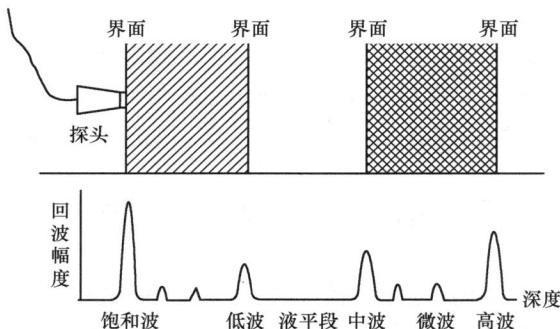

图 1-3　A 型诊断法界面回波模式图

二、B 型诊断法

B 型诊断法,即**辉度调制显示法**(**brightness modulation display**),又称二维切面显示法(**two dimensional display**),以辉度光点明暗表示界面回声反射信号的强弱。回声强则光点亮,回声弱则光点暗,如无回声则为暗区。B 型诊断法为多声束连续扫描,以不同强度光点形式组合成平面断层二维图像(图 1-4)。声束扫描方式有两种:①**线性扫描**(**linear scanning**):以超声声束平移位置为横坐标,以超声的传播距离(即检测深度)为纵坐标,主要用于腹部及浅表脏器。②**扇型扫描**(**sector scanning**,简称扇扫):是以极坐标的形式显示,其半径方向为距离轴,圆周角为扫查角,主要用于心血管。

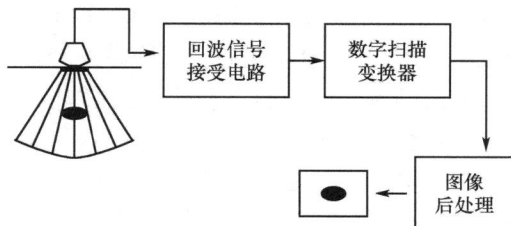

图 1-4　B 型诊断法二维图像形成示意图

B 型诊断法可获得人体组织器官的实时二维断层图像,清晰观察脏器形态、解剖层次、动态变化、毗邻关系,是目前临床使用最为广泛的超声诊断法。B 型诊断法用于心脏检查时称为**二维超声心动图**(two-dimensional echocardiography,2-DE),其声束扇形展开,能通过较小透声窗避开胸骨与肋骨的阻挡,探查较大范围的心脏结构。下述 M 型诊断法、D 型诊断法均需同 B 型诊断法相结合,才能更准确、更清晰地获得各自优良的超声图像。

三、M 型诊断法

M 型诊断法,即**运动显示法**(motion display)是在单声束 B 型扫描中取样获得运动界面回声,再以慢扫描方法将运动界面展开,获得距离—时间曲线,反射光点在显示屏上自左向右移动显示,以亮度表示回声的强弱,反映的是脏器一维空间结构的运动情况,属于回声辉度调制显示法。此法主要用于心脏及动脉等搏动的器官,故又称为 **M 型超声心动图**(M mode echocardiography)。M 型超声心动图曲线纵坐标为空间位置曲线,代表被探测结构位置的深度变化;横坐标为时间运动曲线(点扫描时间),显示心脏各层结构相对距离随时间的变化。

M 型超声心动图的特点是:①可连续记录并在同一画面显示多个心动周期变化,同时清晰观察心脏舒张和收缩两期的心壁与瓣膜活动幅度。②能清晰显示心内膜的位置与动态,准确测量收缩末期与舒张末期左室前后径,计算心脏收缩功能。③能在曲线上显示扑动、颤动等心律异常。④与心电图、心音图、心内压力曲线同步记录,可分析心音产生与瓣膜活动的关系。

四、D 型诊断法

D 型诊断法,即**多普勒显示法**(Doppler display),多用于检测心脏及血管内血流流速、方向、性质等,对心脏分流、瓣膜口狭窄和反流性疾病有良好的定性及定量诊断价值。

(一) 多普勒超声的类型

常用的有脉冲频谱多普勒、连续频谱多普勒和彩色多普勒血流显像三类,前两者又合称为频谱多普勒。

1. 脉冲频谱多普勒　**脉冲频谱多普勒**(pulse wave spectral Doppler,PW)技术属于频移示波显示法,用一定宽度的调制脉冲获得取样容积内运动物体的多普勒信号,经处理后得到物体运动速度和速度分布等信息,具有很高的距离分辨力,对于鉴别正常与异常血流,具有十分重要的意义。脉冲频谱多普勒技术的主要缺点是超声换能器在发出一组脉冲波后需要时间延迟才能发出下一组超声脉冲,脉冲重复频率必须大于多普勒频移的两倍,才能准确显示频移的方向和大小。

2. 连续频谱多普勒　**连续频谱多普勒**(continuous wave spectral Doppler,CW)技术亦属于频移示波显示法,使用的是双晶片探头,分别连续发射和接收脉冲波,故无时间延迟而不受脉冲重复频率的影响。连续多普勒主要用于测量血流方向、时相、最大跨瓣压差或平均跨瓣压差等,能够检测高速(大于 7m/s 以上)血流,估测相关腔室内的压力变化。但其将声束轴上所有的信号全部叠加到一起,轴向分辨力较差,因而不能定点测量血流状态。

3. 彩色多普勒血流显像　**彩色多普勒血流显像**(color Doppler flow imaging,CDFI,简称彩超、C 超)技术属于彩色编码频移显示法,是在二维超声切面上采用自相关技术先获得一个较大腔道中的全部回声信息,然后将彩色编码并重叠于同一幅二维灰阶图像相应区域之内。彩色多普勒血流显像可滤去低频高幅的组织运动信号,仅获取高频低幅的血液流动信号,直观体现解剖结构与血流状态两种图像的叠合。

(二) 不同血流状态的多普勒频谱特点

在血管中正常运行的血流为层流;若红细胞运动方向和速度发生变化,则可形成湍流或涡流(图 1-5)。

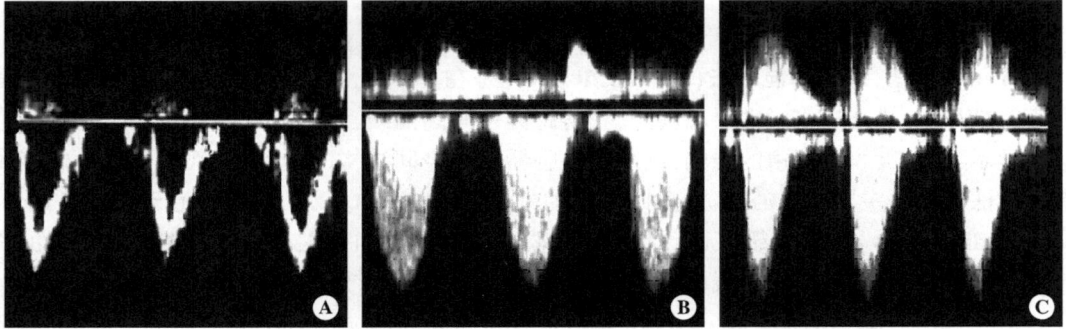

图 1-5　不同血液流动状态的频谱图
A:层流频谱;B:湍流频谱;C:涡流频谱

1. 层流(laminar flow)　当红细胞以相当一致的方向和速度流动时,其截面各点的流体在流场上是一层一层的,轴心处快,靠近管壁处慢。频谱表现为速度梯度小,频带窄,包络较光滑,频谱与基线之间有明显的空窗(中空频谱)。

2. 湍流(turbulent flow)　当血流进入狭窄管腔时,红细胞运动的方向和速度急剧变化,有的继续向前流速加快,有的偏向旁侧流速变慢。频谱表现为速度梯度大,频带宽,包络不光滑呈毛刺状,频谱与基线之间空窗消失(实填频谱)。

3. 涡流(eddy flow)　当血流通过重度狭窄管道进入较大管腔时,形成许多漩涡状喷射流束,红细胞运动部分向前,部分向后,速度有快有慢。频谱曲线离散度极大,在基线上下方均见宽频、包络不光滑频谱,频谱与基线之间空窗消失(双向实填频谱)。

(三) 不同血流状态的彩色多普勒血流显像特点

彩色多普勒血流显像由红、蓝、绿三基色实时显示血流方向、来源、途径、时相、相对速度及离散度等方面的变化。通常,朝向探头运动的血流用红色显示,远离探头运动的血流用蓝色显示,纯红或纯蓝色表示层流,绿色表示湍流,其色彩混合比率与湍流程度成正比。血流速度越快,红蓝色彩辉度越鲜亮;流速越慢,色彩越暗淡。正向血流方向紊乱以黄色为主,负向血流方向紊乱以青色为主。同一瞬间血流方向、速度、离散度不一致如涡流时,便出现红、黄、蓝、绿、青五彩镶嵌图像。当血流进入到大的空腔,其主流血流束朝前运行到达空腔壁后会发生反折,在主流旁侧形成一流向相反的血流束,称为**旋流**(**rotational flow**),以致腔内同时出现有正有负的血流,红蓝两色互不镶嵌、界线明确(图 1-6,彩图 1-1)。

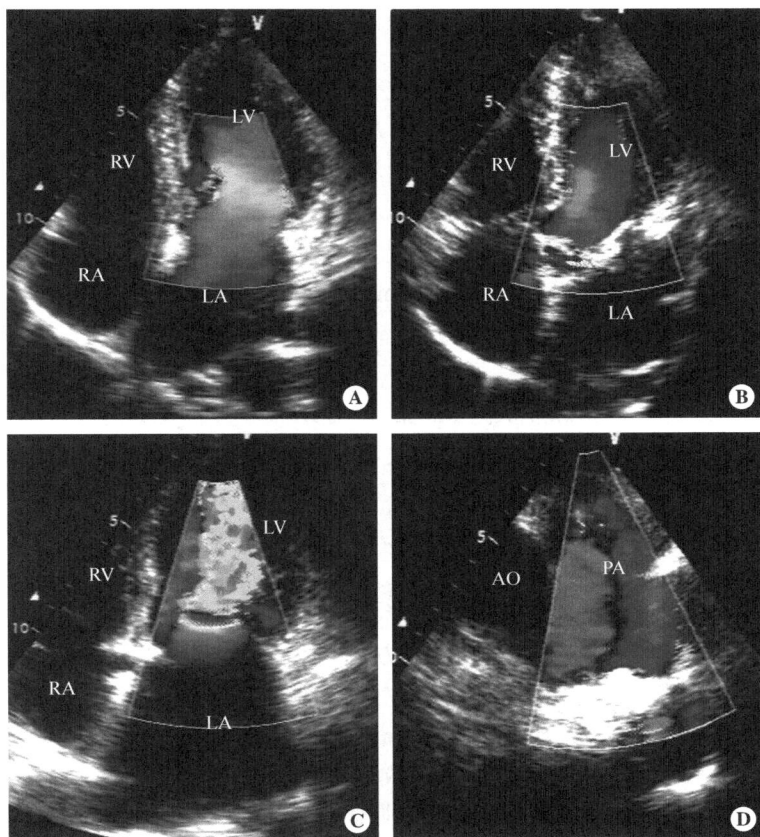

图 1-6 不同血流速度的彩色多普勒血流显像

A：心尖四腔图，左房血进入左室，血流朝向探头运动呈红色 ；B：心尖五腔图，左室血射入主动脉，血流远
离探头运动呈蓝色；C：心尖四腔图示五彩镶嵌的涡流血流；D：大动脉短轴图，示红蓝两色互不相嵌的旋流

图中 LA：左房；LV：左室；RA：右房；RV：右室；AO：主动脉；PA：肺动脉

第三节　超声图像的分析判定

　　超声图像由像素构成，**像素（pixel）**是图像中最小的基本单元。体现在显示屏上从最暗（黑色）到最亮（白色）的像素变化称为**灰度（gray）**，而其在画面上所产生的光亮称为**辉度（brightness）**或亮度。灰度从黑到白分为若干等级，称为**灰阶（gray scale）**。显示屏上用格数表示灰阶的标志称为灰标，超声图像的质量取决于其像素数和灰阶级数的高低。目前超声诊断仪的像素数通常是 516 个×516 个，灰阶级数是 256 级。可根据不同界面的回声强度、频谱特性、回声空间范围和几何形态等，对被测人体器官与病变的超声图像加以分析判定。

一、超声图像质量的判定

　　超声诊断的正确性依赖于超声图像的质量，一般以如下几个参数作为衡量超声图像质量的重要标准。

（一）超声分辨力

超声分辨力（ultrasonic resolution）是指超声诊断仪在图像中能分辨两点间最小距离的能力。良好的成像系统所生成的图像必定具有较高的空间分辨力、时间分辨力、对比分辨力和图像均匀性。

1. 空间分辨力　**空间分辨力**（spatial resolution）是指分辨体内细微组织空间构象的能力，主要有纵向分辨力、侧向分辨力和横向分辨力等。

（1）纵向分辨力：**纵向分辨力**（longitudinal resolution）指在超声传播方向的长轴上区别两个细小目标的能力，又称轴向分辨力、距离分辨力（距离选通力）或深度分辨力。超声诊断时检查者所截取的超声束上某一区域，称取样线（M 型诊断法）、取样点（B 型诊断法）或取样容积（D 型诊断法），其深度决定系统的纵向分辨力。一般 B 超诊断仪纵向分辨力可达 1mm 左右，尽可能使用较高频率探头，是改善超声图像纵向分辨力的最直接途径。但频率太高，声衰减太多，会影响探查的深度。

（2）侧向分辨力与横向分辨力：**侧向分辨力**（lateral resolution）与电子聚焦有关，**横向分辨力**（transverse resolutio）与声透镜聚焦有关，都是指与声束相垂直的平面上区别左右两个细小目标的能力，主要与探头扫描声束的宽度、形态及数量有关。发射声束的直径越窄，数量越多，分辨力越好。采用适当的超声发射与接收方式，如使用相控阵电子聚焦探头、环阵探头等，可有效地改善声束特性。一般 B 型超声诊断仪侧向或横向分辨力可达 2mm。

2. 时间分辨力　**时间分辨力**（time resolution）指单位时间内的成像速度，又称帧频分辨力。与 CT、磁共振等成像系统不同，超声成像的一个重要特点是可显示实时动态图像。当扫描速度超过 24 帧/秒时，便可连续显示脏器活动状态，称为**实时动态显像**（real-time dynamic imaging）。单位面积内扫描的超声图像线密度越高，图像越清晰。两帧图像之间的时间间隔越短，单位时间内帧频数量越多，则时间分辨力越强。若线密度增加，帧频率和（或）扫描深度须相应降低或减少。

3. 对比分辨力　通过调节仪器回声增益和使用仿真模块，可间接测量检验其抑制声束旁瓣的能力，即**对比分辨力**（contrast resolution）。图像的灰阶级数越多，对比分辨力越好。若需严格测量对比分辨力，还应采用三维声场的声束特性测定程序。

（二）图像均匀性

图像均匀性（image uniformity）是指在所显示的图像整体范围中，对远离探头的远场及邻近探头的近场等不同区域，所提供的均匀一致的细微分辨力。若在声束聚焦区内分辨力高，而在其他区域内分辨力低，则是图像均匀性较差的体现。

二、超声回声的判定

回声是经介质界面反射至接收器的声波，超声曲线和图像都来源于被检测组织回声信号的强弱、分布及形态等。

（一）回声强度

人体内各种组织具有不同的**回声强度**（echo intensity）和声衰减。组织内水分越多，回

声强度越低;组织内蛋白质特别是胶原蛋白越多,回声强度越高。人体组织的超声回声强度分为5级,由弱至强依次为:

1. 无回声(anechoic) 液性物质(如血液、胆汁、胸腹水、尿液)质地均匀,内无声阻抗差异的界面,故超声束通过时不产生界面反射。无回声型组织呈现液性暗区图像,如充盈澄清液体的胆囊和膀胱等(图1-7A)。

2. 低回声(hypoechoic) 组织透声较好,灰度较暗。如肾皮质(图1-7B)、脂肪组织、正常淋巴结,也见于低回声型肝癌等实体肿瘤。

3. 中等回声(medium level echo) 组织声阻抗差异较小,超声通过时产生的回声不多,图像灰度中等,呈现细小均匀的光点,见于质地均匀的肝、脾等实质脏器(图1-7C)。通常以正常肝脏回声作为中等回声(又称等回声)的标准参照物。

4. 高回声(hyperechoic) 组织声阻抗差异较大,形成明显界面,回声较多且较强,灰度较明亮,反射系数大于20%,后方不伴声影。见于心瓣膜、血管壁、肾盂等实质结构,以及肝硬化时肝内线状或网状回声等。

5. 强回声(strong echo) 由于组织与结石或空气间形成的界面声阻抗差异太大,声波几乎全部反射,灰度非常明亮,反射系数大于50%,后方伴声影,声影是指由于前方有强回声反射或声衰减很大的物质存在,以致后方出现声束不能到达的区域,形成纵条状无回声或低回声条带。使界面后方的组织无法显示。强回声见于胆囊结石及胃肠气体等(图1-7D)。

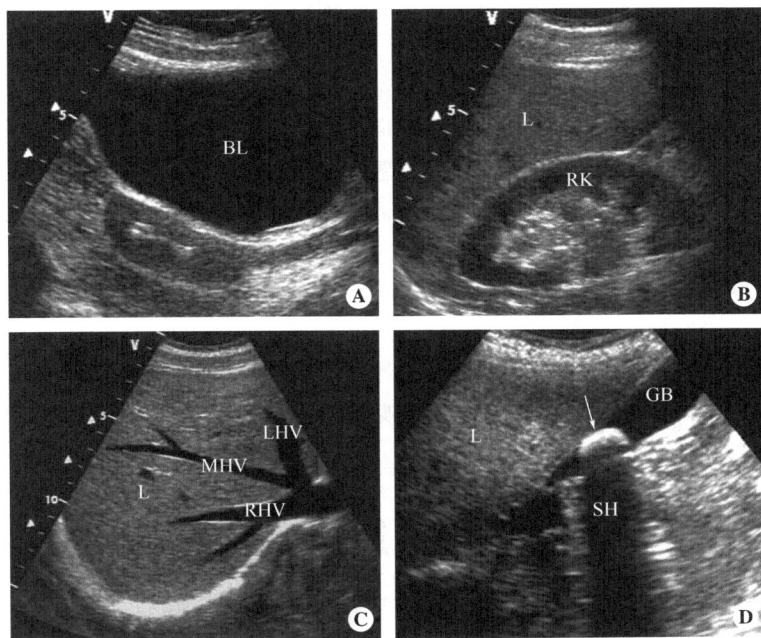

图1-7 超声回声强度

A:膀胱尿液无回声;B:肾脏皮质低回声;C:肝脏中等回声;D:胆囊结石强回声(↓)

图中 L:肝;RHV:肝右静脉;MHV:肝中静脉;LHV:肝左静脉;RK:右肾;BL:膀胱;GB:胆囊;SH:声影

（二）回声分布

按超声图像中光点的分布情况,可将受检组织或病灶的回声分布描述为均匀(均质)或不均匀(不均质)。不均匀者可为斑点状、线状、团块状或环状等(随机性不均),或为规律性灰度递减(递减性不均)。

(三)回声形态

根据回声的形态可大致分为以下几种,①**斑点状回声(spotted echo)**:回声细腻呈细小亮点;②**线状回声(linear echo)**:回声光点排列呈线状或带状;③**团块状回声(gobbet echo)**:回声光点聚集,形成界限清楚的或明或暗光团;④**环状回声(ringy echo)**:回声光点排列成环状。

某些病变可呈现特征性的超声征象,通常对其进行形象化命名。如病灶中心呈高回声,周围形成圆环状低回声区,称为**晕圈(halo)**或声晕;在高回声结节外周有 1mm~2mm 的低回声带环绕,称为**牛眼征(bull's eye sign)**或**靶环征(target sign)**。

(四)后方回声

在某些局限性病灶后方可呈现回声增强效应,弥漫性病变后方有回声衰减等,如囊肿后方回声增强、脂肪肝深部肝组织的回声衰减等。

三、多普勒频谱的判定

多普勒频谱(frequency spectrum) 是反映物体运动速度和方向的超声图谱,对其判定主要需观察以下内容:

1. 频移方向(frequency shift direction) 以频谱图中央基线为零位,基线以上的频移信号为正值,表示血流方向朝向探头;基线以下的频移信号为负值,表示血流方向背离探头。

2. 频谱宽度(spectrum width) 又称频谱离散度,为频移在频谱垂直方向上的宽度,表示在某一瞬间取样容积中红细胞运动速度分布的范围。如运动速度分布范围小,频谱离散度小,称为窄带频谱;如运动速度分布范围大,则频谱离散度大,称为宽带频谱。

3. 频谱幅度(spectrum range) 以纵坐标的数值表示,代表血流速度的快慢,单位为米/秒(m/s)或厘米/秒(cm/s)。

4. 频谱时相(spectrum phase) 以横坐标的数值表示,单位为秒(s)。

5. 频谱辉度(spectrum brightness) 反映取样容积内具有相同运动速度的物体(如红细胞)数量的多少,数量越多频谱辉度就越亮。

四、超声测量的标准化

超声测量(ultrasonic measurement) 涉及一般测量和特殊测量两大类。一般测量包括距离、径线、周长、面积、容积(体积)、流速、流量、压力阶差、比例等;特殊测量包括心脏功能测量、孕妇预产期估测、胎儿生理评判等。为保证超声测量的准确性与可比性,必须达到以下规范化要求。

(1) 对某一脏器或病灶的测量必须应用通用标准化切面,应有明确的解剖定位标志。如胆总管内径测量应在门静脉腹侧以肝右动脉横断面为标志。

(2) 对某一结构的测值必须有确定的含义。如管状结构的直径应是自管腔一侧外壁至对侧外壁的垂直距离,而内径则为一侧内壁至对侧内壁的垂直距离。因此,直径和内径是完全不同的两个测量概念。

（3）对脏器或病灶的测量应力求全面、完整。如测量大小或容积时要尽量包括前后径（厚径）、左右径（横径）、上下径（纵径）三个径线值。

五、超声伪像的识别

超声伪像（artifact） 系指超声成像过程中出现的与被测物真实声学性质不相符合的畸变和差异，又称为超声伪差、伪影、假像等。超声伪像一方面是由于人体超声传播的固有特性所造成的，如多次反射伪像；另一方面是由成像系统调节不当等原因引起的，如增益调节伪像。常见的超声伪像有以下几种：

1. 多次反射伪像　因超声垂直入射声阻抗差大的平整界面时，声束可在两个反射界面之间反复传播形成多次反射，出现等距离的多线带状回声。其中一种表现为"混响伪像"（图1-8A），如腹壁的多次反射使膀胱等浅表部位出现伪像，会影响膀胱前壁肿瘤的观察。另一种表现为"彗星尾征"（图1-8B），是胆囊壁内结石、子宫避孕环等后方常出现的伪像。

2. 后方回声增强伪像　声束通过衰减较小的组织（如囊肿）时，其后方可产生回声明显强于同深度周围组织的伪像。

3. 旁瓣伪像　是由于探头发射的旁瓣回声较大且与主瓣回声相互重叠所形成的伪像，如充盈的膀胱无回声区内或子宫前壁上方显示的"披纱状"弧形光带（图1-8C）。

4. 镜面伪像　是指超声投射到强回声的平滑大界面时，产生与平面镜相似的对称反射现象，系由于信号延迟所致。如位于膈下的肝脏内肿块回声可在膈上出现与真实肝脏肿块相同的"倒影"图像，易导致误诊（图1-8D）。

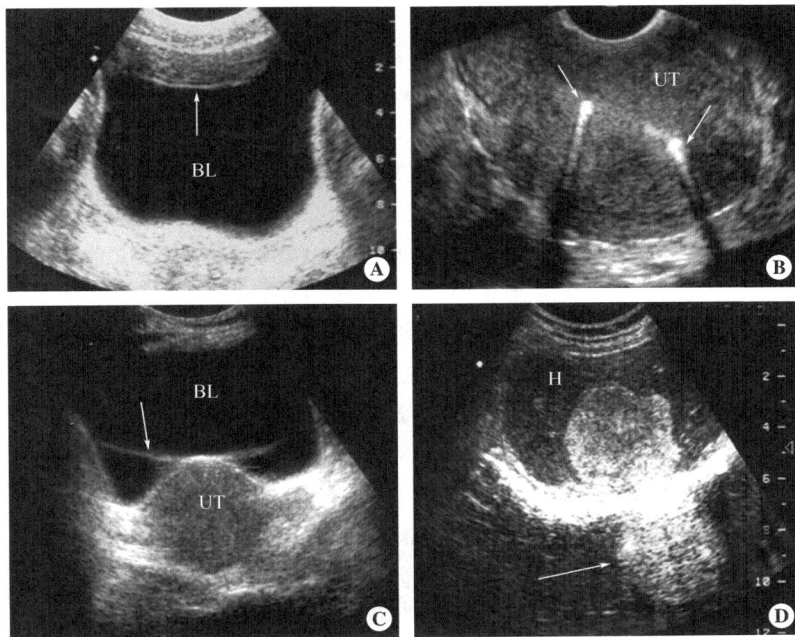

图 1-8　超声伪像

A：多次反射伪像"混响伪像"（↑），BL：膀胱；B：多次反射伪像"彗星尾征"（↓），UT：子宫；C：旁瓣伪像"披纱状"（↓），BL：膀胱　UT：子宫；D：镜面伪像"倒影"（↑），H：肝脏

5. 部分容积效应伪像 由于受到纵向和侧向分辨力的影响,使得相邻两个位置的组织反射界面在声像图上相互重叠,如小囊肿、血管、胆囊等液性暗区内出现细小回声。

6. 增益调节伪像 增益是指将声波信号放大或缩小以使图像更加清晰逼真的方法。但增益调节过大或过小时,易使高回声或低回声肿物漏诊。

7. 频谱和色彩倒错伪像 当显示极快速血流时,脉冲多普勒频谱中常可见到血流大小和方向倒错的现象,称频谱倒错伪像;而在彩色多普勒血流显像,则会出现色彩倒错(混迭)伪像。当多普勒频移为脉冲重复频率的1/2时,称为 Nyquist 频率极限。如果多普勒频移值超过这一极限,所检出的频率就会出现频谱倒错重叠;多普勒彩色血流显像则出现相反的色彩,如由红黄色变为蓝色。

第四节 超声诊断的临床应用

超声诊断具有操作简便、重复性好、无创伤痛苦、无电离辐射影响等优点,因此广泛应用于内科、外科、妇产科、儿科、眼科等临床领域,成为许多疾病首选的影像学检查方法。

一、超声诊断的途径方式

根据超声探头与人体器官相接触的形式,可将超声诊断的检查途径或检查方式分为两大类。一大类为体表超声检查,另一大类为非体表超声检查(即介入性超声检查,详见本书第十二章),后者又可分为腔内超声检查、术中超声检查以及超声引导下的介入性诊断与治疗。(非体表超声检查的途径方法详见第十二章)。

1. 体表超声检查 体表超声是将探头置于体表皮肤表面,以获得皮下和内脏深部组织超声图像的方法。由于超声频率高波长短,在人体组织能直线传播,具有良好的方向性、束射性、穿透性和可重复性,因此大部分人类器官组织的疾病都可以通过体表超声检查得到检出,是临床最常规、最广泛使用的超声诊断方法。即使是病变范围较小或病变层次较深时,也可通过改变超声频率、改善增益等来保证经体表超声检查的质量。

2. 腔内超声检查 腔内超声(endoluminal sonography,ELUS)检查是将微型高频超声探头送入人体腔道内部直接获得腔道壁本身及周围邻近脏器超声图像的方法,又称腔内超声显像。若腔内超声探头与纤维光学内镜组合,则可称**超声内镜(ultrasound endoscope)**。与常规体表超声检查方法相比,腔内超声的主要优势在于探头置入人体腔道,可避免空气、骨骼、脂肪、肌肉等对于超声图像质量的负面影响。将超声探头送入不同的人体腔道的方法,分别特称经某腔道超声,如经食管超声、经阴道超声、经直肠超声、经血管超声、腹腔镜超声等。

3. 术中超声检查 **术中超声(intraoperative ultrasonography)**检查是指在外科手术中直接将高频探头置于脏器或组织表面进行疾病诊断并指导手术进行的方法,主要特点在于其可直视下接触并测量病变的数量、性质、范围及与周围重要结构之间的关系。

二、超声诊断的适用范围

由于超声材料、数字扫描技术等迅速进步,超声诊断疾病的准确率不断提升,已越来越在临床常见疾病诊断治疗受到广泛应用,尤其对区别判断病变的囊性与实性、局灶性与弥漫性、均质性与非均质性、尖性与肺瘤性、良性与恶性、钙化性与含气性等极有帮助。

1. 了解脏器大小质地　测量实质或空腔脏器的三维径线,即前后径、上下径和横径,测量面积、周径、体积(容积),了解脏器有无肿大或缩小、外形轮廓是否正常、边缘是否光滑完整,分析其内部结构、质地、形态等的变化。

2. 发现脏器内病变　确定病变(如炎症、肿瘤、结石等)和数目、大小、形态、质地、分布、性质等及有无包膜,边界是否光滑。

3. 判定脏器或病变毗邻关系　了解病变(如肺物)对周围组织器官有无压迫、移位、浸润或粘连,提供可否手术切除该病变的信息。

4. 检测血流动力学状态　多普勒超声心动图可对心血管内血流的方向、速度、性质和状态进行观察,测量血流动力学参数,反映器官组织及其病变的血流分布及灌注情况。

5. 测定脏器功能　根据声像图上的形态学改变,观察心脏舒缩功能、胆囊收缩功能、膀胱排尿功能等。

6. 发现体腔积液　检查胸腔、腹腔、心包腔、脑室腔、睾丸鞘膜腔等处积液(积水、积脓、积血等)的存在与否,判定积液量。

7. 引导介入性超声诊断和治疗　在超声引导下,进行细针定位、穿刺、活检等介入性诊断;或引导导管置入引流、注药,进行各种介入性手术治疗。

但是,超声诊断也有一定的局限性。首先,对于肺、胃、肠道等含气丰富的器官以及骨骼等特别致密的组织,多无法形成清晰的超声图像。再者,超声图像质量常会受到超声伪像、气体及皮下脂肪等的干扰。另外,超声成像中图像范围较小,不易同时显示多个器官或结构的整体关系。因此,要对超声影像检查结果进行全面观察分析,并有选择性地联合应用其他影像技术,密切结合临床资料,才能达到正确诊断疾病之目的。

三、超声诊断报告的书写

超声诊断报告是医疗文书的重要组成部分,撰写原则是力求正确、全面、客观地对所见声像图资料进行描述与诊断。对于有典型超声特征的图像,应明确提示并给出病理性结论,如"风心病,二尖瓣狭窄并钙化;肝囊肿、胆囊结石、肾结石伴肾盂积水"等。对尚不能明确病理性诊断的图像,则可提示病变的物理性质,对其进行囊性、实性或混合性等描述,并建议随诊或进一步行其他方面的检查,如"肝右叶实性占位病变,3cm×2cm×1cm 大小一枚,未见完整包膜,不排除肝癌,请结合临床并随诊"。

(一) 心血管疾病报告要点

1. 心血管结构　心脏腔室和瓣膜位置、形态、大小(直径、厚度、容积)、与周围组织结构的关系等。

2. 心血管运动　心脏收缩/舒张时房室壁运动、瓣膜活动、大血管搏动等。

3. 心血管内血流 心动周期各时相的血流方向、血流速度、血流量等。

（二）腹部、浅表脏器疾病报告要点

1. 脏器形态、大小和边缘，内部回声及管道结构有无异常，与邻近器官结构的关系。
2. 病变范围为局限性或弥漫性，其周围有无肿大淋巴结或体腔积液。
3. 占位病灶的大小、形态、数量、回声强度、有无包膜或声晕、周围有无压迫或转移、浸润；病灶内部及周围血流动力学特点等。

第五节　医学超声安全

超声是一种波的形式，它可用于探测人体的生理和病理信息，实现医学超声的检查或诊断功能；超声同时又是一种能量形式，可引起生物细胞温度升高，产生医学超声的损伤或治疗效果。因此医学超声安全是超声诊断和超声治疗的前提，必须予以首先保证。

一、不同组织的超声生物效应

超声对生物分子的作用类型、部位和范围由多种因素决定，其中包括超声的声强、时间、频率和方式等。超声可改变细胞表面电荷，增加细胞膜对钾离子的通透性，损伤内质网、线粒体、微管和微丝，引起细胞膜崩解，导致细胞结构破坏和功能失调。

1. 胚胎组织 用 $1MHz$ $0.35W/cm^2$ 的超声辐照可使胚胎整体蜕变造成流产，母体子宫局部水肿。
2. 肝组织与脑组织 用 $1.9MHz$ $60W/cm^2$ 的超声在大白鼠腹部体外定点辐照，引起肝组织片状坏死，此剂量的 $1/2$ 便可引起脑组织坏死。
3. 睾丸组织 用 $(1\sim2)$ W/cm^2 超声辐照家兔睾丸可使精液中精子数下降；用 $1MHz$ $25W/cm^2$ 超声对小白鼠睾丸辐照 $30s$，发现输精管有不同程度的损伤。
4. 肿瘤组织 用 $1MHz$ $1.5W/cm^2$ 超声辐照大白鼠皮下移植的 Wilm 肿瘤，可使肿瘤体积减小。对恶性肿瘤进行 X 射线、γ 射线或化疗的同时，配合使用 $1MHz$ $3W/cm^2$ 的超声辐照，可增加治疗效果。用高强度聚焦超声（HIFU）疗法，可在聚焦区达到 $(2000\sim10\,000)$ W/cm^2 以上的高声强，使癌细胞破坏死亡。
5. 组织再生 用 $3.6MHz$ $0.1W/cm^2$ 的超声对兔耳 $10mm^2$ 的伤口进行辐照，可加快伤口愈合速度。

二、安全超声剂量

由于高强度和长时间超声辐照可使细胞、组织、器官结构破坏，因此解决安全超声剂量问题非常重要。

1. 超声辐照对成体的影响 一般而言，当超声强度小于 $100mW/cm^2$ 或聚焦的超声强度小于 $1W/cm^2$ 时，对活体组织器官不产生明显的生物效应，故常规超声检查对生物成体一般没有副作用。

2. 超声辐照对胎儿的影响　诊断用的超声仪一般声强在 $15mW/cm^2$ 左右,不会引起胎儿畸变和流产,也未发现由辐照引起的产科并发症。因此,对早孕超声检查,定量、定点辐照控制在 5min～10min 之内应是安全的。

第六节　超声医学新技术

随着电子学、计算机学、材料学等相关领域的发展,近年来超声医学无论在功能方面还是在实用方面,都有了很大的提高和完善,出现了许多新方法、新技术,成为发展最快的疾病诊断和治疗学科之一。

一、超声成像新技术

超声诊断技术由 B 超发展到彩超是一种飞跃,而由 B 超和彩超的基波成像(线性传播)发展到谐波成像(非线性传播)则是又一次飞跃。此外,三维成像、弹性成像、对比成像等现代超声成像新技术的出现,也为更加全面、直观、准确显示脏器结构和功能信息提供了可能。

(一) 谐波成像

谐波成像(harmonic imaging) 又称倍频成像,是一种由人体回声中非线性传播所形成的新的结构成像标准模式。通常把振动系统的最低固定频率称为一次谐波(基波),而频率为基波 2 倍的正弦波称为二次谐波(倍频)。谐波成像主要分为组织谐波成像和对比谐波成像两种。

1. 组织谐波成像(tissue harmonic imaging)　人体组织(包括血液)的反射回声包含基波和谐波,以往超声成像中往往滤去谐波,仅用基波的信息成像。将仪器的接收通道调节到谐波频率上,利用宽频探头及宽频技术,可滤去基波信号,形成谐波图像(图 1-9)。

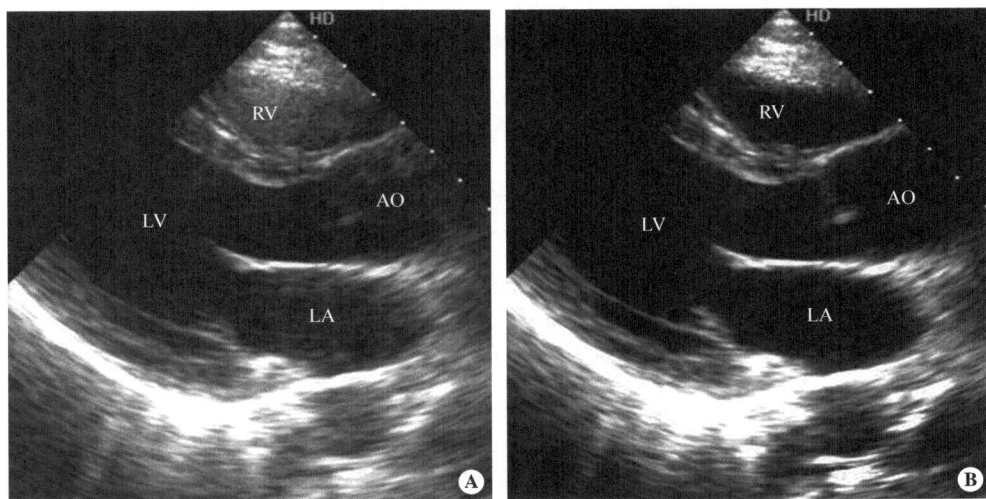

图 1-9　组织谐波成像
A:基波成像;B:谐波成像

2. 对比谐波成像(contrast harmonic imaging) 是超声对比成像(即声学造影)时,利用造影剂的谐波进行成像的技术。造影剂微泡要大小均匀并小于红细胞,能通过毛细血管跟踪血管内血流;微泡弥散和溶解度要低,能维持足够的显影时间。

谐波成像的优点是可消除基波的干扰和噪声,有效地避免系统主频造成的伪像,获得人体较深部位的清晰细腻图像,如心肌心内膜、血管边界、脏器占位病变及囊性病变的内部回声等。

(二) 三维成像

三维成像(three dimensional echography, 3-DE) 是在二维超声切面图的基础上,通过计算机三维重建所获得的立体空间结构图像。3-DE 可分为观察非活动脏器的静态 3-DE 和观察活动脏器的动态 3-DE,后者在心脏应用时称为三维超声心动图。3-DE 的基本方法是**表面成像(surface rendering)** 和**体元成像(volume rendering)**,分别在切面图像上描记结构的边缘轮廓,获得结构透明的网络状及表面光滑的薄壳状三维图像;或利用射线投射法对各体元特征进行采样,累计叠加形成多层次透明的三维图像。

3-DE 使某些病灶和解剖结构的定位更加准确。如静态 3-DE 可观察肝内占位性病变、胆囊结石、妇科肿瘤、前列腺肿瘤及胎儿发育状况等,三维超声心动图则对诊断瓣膜疾病、房室间隔缺损、血栓形成以及判定心功能等有独到之处(图 1-10)。有人将三维图像随时间变化的实时动态序列图像称为"四维图像",如实时三维超声心动图,左室长轴三维立体图见图 1-10B,彩图 1-2。

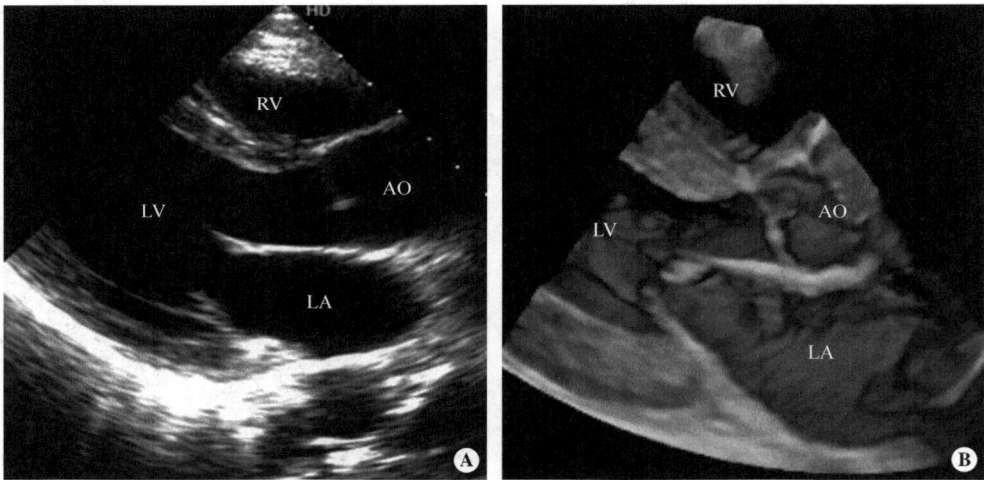

图 1-10 心脏三维成像
A:左室长轴二维切面图;B:左室长轴三维立体图

(三) 弹性成像

利用超声激发提取组织弹性参数的成像方法,称为**弹性成像(elastography, ESG)**。ESG 反映了组织局部受外力作用时因应力而产生的形变,是从组织的弹性特征中了解组织质地的变化。超声激发方式既可来自于外部给予的低频振动(20~1000Hz),也可来自外界给组织施加一定的静态或半静态压力。对振动或加压前后的回波信号差异用不同的彩色显示,可获得沿探头轴方向的组织内部应变剖面图,测定应力和应变范围。

ESG 是一种对组织力学特征成像的新技术。形变后最软的组织显示红色,中间者为绿色,最硬者呈蓝色。ESG 目前主要用于检测乳腺癌、前列腺癌、动脉粥样斑块、肝硬化等。

(四) 对比成像

对比超声成像(contrast ultrasonography,CU),又称声学造影或超声造影,是通过外周静脉、心导管或通过口服、灌肠、阴道注入等途径,使造影剂进入血管等人体腔道并产生强烈回声对比效果的技术。早期使用的造影剂有双氧水、碳酸氢钠、二氧化碳等,目前多采用含氟碳气体等高分子微泡造影剂,以及以脂质体为壳膜的靶向造影剂等。

CU 技术主要应用于心脏、肝脏、肾脏、甲状腺和妇科疾病等。心脏 CU 技术又称为心脏声学造影,主要有三种方法:①右心声学造影:主要用以检测右到左分流的疾病,确定分流部位、大小、测定肺动脉瓣狭窄或右室流出道狭窄及循环时间,观察三尖瓣及肺动脉瓣反流。②左心声学造影:用以检测左到右分流的疾病,评价左室局部收缩功能;观察二尖瓣及主动脉瓣反流。③心肌声学造影:是评价心肌血流灌注的最佳方法,用以确定心肌缺血或梗死部位和范围,了解心肌微循环、心肌存活性及评价溶栓疗效。肝脏 CU 技术又称肝脏声学造影,可观察造影剂增强时间、形态、随时相变化以及肝动—静脉渡越时间等,诊断肝脏占位病变如原发性肝癌、肝转移癌、肝血管瘤及肝硬化等。妇科 CU 技术可应用于鉴别不孕类型,找寻子宫不规则出血原因,评价药物性子宫内膜变化及判断盆腔肿瘤良恶性等。

二、超声定性定量新技术

为了进一步提取人体组织形态学和功能学变化信息,以识别和解释各种正常和病理状态下组织声学改变特征,近年出现了一系列新的超声定性定量诊断技术,已广泛应用于临床。

(一) 负荷超声心动图

负荷超声心动图(stress echocardiograghy, SE) 是无创性评价心肌灌注及左室功能的方法,用来检测冠心病患者冠脉的储备功能。SE 可实时记录室壁运动及血流动力学变化,确定缺血心肌部位、范围、程度及代偿功能,对缺血性心脏病的诊断、治疗及预后判定有着重要意义。

SE 通过运动(如平板运动或踏车运动)或药物(如多巴酚丁胺)的刺激作用,来激发心血管系统的反应,是对心肌缺血患者进行早期筛选的重要方法。心肌缺血的 SE 表现主要有:①心室壁节段运动异常;②左室射血分数降低;③左室收缩末期内径扩大;④原有房室瓣关闭不全加重。透壁性梗死出现心室壁节段性运动消失或矛盾运动,非透壁性梗死则一般无明显的心室壁节段性运动异常。

(二) 超声组织定征

超声组织定征(ultrasonic tissue characterization,UTC) 技术,主要是利用超声散射和背向散射原理,来获取背向散射积分(IBS)、校正背向散射积分(IBS%)、背向散射积分指数(IBI)、背向散射积分心动周期变化幅度(CVIB)、跨壁背向散射积分梯度(TGIB)等参数。

背向散射(BS)是指散射中的反射波与入射角呈180°时的散射;背向散射积分(IBS)是背向散射波强度平方的积分。UTC主要反映各种正常组织和病灶的细微声学性质,如密度、弹性、微观结构、成分等,对肥厚性心肌病、心肌梗死、心肌淀粉样变、肝组织纤维化等的诊断有较高的敏感性,也广泛应用于其他脏器如肝脏、甲状腺、乳腺、子宫及软组织疾病诊断中。

(三)声学定量和彩色室壁动态

声学定量(acoustic quantification,AQ)技术又称心内膜自动边缘检测技术,其原理是通过分析心肌和血液的背向散射积分,实时描绘心内膜,动态显示心脏舒张末期容积、收缩末期容积、射血分数、峰值充盈率、峰值排空率等。AQ技术主要用于评价心功能和判断室壁运动状态,其优点是简捷、实时、定量、连续,不需要冻结图像,不需数字化或脱机分析,不依赖于心率变化。不足之处是易受到图像断面选择和心室负荷变化的影响。

彩色室壁动态(color kinesis,CK)技术是在AQ基础上发展起来的新技术,其原理是利用血液与心肌组织背向散射积分的不同,将心内膜运动的轨迹按心肌活动时相进行彩色编码,不同色彩及其宽度代表心内膜的运动位移幅度。收缩期从外到内呈红色、橙色、蓝色、紫色的叠加,舒张期由内向外,色彩过程正好相反。CK的优点是彩色使心内膜边界易于观察,可清楚、逐帧、实时地显示心脏收缩期或舒张期室壁运动各个阶段,对冠心病、心肌病和心脏传导阻滞有特别的诊断价值。

通常AQ主要反映心脏的整体功能,而CK主要体现心脏的节段功能。

(四)组织多普勒成像及其衍生技术

组织多普勒成像(tissue Doppler imaging,TDI)的原理同多普勒血流显像技术,不同点在于其收集来自运动组织(如心肌)的高幅低频多普勒信号,而滤去来自血流的低幅高频多普勒信号,可分别显示点、线、面上的心肌组织运动,用于冠心病等的检测与诊断。①M型格式(点):显示心肌组织一维空间的速度、时相变化;②脉冲多普勒频谱格式(线):测量一维空间局部心肌的运动速度和加速度(图1-11A);③彩色显像格式(面):反映二维空间心肌断面上的速度、能量和张力分布(图1-11B,彩图1-3)。

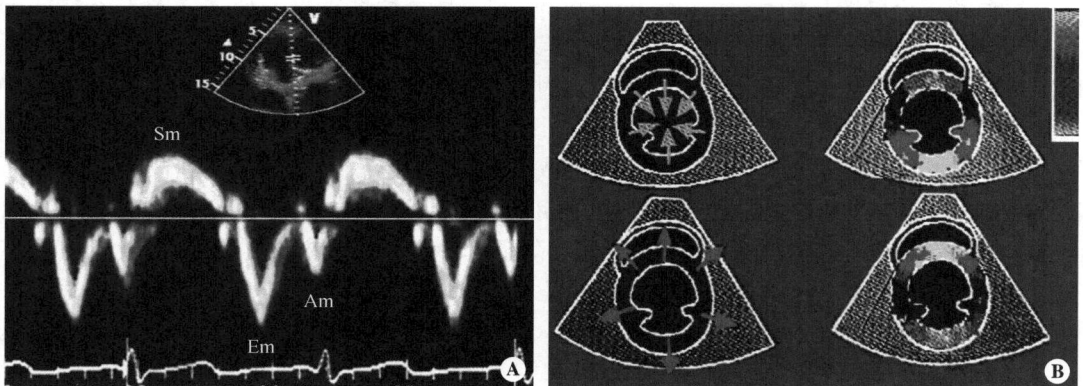

图 1-11　组织多普勒成像

A:脉冲组织多普勒频谱;B:组织多普勒成像彩色显像模式图

图中 Em:舒张早期峰值;Am:舒张晚期峰值;Sm:收缩期峰值

　　定量组织速度成像(**quantitative tissue velocity imaging**,QTVI) 是在 TDI 的基础上,对局部心肌的舒张/收缩功能进行多点实时定量评价,克服了 TDI 只能在低频率下获得心肌运动速度的局限性。主要参数有心肌收缩峰值速度(VS)、心肌快速充盈速度(VE)以及各取样点向心尖方向的峰值位移(DS)等。正常时心肌节段间的速度由心尖到心底逐渐增高,左室壁高于室间隔,右室壁高于左室壁。

　　组织追踪图(**tissue tracking**,TT) 是基于 QTVI 的一种新技术,用以计算收缩期左室所有心肌组织向心尖方向运动的最大收缩期移位,按红、黄、橙、绿、青、蓝、紫色的顺序,对大小不同的运动幅度进行编码,识别左室功能不全。其中红色表示运动幅度最低,紫色表示运动幅度最大。

　　应变率成像(**strain rate imaging**,SRI) 也是根据 TDI 原理发展起来的新技术。应变指在外力作用下局部组织产生形态或体积相对变化的能力;应变率则是单位时间内的应变能力。应变率正值表示拉长,负值表示缩短。应变率成像是准确定量评价局部心肌收缩和舒张功能、评价心肌缺血和心肌存活的一种全新方法,黄—红色表示局部心肌缩短(负向应变率),绿—蓝色表示局部心肌拉长(正向应变率),绿色为心肌无应变或应变能力低下。

　　组织同步成像(**tissue synchronization imaging**,TSI) 也是在 TDI 基础上发展起来的新技术,可自动检测正向峰值速度,定性定量地反映心肌缺血时室壁的不同步运动现象。如收缩早期达峰值速度时间 20~150ms 的区域为绿色,提示无运动迟缓;收缩晚期达峰值速度时间 150~300ms 的区域为黄色,提示轻中度运动延迟;舒张早期收缩晚期均达峰值速度时间 300~500ms 的区域为红色,提示重度运动延迟。

（五）能量多普勒成像

　　能量多普勒成像(**power Doppler imaging**,PDI) 简称能量多普勒或功率多普勒,又称为彩色多普勒能量图(CDE)、彩色多普勒能量成像(CDPI)、彩色多普勒血管造影(CDA)等。PDI彩色信号的色彩和亮度代表多普勒能量的大小,其与红细胞的数量正相关,也受到血流速度、切变率和血细胞比容等的干扰。PDI 与彩色多普勒血流显像的不同之处在于,前者获得的是红细胞散射能量的总积分,而后者则以平均多普勒频移为基础。两者相比,PDI 优化了信噪比和血流显示敏感度,受声束与血流方向夹角的影响,对于微小血管和迂回血管,特别对小器官、软组织、肿瘤中低速血流的检测极有益处。但其缺点是不能够判别血流方向,无法区别动脉和静脉。

（六）超声引导下的介入性诊断

　　超声引导下的介入性诊断是在实时超声的监视或引导下,通过超声仪器和特殊穿刺装置的配合,完成定位、引流、取样等以诊断疾病为目的的方法,如含液性病变的抽吸液细胞学、细菌学、生化学检查,经皮粗、细针组织学与细胞学活检等。

三、超声治疗新技术

　　超声治疗在临床上的应用要早于超声诊断,最早的超声治疗可追溯到已有近百年历史的超声理疗技术。但由于超声诊断方法近几十年来发展很快,以致超声治疗显得相对沉寂。近年来已有一批超声治疗的新技术新方法问世,并已取得很好的临床治疗效果。

（一）高强度聚焦超声

高强度聚焦超声（high intensity focused ultrasound，HIFU）治疗又称超声刀治疗，是利用超声在生物体内形成高能量密度的聚焦区并产生热效应、空化效应等，以达到瞬间破坏病变组织的目的。HIFU治疗的关键是：①形成足够高的声强，其聚焦区声强可达5000W～15000W/cm^2；②保证聚焦区定位在组织病变区，并有良好的弹性成像监测。HIFU技术已应用于肝癌、乳腺癌、前列腺癌等的治疗，对于前列腺增生、子宫肌瘤等良性病变以及止血、溶栓等的治疗也有不少报道。

（二）超声血管成形

超声血管成形（ultrasonic angioplasty，UA）是一项治疗狭窄性或闭塞性血管疾病的新技术。它的原理是通过导管将超声引入血管腔内，产生机械效应和空化效应，引起内爆炸，再加上超声消融或介入性导管抽吸、去除，达到使粥样斑块破碎、闭塞血管再通和狭窄血管扩张的治疗目的。

（三）靶向超声

靶向超声（targeted ultrasound，TU）是超声介导靶向治疗技术的新进展，其基本原理是携带靶药物的微泡造影剂在声场内受到超声作用后，产生机械效应和空化效应，使局部细胞通透性增加并导致微血管内皮细胞受损。破碎的微泡造影剂还可定位释放抗体、药物等，同时发挥靶向性物理破坏和药物转送两项治疗效应。

（四）超声引导下的介入性治疗

超声引导下的介入性治疗是在实时超声的监视或引导下，通过超声仪器和特殊穿刺装置的配合，完成抽吸、注药、置管引流等以治疗疾病为目的的方法，可用于含液性病变的穿刺抽吸、酒精固化治疗；肿瘤化学药物注射、射频或微波消融治疗；心律失常、心肌病的化学药物和射频消融治疗；心脏瓣膜狭窄的球囊扩张治疗、先天性心脏病的介入封堵治疗以及大动脉覆膜与支架治疗等，前述的超声血管成形术和靶向治疗也属介入性超声治疗技术范畴。超声治疗是未来超声医学发展的重要方向。

（夏稻子）

第二章　心脏疾病的超声诊断

尽管 X 线、CT、MRI、心血管造影等都用于诊断心脏大血管疾病,但超声无疑是临床诊断心血管疾病的最常用首选方法,并且是目前唯一能真正无创、动态、实时监测心血管病变的影像方法。

第一节　解剖生理概要

心脏是由心内膜、心肌和心外膜构成的肌性中空器官,是驱动血流运行的动力泵,承担着重要的生理作用。

一、心 脏 外 形

心脏位于胸腔中下纵隔前部,其外有心包包裹。心脏为前后略扁的倒圆锥形,横径 9~11cm,前后径 6~7cm。心脏前方为胸骨、肋软骨及肺组织,后方与支气管、食管、胸主动脉等为邻。心脏从外形上可分为:

1. 心尖　朝向左前下方游离,正对左锁骨中线第五肋间内侧 1~2cm,由左室构成。

2. 心底　朝向右后上方,大部分由左房、小部分由右房构成。

3. 胸肋面　又称前壁,朝向左前上方,其右上部由右房及小部分左房构成,左下部为右室前壁(2/3)和左室前壁(1/3)。

4. 膈面　即后壁,主要由左室和小部分右室构成。

5. 左侧面　亦称侧壁或肺面,大部分由左室构成,左房构成其小部分。

6. 右缘　由右房构成。

7. 下缘　大部分由右室构成。

二、心 脏 腔 室

心脏以四个瓣膜环相连的纤维支架为基础构形,由纵行的房间隔和室间隔将其分成左右两侧,形成右房、右室、左房和左室四个心腔。心脏和大血管之间借动静脉口相连,同侧心房与心室之间籍房室口相通。

1. 右房　右房占据心脏右上部,壁厚约 2mm。前部分称固有心房,其右前上方右心耳是血栓形成的好发部位。后部分称腔静脉窦,分别有上腔静脉和下腔静脉入口。下腔静脉入口前缘是半月形的下腔静脉瓣(欧氏瓣,**Eustachian valve**),胎儿时期有引导下腔静脉血流经卵圆孔流向左房的作用。下腔静脉口与右房室口之间有冠状静脉窦开口,窦口下方的薄瓣膜称冠状静脉窦瓣。

2. 右室　右室位于右房左前下方,壁厚 3~4mm,分为窦部(流入道)和漏斗部(流出道)两部分。窦部是右室主要部分,入口为三尖瓣口。三尖瓣口周围有三尖瓣环,附有前瓣、后瓣和隔瓣三叶瓣膜，称三尖瓣。瓣膜的边缘与心室面连有结缔组织腱索，连接于室壁上的前、后、内侧三组乳头肌。右室内有成束的肌肉从室间隔连至前壁乳头肌根部，称右室节制束或隔缘肉柱。因三尖瓣环、三尖瓣、腱索和乳头肌在结构和功能上都紧密相连，常将它们合称为**三尖瓣复合体(tricuspid complex)**，又称三尖瓣装置。

漏斗部是右室窦部向上方延伸逐渐变细的部分，其通向肺动脉干的瓣口称为肺动脉口。肺动脉口周围有肺动脉瓣环，其上附有前瓣、右瓣(后瓣)、左瓣三叶瓣膜，称为肺动脉瓣。

3. 左房　左房位于右房左后方，壁厚2~3mm。左房共有五个开口，是拥有开口最多的心脏腔室。其中左房后部两侧各有两个肺静脉口，前下部二尖瓣口通向左室。左房前方突出部位称左心耳，也是心腔血栓的好发部位。

4. 左室　左室位于右房左后方及左房左前下方，壁厚约9~12mm。左室分为窦部(流入道)和主动脉前庭(流出道)两部分，二者以二尖瓣的前瓣为界。窦部是左室的主要部分，入口为二尖瓣口。二尖瓣口周缘有二尖瓣环，其上附有前瓣和后瓣两叶瓣膜，称二尖瓣。二尖瓣的边缘与左室面上的许多条腱索相系，下连于前后侧两组乳头肌上。此外，在左室各壁之间或室壁与乳头肌之间也有一些细条带状结构，称为左室节制束或左室假腱索。二尖瓣环、二尖瓣、腱索和乳头肌在结构和功能上紧密相连，常合称为**二尖瓣复合体(mitral complex)**，又称二尖瓣装置。

主动脉前庭位于主动脉口下方，为左室流出道，其右上方通向主动脉的开口称为主动脉口。主动脉口周缘有主动脉瓣环，附有右瓣、左瓣与无瓣三叶瓣膜，称为主动脉瓣。与每片瓣膜相对应的主动脉壁向外膨出共同形成的袋状空间，称为主动脉窦，亦称冠状动脉窦或**瓦氏窦(sinus of Valsalva)**。

三、心脏动脉

1. 左冠状动脉　起源于主动脉左后窦，沿冠状沟向左前走行0.5~1cm后，分为前降支和旋支。前降支在前室间沟下行至心下缘后，沿室间沟上行1~3cm中止，沿途分布到左右室前壁的一部分及室间隔前上2/3心肌。旋支左行至左室膈面，分布区域为左房、左室外侧壁及部分后壁心肌。

2. 右冠状动脉　起源于主动脉右前窦，循冠状沟右行后转降至心尖，分为后支及后降支。右冠状动脉沿途主要分布于右室前壁、右房及心脏膈面、窦房结和房室结等。

四、心脏生理

心脏每次收缩和舒张所构成的机械活动时相称为心动周期，其中心室收缩期由电机械延迟期、等容收缩期、射血期构成，心室舒张期由等容舒张期、快速充盈期、慢速充盈期和心房收缩期构成。

当心脏收缩时，左右室心肌同时收缩，心室内压增高，血流分别推顶二尖瓣和三尖瓣，使房室口紧闭，以防止血液从心室向心房逆流。随后，主动脉瓣和肺动脉瓣被血流冲开，左右室内的血液分别被射入主动脉干和肺动脉干内。心脏舒张时，左右心室内压力降低，主动脉瓣和肺动脉瓣关闭，阻止血液从主动脉和肺动脉向左右心室反流。紧接着二尖瓣和三尖瓣开放，左右房内的血液分别流入左右室。

第二节　超声检查方法与正常声像图

利用超声技术检查心脏及其疾病所形成的曲线和图像称为**超声心动图（echocardiography）**，它是一类即可实时观察心脏大血管形态结构与搏动，了解心脏收缩、舒张功能和瓣膜活动情况，又可实时显示心血管血流动力学状态的敏感方法。按超声工作原理的不同，常用的心脏超声检查可分为二维超声心动图、M 型超声心动图和多普勒超声心动图等几类。按超声检查途径方式的不同，超声心动图检查又可分为常规的体表**经胸壁超声心动图（transthoracic echocardiography，TTE）**检查和**经食管超声心动图（transesophageal echocardiography，TEE）**检查两种，后者因不受肺气、胸廓畸形、肥胖等因素影响，可以获得更加清晰的二维、M 型、多普勒频谱及彩色多普勒图像，更适合房间隔缺损、心耳血栓、瓣膜赘生物及主动脉夹层动脉瘤等的诊断。

一、二维超声心动图

二维超声心动图（two-dimensional echocardiography，2-DE）又称**切面超声心动图（cross sectional echocardiography）**和扇型扫描（扇扫），是 B 型诊断法在心血管系统中的应用，也是其他超声心动图方法的基础。如 M 超的运动曲线测量、多普勒频谱取样、彩色多普勒超声心动图感兴趣区设置以及三维图像重建等，都是在二维切面图像基础上完成的。

（一）心脏透声窗与心脏超声标准切面

1. 心脏透声窗　体表超声经胸检测心脏时，会遇到如胸骨、肋骨、肺等影响超声透入，那些能避开这些组织使超声能直接进入心脏的特定体表或体内部位，称为心脏透声窗，又称为心脏超声窗、心脏探测窗。常用的心脏透声窗包括：

（1）胸骨左缘窗：左侧胸骨旁区，一般在 3~5 肋间。

（2）心尖窗：一般位于心尖搏动处。

（3）剑下窗：位于剑突下方。

（4）胸骨上窝窗：位于胸骨上窝。

（5）食管内窗：当经食管超声心动图探头置于食管内时。

2. 心脏超声标准切面　心脏标准切面是三类相互垂直正交的切面，即长轴切面（矢状切面）、短轴切面（横切面）和四腔切面（冠状切面）（图 2-1）。长轴切面是使声束沿心脏的长轴垂直于身体的腹背面切过心脏；短轴切面是使声束垂直于身体的腹背面同时又垂直于心脏长轴切过心脏；四腔切面是使声束平行于身体的腹背面切过心脏。在每一个标准切面基础上，还可以通过向左右、上下移动或转动探头等方式，衍生出许多非标准切面，用于某些特殊部位的检查。

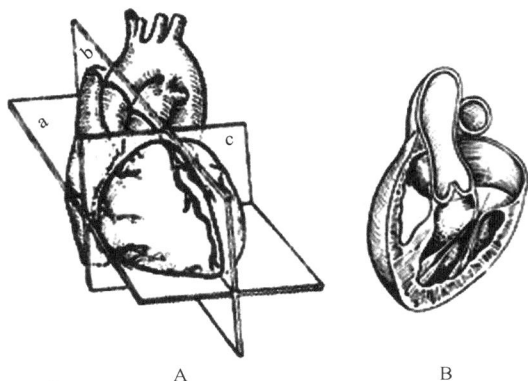

图 2-1　心脏的三个正交切面模式图

A：a 四腔切面；b 左室长轴切面；c 左室短轴切面；

B：左室长轴切面的内部结构模式图

3. 心脏透声窗和心脏超声标准切面的应用　所有的心脏超声标准切面都是由心脏透声窗引发出来的(表2-1)。需要指出的是,不同超声窗和不同超声标准切面是从不同角度来观察同一心脏结构,因此,它们之间既有相对独立性,又有密切相关性。如心尖四腔切面可分别从胸骨左缘窗、心尖窗、剑下窗探查显示;而从胸骨左缘窗探查可分别获得左室长轴、左室短轴、大动脉短轴、右室长轴等多个标准切面。

表 2-1　心脏透声窗与心脏超声标准切面

透声窗	基本标准切面	标准切面
胸骨左缘窗	长轴切面	左室长轴切面
		主动脉根部长轴切面
		右室长轴切面
	短轴切面	主动脉根部短轴切面
		左室短轴切面
心尖窗	四腔切面	心尖四腔切面
		心尖五腔切面
	长轴切面	左心二腔切面
		心尖三腔切面
剑下窗	四腔切面	剑下四腔切面
		下腔静脉长轴切面
	短轴切面	左室短轴切面
胸骨上窝窗	长轴切面	升主动脉、主动脉弓长轴切面
		主肺动脉短轴切面
食管内窗	胃内位、食管	横切面、纵切面均可显示
	中位、心底位	上述各种标准切面

(二) 心脏超声标准切面声像图

常用的心脏二维超声标准切面图有左室长轴切面图、心尖四腔切面图、左室短轴切面图及心底短轴切面图等。

1. 左室长轴切面图　探头置于胸骨左缘3、4肋间,平行于右胸锁关节和左乳头的连线。扇形图像左侧由前至后显示胸壁、右室前壁、右室腔、室间隔、左室腔、二尖瓣前后叶和左室后壁。扇形图像右侧显示右室流出道向左与右室相连,后方是主动脉根部及主动脉瓣(右瓣和无瓣);主动脉根部前壁与室间隔相连,后壁与二尖瓣前叶相连。左房位于主动脉根部后方,左房后壁与左室后壁在二尖瓣环处相交,其内可见到圆形的冠状静脉窦。二尖瓣后叶根部与房室环相连 (图 2-2A)。

2. 心尖四腔切面图　探头从心尖搏动处指向右胸锁关节,可依次显示左房、左室、右房、右室、房间隔、室间隔、二尖瓣前后叶、三尖瓣前叶和隔叶等。室间隔起于扇形尖端,向后延伸与房间隔相连。心房顶部在扇形下方,左心位于扇形右侧,右心位于扇形左侧。二尖瓣、三尖瓣与房间隔、室间隔连线相垂直,呈"十字交叉",将心脏清晰地划分为四个腔室 (图 2-2B)。二尖瓣前瓣和三尖瓣隔瓣分别附着于心内膜垫十字交叉右侧和左侧,三尖瓣隔瓣附着点低于二尖瓣前瓣 $0.5\sim1.0cm$。

3. 左室短轴切面图　自左室长轴切面顺时针旋转 $90°$ 并上下移动,可分别获得二尖瓣水平、乳头肌水平和心尖水平等多个左室短轴切面图。二尖瓣水平短轴切面图上,右室位于扇面左前部,左室位于扇面右后部,室间隔位于右室后方,凹面朝向左室侧。二尖瓣位于左室中心部,心室舒张时二尖瓣前后瓣开放形似鱼口状,心室收缩时合拢呈粗线条状(图2-2C)。乳头肌水平短轴切面图上,后内侧乳头肌与前外侧乳头肌分别在左室腔内时钟8点和3点位置上,可观察左室壁不同节段的室壁运动。

　　4. 心底短轴切面图　　又称为大动脉短轴切面图。探头置于胸骨左缘2、3肋间,平行于左肩和右肋弓的连线。扇形中央主动脉根部呈圆形结构,右瓣在主动脉内上方,无瓣在左下方,左瓣在右下方。主动脉开放时三个瓣叶构成"▽"形,关闭时呈"Y"形。围绕主动脉根部,从下方顺时针方向分别显示左房、房间隔、右房、三尖瓣、右室、右室流出道、肺动脉干及其左、右分支。肺动脉瓣后瓣位于肺动脉主动脉侧,左瓣位于肺动脉左外侧壁(图2-2D)。

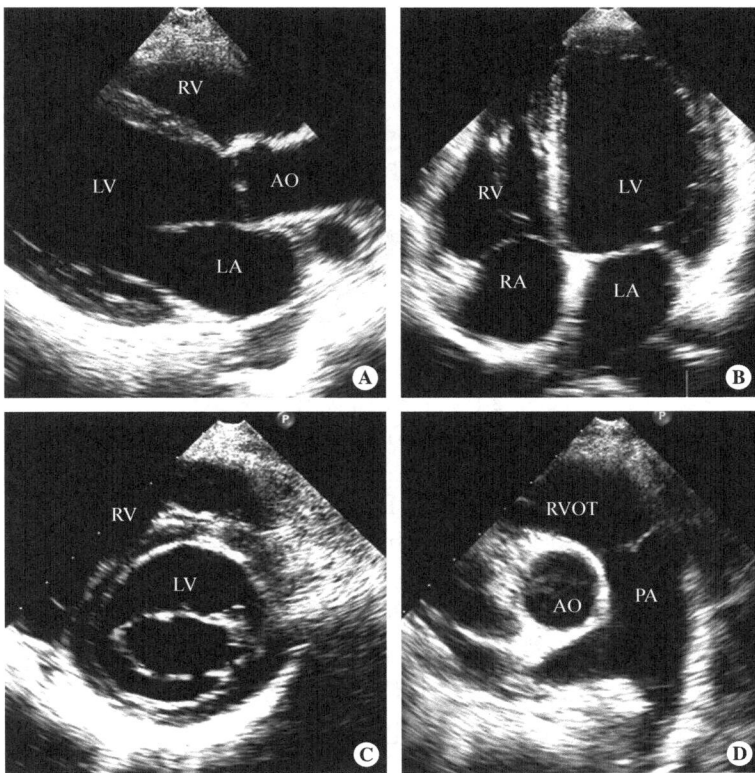

图 2-2　正常心脏二维超声心动图
A:左室长轴切面图;B:心尖四腔切面图;C:左室短轴切面图;D:心底短轴切面图
图中 LA:左房;LV:左室;RA:右房;RV:右室;AO:主动脉;PA:肺动脉;PVOT:右室流出道

　　除上述几个最常用的标准切面图外,还有一些心脏切面图也常被用到。如四腔切面图室间隔不在扇尖而偏向左旁侧、右室占图像上半部时,称为胸骨旁四腔切面图。在剑突下获得的四腔切面图,则称剑下四腔切面图。若在心尖四腔切面位置上,探头略向头侧倾斜,便可显示主动脉根部在荧屏中央、左右房室瓣位其两侧,称为心尖五腔切面图。

二、M 型超声心动图

M 型超声心动图（M-mode echocardiography，简称 M 超）在二维超声心动图引导下可获得不同部位的标准曲线，对心脏瓣膜、心室壁活动及大动脉运动的显示非常有价值。在胸骨旁左室长轴切面上，可获得 5 个标准测量区：1 区，心尖波群，主要显示左室心尖部室壁运动曲线；2a 区，心室波群，主要显示室壁及室间隔运动曲线；2b 区、3 区，二尖瓣波群，主要显示二尖瓣及腱索运动曲线；4 区，心底波群，主要显示主动脉瓣及左房后壁运动曲线（图 2-3）。在短轴切面上，除可获得上述各波群的横断面外，还可获得三尖瓣及肺动脉瓣曲线。

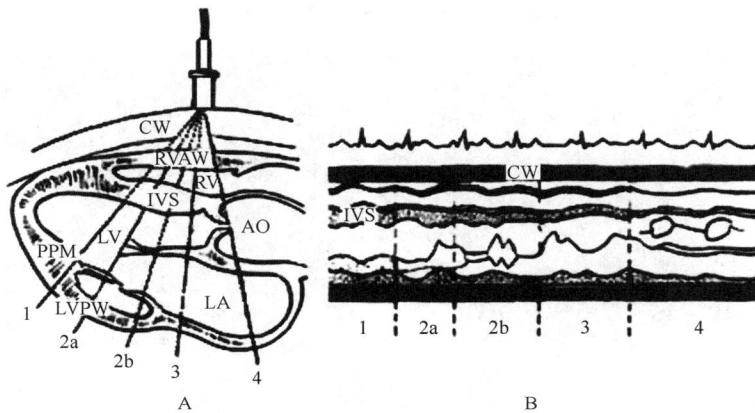

图 2-3　2-DE 引导下的 M 超取样模式图
A：左室长轴 2-DE 切面模式图；B：左室长轴 M 型连续扫描模式图
图中 LA：左房；LV：左室；RV：右室；AO：主动脉；IVS：室间隔
CW：胸壁　RVAW：右室前壁　LVPW：左室后壁　PPM：后乳头肌
1、2a、2b、3、4 分别代表 5 个标准测量区

1. 二尖瓣曲线　左室长轴切面、左室短轴切面和四腔切面是常选标准切面。正常二尖瓣前瓣舒张期波形向前，呈"M"型双峰曲线，各点与尖峰依次称 A、B、C、D、E、F、G 点和 AC、DE 段。第一峰称 E 峰，代表左室舒张早期，位于心电图 T 波之后。第二峰称 A 峰，代表心房收缩即左室舒张晚期的缓慢充盈，位于心电图 P 波之后。正常时 A 峰低于 E 峰。二尖瓣后瓣曲线与前瓣相同，但方向相反，形成"W"型镜像曲线，分别称为 E′峰和 A′峰。二尖瓣前后瓣在收缩期合拢，在曲线上形成 CD 段（图 2-4A）。

2. 三尖瓣曲线　一般取胸骨旁右室长轴切面和心尖四腔切面，取样线经过三尖瓣前瓣。正常三尖瓣前瓣活动曲线和产生机理与二尖瓣曲线相似，也分别以 A、B、C、D、E、F、G 点命名，但活动幅度较二尖瓣曲线为低。

3. 主动脉根部及主动脉瓣曲线　主动脉根部曲线为前后两条同步活动的明亮曲线，分别由右室流出道后壁、主动脉前壁和主动脉后壁、左房前壁构成。主动脉瓣检查一般选取胸骨旁左室长轴切面和主动脉根部短轴切面，使取样线垂直通过主动脉右瓣及无瓣。主动脉瓣活动曲线为六边盒形结构，上方曲线代表右瓣，下方曲线代表无瓣。收缩期两线分开，舒张期则迅速合成一直线。开放处为 K 点，位于心电图的 R 波和第一心音之后。闭合处为 G 点，与第二心音同步，K-G 段时间为左室射血期（图 2-4B）。

4. 肺动脉瓣曲线　胸骨旁右室流出道长轴切面,取样线经过肺动脉后瓣。肺动脉瓣后瓣曲线分为 a 波、b 点、c-d 段、e 点和 d-e 段。a 波位于心电图 P 波之后,为右房主动收缩期;b 点位于心电图 R 波之后,为右室射血期开始;c-d 段呈缓慢上升的直线代表右室射血期;e 点位于心电图 T 波之后,为肺动脉瓣关闭点(图 2-4C)。

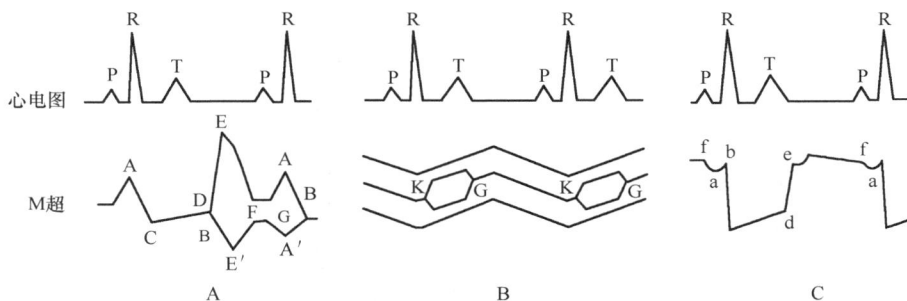

图 2-4　二尖瓣、主动脉瓣及肺动脉瓣 M 型超声曲线模式图

A:二尖瓣曲线;B:主动脉瓣曲线;C:肺动脉瓣曲线

注:图中字母代表的意义见于相关段落中的文字说明。

三、多普勒超声心动图

多普勒超声心动图(Doppler echocardiography) 是目前临床检测心脏血管血流变化的最主要方法,频谱多普勒超声心动图可显示出不同的血流频谱,彩色多普勒超声心动图可观察到不同色泽的血流图像。

1. 二尖瓣口血流　心尖四腔或心尖两腔切面,取样容积置于二尖瓣环和二尖瓣尖左室侧。正常二尖瓣舒张期血流为层流,多普勒血流频谱呈正向双峰中空窄带状,E 峰高、A 峰低(图 2-5A)。彩色多普勒示舒张期一宽阔明亮的红色血流束自二尖瓣口进入左室,近轴心处最亮,边缘部位较暗淡(图 2-6A,彩图 2-1)。

2. 三尖瓣口血流　取心尖四腔切面和大动脉短轴切面,取样容积置于三尖瓣环和三尖瓣口右室侧,可记录到类似二尖瓣口但频谱幅度较低的多普勒血流频谱,为舒张期正向双峰频谱,E 峰大于 A 峰(图 2-5B)。彩色多普勒超声心动图示舒张期三尖瓣开放时,有规律红色血流束从右房经三尖瓣口进入右室(图 2-6B,彩图 2-1)。

3. 主动脉瓣口血流　在心尖五腔切面图上,取样容积置于主动脉瓣口升主动脉侧,在收缩期可见负向(基线下)的中空三角形多普勒血流频谱,上升支陡峭,下降支圆钝,速度峰值位于频谱前半(图 2-5C)。彩色多普勒超声心动图示收缩期主动脉瓣开放时,升主动脉内见来自左室的蓝色血流束(图 2-6C,彩图 2-1)。

4. 肺动脉瓣口血流　心底短轴切面,取样容积置于肺动脉瓣口肺动脉干内,收缩期可见负向中空三角形的窄带多普勒频谱,上升支与下降支均圆钝,速度峰值位于频谱中央(图 2-5D)。彩色多普勒超声心动图示收缩期肺动脉瓣开放时,蓝色血流束自右室流出道进入肺动脉干内(图 2-6D,彩图 2-1)。

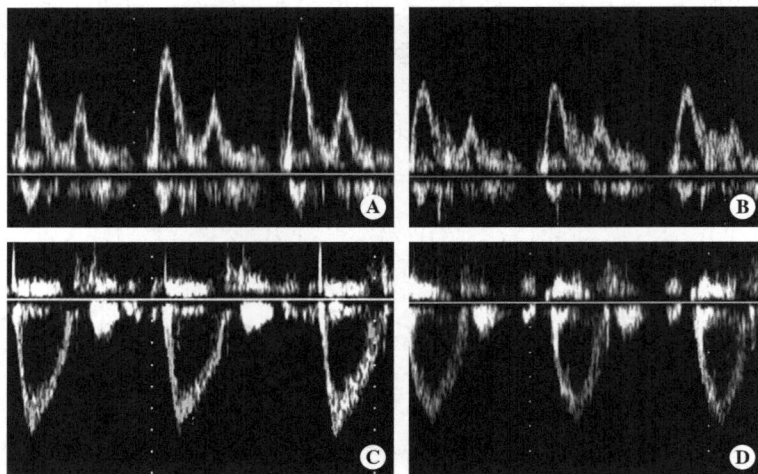

图 2-5　心脏各瓣口正常血流的脉冲多普勒频谱图

A:二尖瓣口血流脉冲多普勒频谱;B:三尖瓣口血流脉冲多普勒频谱;C:主动脉瓣口血流脉冲多普勒频谱;

D:肺动脉瓣口血流脉冲多普勒频谱

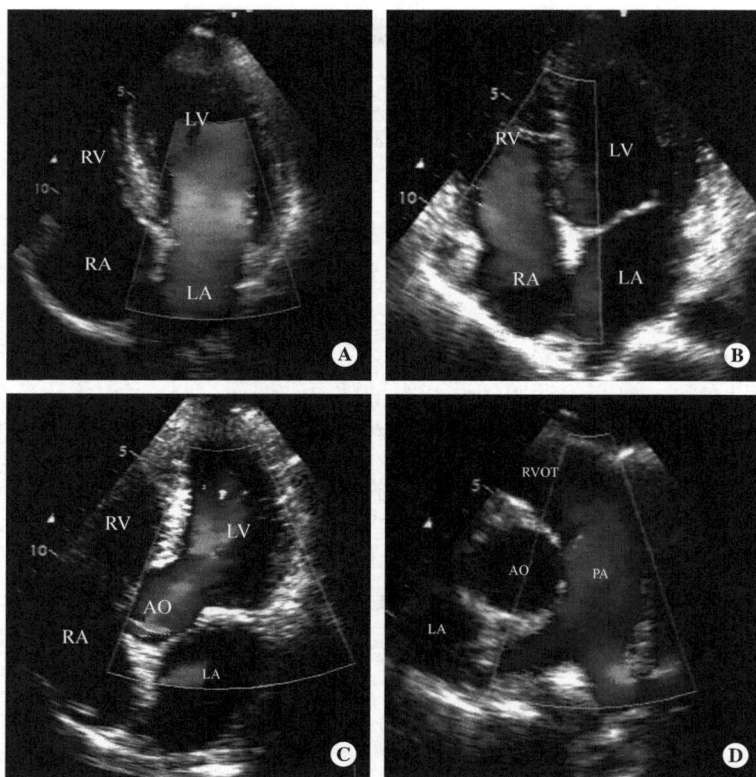

图 2-6　心脏各瓣口正常彩色多普勒血流图

A:心尖四腔切面图示二尖瓣口红血流束;B:心尖四腔切面图示三尖瓣口红血流束;C:心尖五腔切面图示

主动脉瓣口蓝色血流束;D:心底短轴切面图示肺动脉瓣口蓝色血流束

图中 LA:左房;LV:左室;RA:右房;RV:右室;AO:主动脉;RVOT:右室流出道;PA:肺动脉

四、心脏及大血管超声正常值

心脏随体位、呼吸、舒缩运动而不断变化位置,而且成年人个体间心脏结构与功能的差异也较大,因此以下正常值(表 2-2、2-3、2-4)仅供参考。

表 2-2 二维超声心动图正常值

部 位	切 面	径 线	正常参考值(mm)
左房	左室长轴切面	前后径(S)	27~35
	心尖四腔切面	左右径(S)	33~45
		长径(S)	31~55
左室	左室长轴切面	前后径(D)	37~55
		前后径(S)	20~40
	心尖四腔切面	左右径(D)	33~45
		左右径(S)	22~36
		长径(D)	66~80
		长径(S)	46~62
右房	心尖四腔切面	左右径(S)	30~40
		长径(S)	34~49
右室	左室长轴切面	前后径(D)	<25
		左右径(D)	26~43
		长径(D)	36~56
右室流出道	左室长轴切面	前后径(D)	18~34
主动脉	左室长轴切面	瓣环前后径	16~26
		升主动脉前后径	21~34
肺动脉	心底短轴切面	肺动脉干内径	15~25
		右肺动脉内径	12~16

注:D 舒张期;S 收缩期。

表 2-3 M 型超声心动图正常值

部 位	项 目	正常参考值
二尖瓣	瓣口开放幅度	20~25mm
	瓣口开放面积	4~5cm²
	E/A 比值	1.43~2
	EF 斜率	120~200mm/s
	瓣环直径	19~34mm
主动脉瓣	瓣口开放幅度	16~20mm
主动脉	壁厚	2~3mm
	收缩期主波幅度	10mm
	收缩重脉波幅度	3mm
肺动脉瓣	a 波幅度	<4mm
室间隔	厚度(D)	8~11mm
	运动幅度	3~8mm
左室后壁	厚度(D)	8~11mm
	运动幅度	8~14mm

注:D 舒张期。

表 2-4 多普勒超声心动图正常值

部　位	项　目	正常参考值
二尖瓣口	峰值血流速度	90~130cm/s
	峰值跨瓣压差	<4mmHg
	平均跨瓣压差	≤1mmHg
三尖瓣口	峰值血流速度	30~70cm/s
主动脉瓣口	峰值血流速度	70~130cm/s
	峰值跨瓣压差	<5mmHg
肺动脉瓣口	峰值血流速度	60~90cm/s
肺静脉	收缩期峰值血流速度	45cm/s
	舒张早期肺静脉峰值血流速度	60cm/s
	舒张晚期肺静脉血流速度	<30cm/s

第三节　心脏功能的超声测定

心脏功能(cardiac function)按部位可分为左室功能、左房功能及右室功能等几类,按性质则可分为收缩功能和舒张功能两大类。了解并准确测定这些心脏功能改变的程度和性质,对于判断患者的病情、选择治疗方案、评价疗效及预后,均有极为重要的意义。

一、左室收缩功能

左室收缩功能是反映心脏血流动力学变化的最重要指标,它主要包括左室容量和左室重量参数等。

(一) 左室容量

1. M型超声心动图　胸骨旁长轴切面左室腱索水平于心电图 R 波顶点处测量左室舒张末期内径(Dd);于心电图 T 波终末处测量左室收缩末期内径(Ds)(图 2-7)。本法对于存在室壁节段运动异常者有高估左室容量的倾向。

2. 二维超声心动图　多应用心尖双平面改良 Simpson 法,经心尖四腔切面或二腔切面,测量左室长、短径,计算左室容积。此法适用于心室形态变异、节段性室壁运动异常等的心功能测定(图 2-8)。

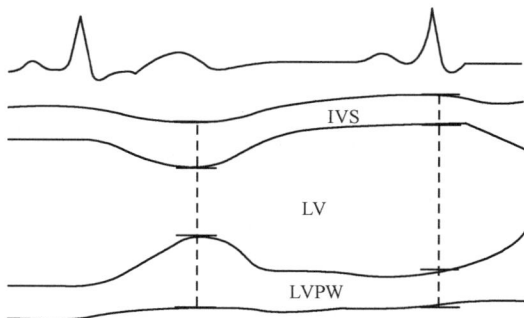

图 2-7　M 型超声心动图左室容量测定示意图
IVS:室间隔;LV:左室;LVPW:左室后壁

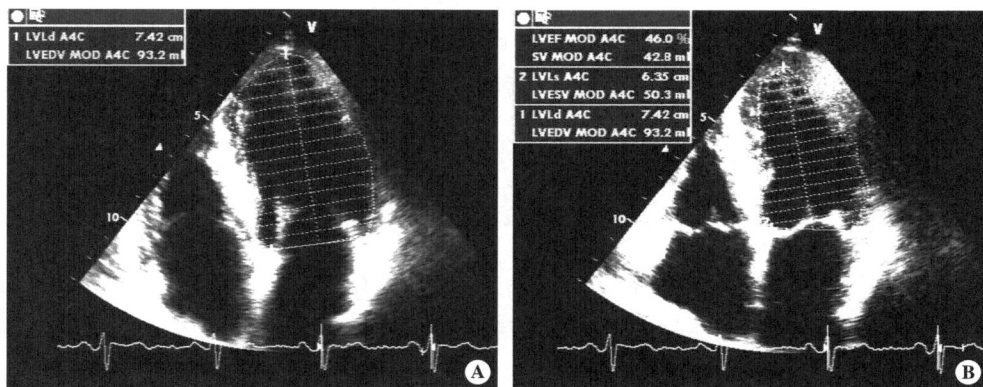

图 2-8　二维超声心动图左室容量测定
A:心尖四腔切面左室舒张末期容积;B:心尖四腔切面左室收缩末期容积

(二) 左室重量

可通过 M 超 Peen 法、二维或三维超声心动图 Simpson 法来计算左室重量(LVM)。其中 Peen 法的条件是左室近似椭圆形,长径约等于短径的 2 倍;而 Simpson 法主要应用于冠心病和心脏变形时左室心肌重量的评价。

(三) 二尖瓣环运动幅度

相对于心尖的二尖瓣环运动幅度可反映左室长轴的缩短程度,是一种快速估测左室收缩功能的半定量方法。左室收缩功能减退者,二尖瓣环运动幅度会明显降低。

(四) 每搏量、每分输出量和心排出量指数

每搏量(SV)、每分输出量(CO)和心排出量指数(CI)是三个密切相关的心功能指标。超声心动图测得的正常值三者分别为 45~90ml、4~6L/min 和 2.8~3.0L/m^2。

(五) 左室射血分数

左室射血分数(EF%)是每搏量与左室舒张末期容积的比值,是目前评价左室收缩功能的最常用指标,反映左室心肌纤维缩短程度和左室泵血效率,不受心率影响。正常值为 50%~70%,运动负荷后较静息时上升 5% 以上。EF% 下降表示左室排血效率下降,40% 可考虑心脏收缩功能轻度降低 ,30%~40% 为中度降低,<30% 为重度降低。

(六) 左室短轴缩短率

左室短轴缩短率(FS)与左室射血分数呈线性关系,正常值>30%。FS<25% 时提示心肌缺血、心肌梗死等损伤,心泵功能下降。

(七) Tei 指数

Tei 指数又称为心肌活动指数。通过测定二尖瓣关闭至主动脉瓣开放时间(等容收缩期)和主动脉瓣关闭至二尖瓣开放时间(等容舒张期),可综合反映心室收缩舒张的整体功能。Tei 指数计算公式如下:

$$Tei = \frac{等容收缩期 + 等容舒张期}{射血期}$$

Tei 指数正常值 0.39±0.10;心脏收缩功能不全(如冠心病、扩张性心肌病、心肌淀粉样变)时,Tei 指数增高。

二、左室舒张功能

左室舒张功能是指心室扩张和充盈能力,包括左室弛张性(主动松弛)和顺应性(被动充盈)两方面,分别体现了左室心肌舒张早期和舒张晚期的功能。

(一) M 型超声心动图

1. 二尖瓣前叶舒张期后退速率(EF 斜率)　正常值>120mm/s。
2. 左室后壁舒张收缩速度　正常时舒张速度>收缩速度。
3. 二尖瓣前叶 E 峰与室间隔左室面的距离(EPSS)　正常值 0~5mm。

(二) 多普勒超声心动图

1. 二尖瓣舒张期血流频谱　正常二尖瓣舒张期血流频谱为 E/A 双峰图形。E 峰:舒张早期最大血流速度,反映舒张早期左室弛张性,正常值 60~130cm/s。A 峰:舒张晚期最大血流速度,反映舒张晚期左室顺应性,正常值 40~80cm/s。E/A 比值:正常时 E 峰>A 峰,E/A 比值>1。A 峰增高,E/A 比值<1,表示左房收缩代偿性增加,如高血压、冠心病等。

2. 肺静脉血流频谱　肺静脉血流频谱由 S、D、AR 等波组成。S 波:收缩期肺静脉最大血流速度,系左室收缩时肺静脉充盈所产生,正常时约为 45cm/s。D 波:舒张早期肺静脉最大血流速度,反映二尖瓣 E 波情况,正常约为 60cm/s。AR 波:舒张晚期肺静脉最大血流速度,系左房收缩时血液反流肺静脉产生,正常时<30cm/s。左室弛张性减退时,S 波、AR 波显著增高;左室顺应性减低时,D 波增高,S 波峰速下降。

三、左 房 功 能

通过测定二尖瓣反流压力阶差和二尖瓣反流最大速度可判定二尖瓣口面积;通过房缩 a 波可测定左房射血分数。

四、右 室 功 能

(一) M 型及二维超声心动图

1. 右室壁及室间隔运动方向　正常时室间隔与右室前壁呈同向运动,与左室后壁呈反向运动。若右心负荷增加,室间隔与右室前壁则呈反向运动。
2. 右室前壁厚度及增厚率　正常右室前壁厚度 3~5mm;收缩期增厚率>30%

（二）多普勒超声心动图

1.肺动脉峰值血流速度　正常值 0.6~0.9m/s。

2.肺动脉收缩压（PAP）　①右室等容舒张期（肺动脉瓣关闭到三尖瓣开放时间）测定，正常值 10~50ms。②三尖瓣反流跨瓣压差测定，通过测定三尖瓣收缩期反流峰值血流速度和静脉压或右房压，可间接测定肺动脉收缩压，正常值 10~15mmHg。

（夏稻子）

第四节　先天性心脏病

先天性心脏病是指胚胎时期由原始心管发育成完整心脏过程中，受到各种因素影响，引起相关组织的融合、吸收、分隔等发育障碍而致，出生以后存在心脏结构异常，简称先心病。临床将先心病分为非紫绀型和紫绀型，非紫绀型先心病有房间隔缺损、室间隔缺损、动脉导管未闭、房室隔缺损、三房心等，紫绀型先心病有法洛四联征、大动脉转位、三尖瓣下移畸形等。超声心动图检查是诊断先心病的最重要的方法。

一、房间隔缺损

房间隔缺损（atrial septal defect，ASD）是指胎儿出生后仍存在左右心房之间异常交通，出现左向右分流血流。是常见的先天性心脏病之一，约占先心病 16%~22%。

【病理与临床】

房间隔缺损时由于左心房压力高于右心房，同时右心室壁薄，顺应性高，从而产生左向右分流，使右心容量负荷增加，导致右心系统增大。左向右分流使肺血流量增多，肺血管长期痉挛，肺小动脉内膜和中层增厚，肺血管阻力增加引起右心系统压力增高，右心室顺应性下降。随着病程进展，当右心房压力高于左心房，出现右向左分流，临床上患者出现紫绀，称为**艾森曼格综合征（Eisenmenger's syndrome）**。由于右心血容量增多，收缩期肺动脉瓣开放时受到较多血流冲击而产生杂音，听诊时可于胸骨左缘第 2、3 肋间闻及收缩期喷射性杂音，第二音分裂。根据房间隔缺损部位分为以下五型：

1. 继发孔型房间隔缺损　最为常见，约占房间隔缺损的 70%，缺损部位位于房间隔中部卵圆窝位置，男女比例约为 1∶2。卵圆窝部位结构菲薄，其上也可出现多个小孔，形成筛孔样房间隔缺损。

2. 原发孔型房间隔缺损　约占房间隔缺损的 15%~25%，缺损部位于房间隔下部与房室瓣之间，常伴有二、三尖瓣裂，男女发病率相近。

3. 静脉窦型房间隔缺损　又分为上腔静脉型和下腔静脉型两种，约占房间隔缺损的 4%~10%，缺损部位位于上腔静脉或下腔静脉开口处房间隔位置。

4. 冠状静脉窦型　冠状静脉窦紧邻左房后下壁外侧，两者之间可出现交通，此型最少见。

5. 混合型房间隔缺损　兼有上述两种以上的缺损。

【超声诊断要点】

胸骨旁四腔切面、大动脉短轴切面、剑下双房切面是诊断房间隔缺损的常用切面。

1. 经胸二维超声心动图　①房间隔回声中断是诊断房间隔缺损的直接征象,一般断端回声增强,部分断端边缘较薄(图2-9A、B)。②右心房、右心室增大,肺动脉增宽,是诊断房间隔缺损的间接征象。

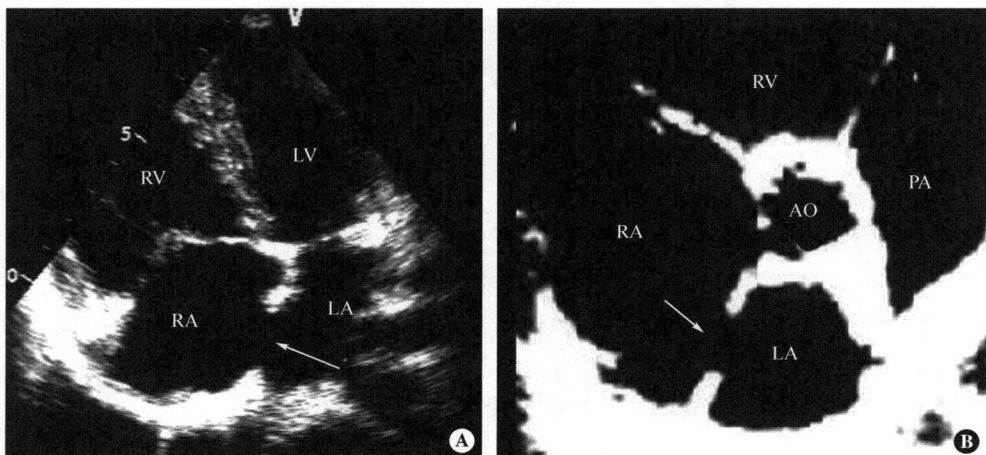

图 2-9　二维超声示房间隔缺损
A:胸骨旁四腔切面;B:大动脉短轴切面↓示继发孔缺损

2. M型超声心动图　右心室增大导致室间隔与左室后壁呈同向运动;肺动脉高压时显示肺动脉瓣曲线a波变浅或消失,cd段呈"V"形或"W"形。

3. 多普勒超声心动图

(1)彩色多普勒:显示房间隔缺损处明亮红色的过隔血流,以收缩晚期至舒张早期为主占据整个心动周期(图2-10A,彩图2-2);随着肺动脉压力增高,若左、右房压力相等,则在缺损处无分流,右房压力大于左房时即艾森曼格综合征,出现右向左蓝色过隔血流(图2-10B,彩图2-2);右心房室增大导致三尖瓣环扩大,三尖瓣相对关闭不全,收缩期右房内见以蓝色为主五彩反流血流。

(2)脉冲多普勒:于缺损的右房侧探及湍流频谱,呈典型的双峰或三峰波形,流速较低,最大血流速度常在1.0m/s～1.3m/s(图2-10C,彩图2-2)。

(3)连续多普勒:可显示右心房内收缩期三尖瓣关闭不全湍流频谱。

4. 经食管超声心动图　肥胖或胸廓畸形等经胸超声心动图显示图像欠佳时,可选择经食管超声检查,经食管超声探头紧邻左心房,可以清楚显示房间隔形态结构,对缺损部位类型、大小、数目及分流量的检测较经胸超声心动图更清晰、准确。

5. 三维超声心动图　三维超声心动图可以显示房间隔缺损的立体形态及其空间位置,准确测量缺损大小。

6. 心脏声学造影　经肘静脉注入造影剂后,右心房室顺序显影,房间隔缺损处无造影剂进入左房,可于房间隔缺损口处右心房侧见造影剂缺损区,是来自左房无造影剂的分流血液所致负性造影。右心房压力高于左心房时,造影剂可从右心房进入左心房。

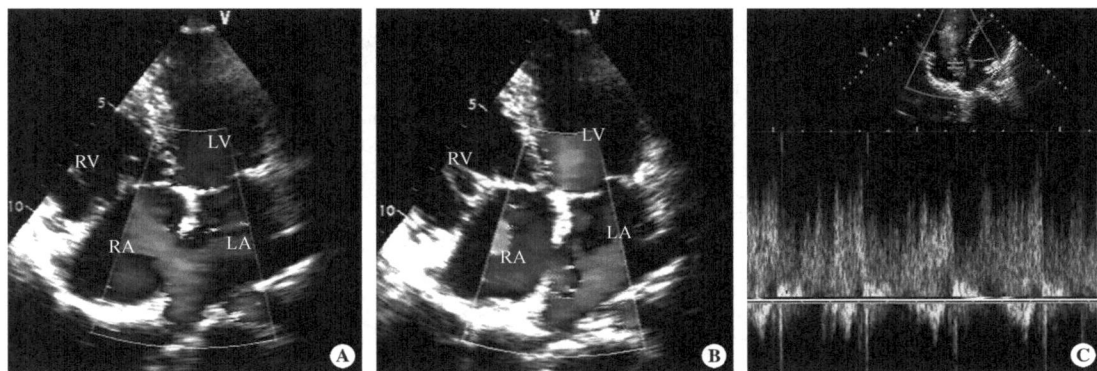

图 2-10　房间隔缺损血流图

A:彩色多普勒超声示从左心房经缺损处到右心房分流的红色血流;B:彩色多普勒超声示从右心房经缺损处到左心房分流的蓝色血流;C:脉冲多普勒超声示房间隔缺损湍流频谱

【鉴别诊断】

正常房间隔卵圆窝:心尖四腔心切面房间隔与声束近似平行,且房间隔卵圆窝组织菲薄,易产生回声失落,鉴别要点为房间隔缺损至少两个切面以上均能检查出回声失落,尤其剑下双房切面可完整显示房间隔。

二、室间隔缺损

室间隔缺损(ventricular septal defect,VSD)是胚胎时室间隔的组成部发育异常导致左右心室之间异常交通,是常见的先天性心脏病之一,约占先心病的 20%~30%,可单独存在,也可为复杂先心病的一部分。

【病理与临床】

室间隔缺损时,左心室收缩压大于右心室,收缩期出现左向右分流,即分流血流从左心室至右心室并同右心室血流直接进入肺动脉,肺静脉回流左心房血液增多,引起左心容量负荷增加,导致左心增大,随着病程进展,当右心室压力超过左心室压力时,产生艾森曼格综合征。单纯室间隔缺损,于胸骨左缘 3、4 肋间可闻及粗糙的收缩期杂音并伴有震颤,肺动脉瓣区第二音亢进。

根据室间隔三个组成部分(即膜部室间隔、漏斗部室间隔、肌部室间隔)、是否出现缺损以及临床外科常用分法,可将室间隔缺损分为以下几种类型(图 2-11)。

1. 漏斗部室间隔缺损

Ⅰ型:干下型,缺损紧邻肺动脉瓣环,上缘无肌组织。

Ⅱ型:嵴内型,缺损四周均有肌组织,在漏斗部与三尖瓣环之间有肌组织相隔。

2. 膜部室间隔缺损

Ⅰ型:嵴下型,缺损累及一部分膜部和一部分室上嵴,位于圆锥肌之前。

Ⅱ型:单纯膜部,仅限于膜部室间隔小室缺,四周为纤维组织。

Ⅲ型:隔瓣下型,缺损累及膜部和一部分窦部,位于圆锥肌之后。

3. 肌部室间隔缺损　包括窦部和小梁部　缺损四周均为肌组织。

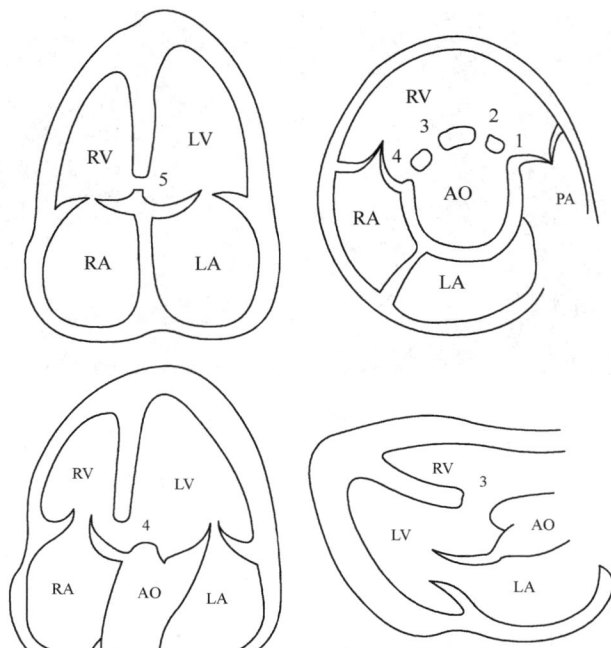

图 2-11　室间隔缺损分类示意图

1. 干下型；2. 嵴内型；3. 嵴下型；4. 膜部；5. 隔瓣下

【超声诊断要点】

　　诊断室间隔缺损常用的切面有左室长轴切面、大动脉短轴切面及心尖、胸骨旁及剑下四腔、心尖五腔切面等。

　　1. 二维超声心动图　①室间隔回声连续中断是诊断室间隔缺损的直接征象，断端回声增强（图 2-12A、B）。②左心房、左心室扩大，但缺损较小时扩大可不明显。③肺动脉增宽。

　　2. M 型超声心动图　①由于容量负荷增加，室间隔与左室后壁运动幅度增强，二尖瓣活动幅度增大，EF 斜率增快。②肺动脉高压时显示肺动脉瓣曲线 a 波变浅或消失，cd 段呈"V"形或"W"形。

　　3. 多普勒超声心动图

　　（1）彩色多普勒：收缩期于室间隔缺损处右心室侧显示以红色为主的五彩镶嵌血流（图 2-12C，彩图 2-3）；当左右心室压力基本一致时可无分流；出现艾森曼格综合征时，于缺损处左心室侧显示蓝色右向左分流。彩色多普勒可显示异常血流的起源部位、大小、分流量。

　　（2）频谱多普勒：将取样容积置于室间隔缺损处的右室侧，显示收缩期左向右分流湍流频谱，呈单峰波形，流速较快（图 2-12D，彩图 2-3）。

　　4. 心脏声学造影　于肘静脉注射造影剂后，右心室内可见负性显影区，右室压力小于左室时，左室内无造影剂反射；右室压力大于左室时，造影剂通过缺损口进入左室。

【鉴别诊断】

　　1. 主动脉窦瘤破裂　可见扩张的主动脉窦瘤突入右室流出道，彩色血流及频谱多普勒显示破口处分流信号位于主动脉瓣上，占据整个心动周期；而室间隔缺损分流信号主要在收缩期，分流信号位于主动脉瓣下。

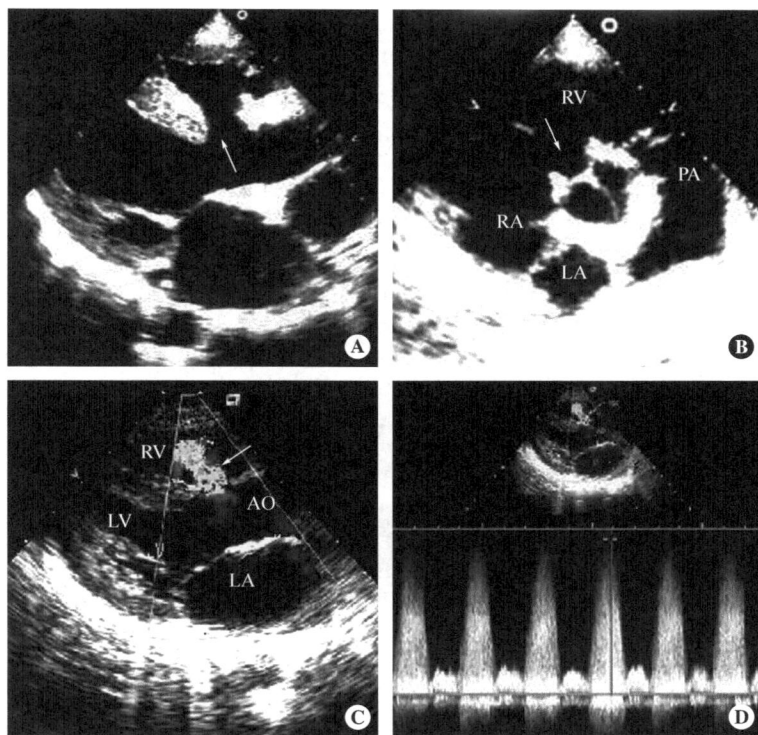

图 2-12 室间隔缺损

A:二维超声超声示左室长轴切面↓示嵴下型室间隔缺损;B:二维超声超声示大动脉短轴切面↓示嵴下型
室间隔缺损;C:彩色多普勒超声示收缩期从左心室经缺损处向右心室分流;D:多普勒超声示连续多普勒
于收缩期湍流频谱

2. 右室流出道狭窄 二维切面结合彩色多普勒可更清楚显示右室流出道的狭窄部位及程度,湍流的起始点位于右室流出道或肺动脉瓣处,无过隔血流信号。

三、动脉导管未闭

动脉导管未闭(patent ductus arteriosus,PDA):动脉导管是胎儿时期连接主动脉与肺动脉之间的正常管道,出生后会自然闭合,如果出生一年后仍未闭合称之为动脉导管未闭。其发病率占先心病的 12%~21%,较为常见,男女比例为 1:2。

【病理与临床】

婴儿在出生 2~3 个月后,动脉导管自行关闭,形成动脉韧带,如出生一年后动脉导管仍未闭合,则为病理状态。由于主动脉压力较肺动脉高,血液经导管进入肺动脉,回流至左心房血液增多,引起左心容量负荷过重,左房左室扩大。肺动脉收缩压接近主动脉时,出现收缩期无分流和舒张期左向右分流;发生艾森曼格综合征,出现双向分流,即收缩期右向左分流和舒张期少量左向右分流。临床上表现为差异紫绀。可于胸骨左缘第 2 肋间外侧闻及收缩期和舒张期连续性粗糙响亮的杂音,伴有震颤。根据动脉导管形态的不同,可分为管型、漏斗型、窗型及瘤型、哑铃形五种。

【超声诊断要点】

动脉导管未闭常用的扫查切面有胸骨旁大动脉短轴切面和胸骨上窝切面。

1. 二维超声心动图 ①于胸骨旁大动脉短轴切面可显示降主动脉与主肺动脉分叉处或左肺动脉之间一管道样回声,为未闭的动脉导管(图2-13A)。适当旋转探测角度,可以清楚显示动脉导管的全程。或于胸骨上窝切面,显示主动脉弓和降主动脉长轴切面,于降主动脉与主肺动脉之间显示未闭的动脉导管。②左心房、左心室扩大,肺动脉增宽。

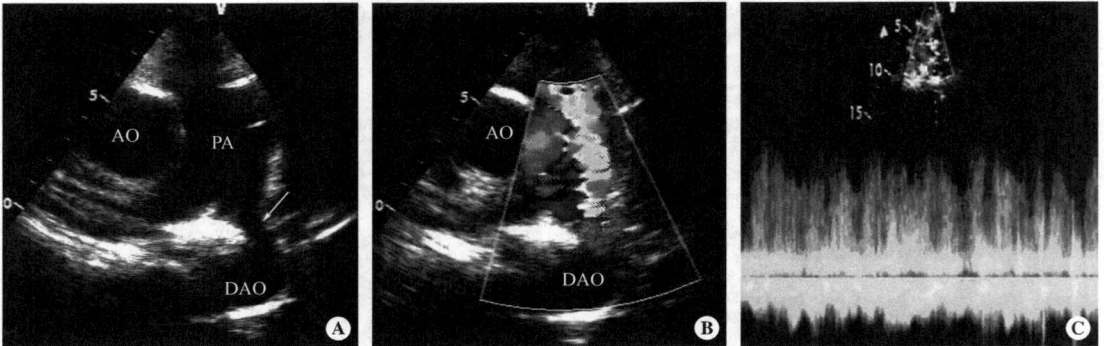

图2-13 动脉导管未闭

A:二维超声示大动脉短轴切面 DAO:降主动脉↓示动脉导管;B:彩色多普勒超声示从降主动脉到主肺动脉分流血流;
C:连续多普勒超声示全心动周期湍流频谱

2. M型超声心动图 肺动脉高压时,肺动脉瓣曲线a波变浅或消失,cd段呈"V"形或"W"形。

3. 多普勒超声心动图 ①彩色多普勒显示以红色为主五彩镶嵌的血流从降主动脉通过动脉导管进入主肺动脉,沿主肺动脉外侧壁走行(图2-13B,彩图2-4),持续整个心动周期。随着肺动脉压力升高,分流量减少,可只出现舒张期红色分流,发生艾森曼格综合征时出现双向分流。②频谱多普勒应用连续多普勒将取样容积置于未闭的动脉导管口肺动脉侧,显示持续整个心动周期的连续性湍流频谱(图2-13C,彩图2-4)。

【鉴别诊断】

1. 主动脉-肺动脉间隔缺损(主肺动脉窗) 主动脉-肺动脉间隔缺损为先天性升主动脉左壁和毗邻的主肺动脉右壁之间间隔发育不全产生交通,分流血流位于主肺动脉近端的瓣上处;动脉导管未闭分流起始点位于主肺动脉分叉处或左肺动脉的起始处与降主动脉之间。

2. 冠状动脉-肺动脉瘘 冠状动脉开口于肺动脉时,可在肺动脉内探及左向右连续分流,与动脉导管未闭的鉴别要点也是在分流部位,另外病变的冠状动脉可增宽。

3. 冠状动脉窦瘤破裂 主动脉右冠窦破入右室流出道,二维超声于主动脉窦处显示窦部呈囊状扩张,突入邻近心腔。彩色多普勒显示异常血流先进入右室流出道,再进入主肺动脉。

四、房室隔缺损

房室隔缺损(atrio-ventricular septal defect) 又称为心内膜垫缺损、房室通道等,是指房室隔(既往称心内膜垫)的发育异常,可累及房间隔下部、室间隔后上部和房室瓣等组织结构,是一种复合性心脏畸形。

【病理与临床】

正常人三尖瓣附着点较二尖瓣低,两者之间的间隔在右心房与左心室之间,称为房室隔,当这部分缺损时,左右房室环由正常时的两个环状结构变成一个椭圆形的共环,原嵌于两环间的主动脉根部也移位至共环的前上方,左右房室瓣形成具有5~6瓣叶及两个瓣口或共同瓣口的共同房室瓣。缺损只出现心房水平时,心房之间出现分流;同时累及二尖瓣和(或)三尖瓣时,可致左和(或)右心系统增大;房室水平均出现缺损时,引起四个心腔相互交通,分流量大者可导致全心增大;极少部分缺损出现左室右房通道,引起右心增大。房室隔缺损可分为部分型、完全型和过渡型:

1. 部分型房室隔缺损 主要病变为原发孔型房间隔缺损,两侧房室瓣附着在室间隔上,瓣下无室间隔缺损,可伴有二尖瓣裂。

2. 完全型房室隔缺损 病变为原发孔型房间隔缺损、室间隔膜部缺损及共同房室瓣叶,又分为A、B、C三个亚型。

A型:共同前瓣可分为二、三尖瓣,各自有腱索与室间隔相连,占多数。

B型:共同前瓣可分为二、三尖瓣,腱索连于异常的右心室乳头肌,较少见。

C型:共同前瓣不分离,无腱索附着在室间隔上,在心脏舒缩过程中漂浮于室间隔之上(称桥瓣)。

3.过渡型房室隔缺损 介于部分型和完全型之间,有原发孔型房间隔缺损和室间隔膜部缺损,但左右房室瓣口是分开的。

【超声诊断要点】

左室长轴切面、心尖四腔、剑下四腔心切面、大动脉短轴切面为常用的扫查切面。

1. 部分型房室隔缺损

(1)二维超声心动图:①原发孔型房间隔缺损引起右心增大,肺动脉增宽(图2-14A)。②二尖瓣和三尖瓣附着点在同一水平。③可伴有二尖瓣前叶裂,在二尖瓣短轴切面可见二尖瓣前叶连续中断,并可导致左心房、左心室增大;三尖瓣隔瓣发育短小或分裂。

(2)M型超声心动图:①二尖瓣裂瓣膜活动幅度增大,在收缩期能见到多条回波,室间隔与左室后壁呈同向运动。②肺动脉高压时,肺动脉瓣曲线a波变浅或消失,CD段呈"V"形或"W"形。

(3)多普勒超声心动图:①彩色多普勒显示房间隔缺损处左向右红色过隔血流(图2-14C,彩图2-5),伴二尖瓣裂及三尖瓣发育异常时,在左、右心房内可探及以蓝色为主的五彩反流束。肺动脉高压时出现右向左分流,于左房侧探及蓝色过隔血流。②脉冲多普勒于缺损处右房侧探及收缩晚期及舒张早期过隔血流频谱。③连续多普勒可探及二尖瓣裂隙处和三尖瓣反流高速湍流频谱。

2. 完全型房室隔缺损

(1)二维超声心动图:①心尖四腔切面见心脏十字交叉消失,房间隔下部与室间隔上部回声中断,二者不连续(图2-14B)。②左、右心室增大,分流量大者可造成全心增大,肺动脉增宽。③心尖四腔切面显示横跨房室隔缺损处的共同房室瓣,活动幅度增大。④可合并肺静脉和体静脉的畸形引流。

（2）多普勒超声心动图：①彩色多普勒显示心房水平及心室水平左向右分流（图2-14D，彩图2-5），肺动脉高压时可出现双向分流。左、右心房内收缩期可探及以蓝色为主的五彩反流信号。②频谱多普勒可探及收缩期左向右分流的湍流频谱及左、右心房内反流的湍流频谱。

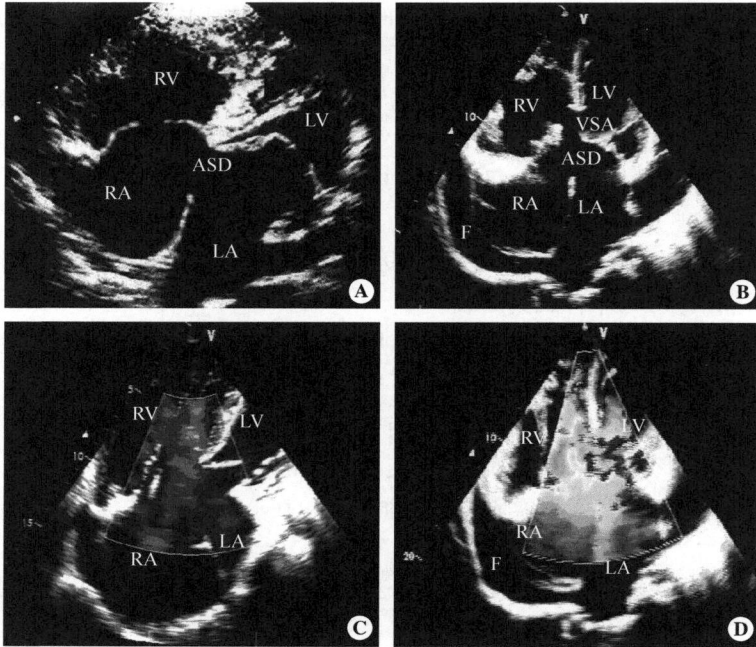

图 2-14　房室隔缺损

A：二维超声胸骨旁四腔切面示部分型房室隔缺损 ASD：原发孔房缺；B：二维超声心尖四腔切面示完全型
房室隔缺损 F：心包积液；C：彩色多普勒超声示部分型房室隔缺损舒张期左向右分流；D：彩色多普勒超声
示完全型房室隔缺损四个心腔血流相互交通

五、三　房　心

三房心（cortriatrium）是指胚胎时心房发育障碍，左房或右房被纤维性膜隔成两个腔，较少见，发病率占先心病的 0.1%～0.4%，其中以左心三房心较多见。

【病理与临床】

左侧三房心形成原因是共同肺静脉干与左心房融合过程中，连接部位组织未被吸收或吸收不完全。右侧三房心一般认为是窦静脉瓣持续存在将右心房分隔成两部分。典型的左侧三房心由一个真性左房和一个副房组成，真性左房与二尖瓣和左心耳相连，副房位于左房后上方，接受部分或全部肺静脉的血流。由于左侧三房心解剖上的多种变异，其血液动力学变化也不同。典型三房心无房间隔缺损，异常隔膜开口狭窄，血液动力学改变近似二尖瓣狭窄；若合并房间隔缺损时副房血直接或间接分流到右房，其血液动力学改变类似房缺或肺静脉畸形引流；如心房内纤维隔膜没有交通口时，肺静脉血流必须经过房间隔缺损或其他通道左向右分流，同时由房间隔缺损或其他通道右向左分流。

根据肺静脉开口情况将左侧三心房分为以下两型：完全型，四条肺静脉均开口于副房，较多见;部分型,肺静脉分别进入副房和真房。

【超声诊断要点】

常用切面为左室长轴切面、胸骨旁及心尖四腔切面。

1.二维超声心动图　左房内见一线样隔膜回声(图 2-15A),左室长轴切面隔膜连于左房前外侧壁(主动脉后壁相邻)和后下壁之间,四腔切面为左右分布,将左房分为前上和后下两部分,有时可在线样回声中看到连续中断。常合并房间隔缺损,缺损部位既可以在副房,也可以在真房;当隔膜无缺口时房间隔缺损可于真房和副房同时存在。右侧三房心内见一线样隔膜回声(图 2-15B)。

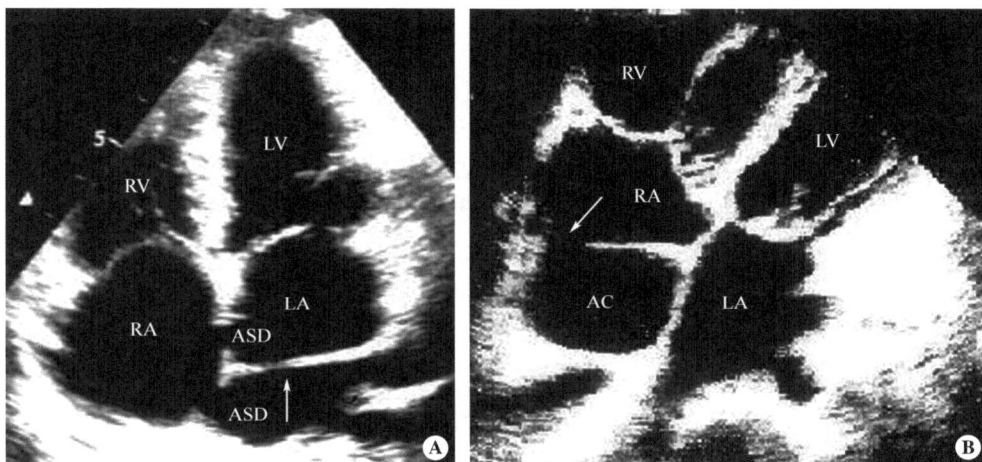

图 2-15　三心房心

A:胸骨旁四腔切面左侧三房心↓示心房内隔膜;B:胸骨旁四腔切面右侧三房心↓示心房内隔膜开口

图中 AC:副房;ASD:房间隔缺损

2.多普勒超声心动图　彩色多普勒可清晰观察隔膜上开口的位置、数目、大小和血流情况,以及有无房间隔缺损的分流。频谱多普勒显示副房内血流由隔膜中断到真房的以舒张期为主的连续性湍流频谱,合并房间隔缺损时,可显示左向右和/或右向左分流。

3.经食管超声心动图　能清晰显示左房及其内异常隔膜回声带、隔膜开口大小及数目、房间隔缺损部位和二尖瓣情况,观察肺静脉回流部位,明确三房心类型。

【鉴别诊断】

1.左侧三房心与二尖瓣下隔膜鉴别　后者环状隔膜位于二尖瓣环处,肺静脉和左心耳均开口于隔膜上的左心房。

2.右侧三房心与右心房内隔膜鉴别　当右心房内隔膜呈半环状,不引起血流动力学改变时称心房内隔膜。

六、法洛四联征

法洛四联征(tetralogy of Fallot,F4) 是一种复合性心脏畸形,是最常见的紫绀型先天性心脏病,约占紫绀型先心病的 60%~70% ,占所有先心病的 10%~14%。

【病理与临床】

法洛四联征主要病理变化为肺动脉狭窄、主动脉骑跨、室间隔缺损及右室肥厚。

1. 肺动脉狭窄　梗阻部位可包括右心室体部、漏斗部、肺动脉瓣环、肺动脉瓣、肺动脉主干及分支,可多个部位同时梗阻。本病几乎都有漏斗部狭窄,多为局限性狭窄,少数患者可同时伴有右室双腔心。

2. 室间隔缺损　缺损位于主动脉瓣下,属于嵴下型缺损,占多数;还有些缺损为干下型,又称双动脉瓣下缺损,为漏斗部间隔发育不良所致;若伴有房间隔缺损则称法洛五联征。

3. 主动脉骑跨　主、肺动脉间隔右移,主动脉根部增宽,主动脉前壁与室间隔不连续,主动脉骑跨于两室之间,骑跨率约 30%~50%。

4. 右室肥厚　由于右室流出道梗阻,右心室压力负荷增高,导致右心室增厚。

法洛四联征常合并冠状动脉畸形,异位起源于右冠状动脉的前降支或右冠状动脉的圆锥支或单支冠状动脉的一主要分支横跨于右室漏斗部,外科手术时注意避免造成损伤。

法洛四联征主要的血液动力学病变为肺动脉和(或)右室流出道狭窄以及室间隔缺损。右室流出道狭窄导致右室收缩期压力增高,血液可通过室间隔缺损进入左室和主动脉,出现右向左分流,临床表现为发育迟缓,喜蹲踞,伴不同程度紫绀和杵状指等,胸骨左缘 3、4 肋间可闻及 Ⅱ-Ⅳ 级收缩期杂音,第二心音亢进。

【超声诊断要点】

左室长轴切面、大动脉短轴切面、右室流出道长轴切面及心尖四腔切面可作为常用切面。

1. 二维超声心动图

(1) 肺动脉狭窄:大动脉短轴切面可见右心室漏斗部、肺动脉瓣环、肺动脉瓣和(或)肺动脉主干及分支不同程度狭窄或窄后扩张,主肺动脉内径或肺动脉瓣环内径/主动脉根部内径的比值 ≥1/2 为轻度狭窄;在 1/2~1/3 之间为中度狭窄;≤1/3 为重度狭窄。

(2) 室间隔缺损:一般为嵴下型缺损。

(3) 主动脉骑跨:主动脉增宽,前壁与室间隔连续中断,后壁与二尖瓣前叶仍连续,前壁前移,形成"骑跨"征象(图 2-16A)。

$$骑跨率 = \frac{主动脉前壁与室间隔的距离}{主动脉根部前后径} \times 100\%$$

(4) 右室壁增厚:右房右室轻度增大,室间隔增厚,左心室可相对略缩小。

2. 多普勒超声心动图

(1) 彩色多普勒:左室长轴切面收缩期一束红色血流从左室流出道进入主动脉,同时一束蓝色血流从右室侧经室间隔缺损进入主动脉(图 2-16B,彩图 2-6),舒张期可见红色血流经室间隔缺损处从左室进入右室,流速较慢;表现为收缩期大量右向左分流,舒张期存在少量左向右分流。胸骨旁大动脉短轴切面在右室流出道和肺动脉内收缩期可见以蓝色为主的五彩镶嵌狭窄射流束。

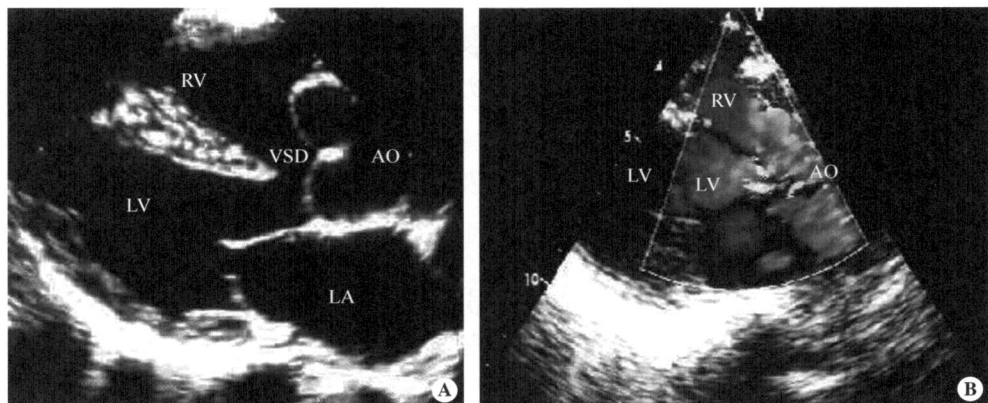

图 2-16 法洛四联征

A:二维超声示左室长轴切面主动脉增宽骑跨于室间隔之上;B:彩色多普勒超声示收缩期右室蓝色血流及

左室红色血流同时流入主动脉

图中 VSD:室间隔缺损;AO:主动脉

（2）频谱多普勒超声:用连续多普勒将取样容积置于肺动脉瓣下,可记录到收缩期负向湍流频谱。将取样容积置于右室近室间隔缺损处见收缩期向下舒张期向上的湍流频谱。

【鉴别诊断】

右室双出口:右室双出口时主动脉根部后壁与二尖瓣前叶不连续,主动脉右移明显,骑跨率≥75%。

七、大动脉转位

大动脉转位(**transposition of the great arteries**,TGA)是指主动脉与肺动脉位置关系异常,与解剖学心室连接不一致,其中完全型大动脉转位占新生儿紫绀型先心病的第二位。

【病理与临床】

大动脉转位是胚胎期动脉下圆锥肌发育异常所导致,大致可分为三种:

1. 完全型大动脉转位 ①主动脉与解剖右室相连,肺动脉与解剖左室相连,心房正位或反位,心房与心室连接正常。②大动脉根部前后方位改变,肺动脉在后侧,主动脉在前侧,主动脉位于肺动脉正前或稍偏向右侧为右转位,偏左前侧为左转位。③大动脉走行变异,主、肺动脉无交叉而互相平行。

由于大动脉连接关系异常,在体循环内运行的是低氧静脉血,肺循环内运行的是高氧动脉血,为维持机体的最低需求,左右心在心房、心室或大动脉水平必然存在一处或多处连通,使两侧循环的动静脉血得以混合,患儿紫绀严重,常早期夭折。

2. 不完全型大动脉转位(Taussig-Bing 综合征) 与完全型不同之处在于肺动脉骑跨于室间隔上,伴有较大的室间隔缺损,缺损位于室上嵴的前上方,紫绀严重,为右室双出口的一种特殊类型。右室双出口是两条大动脉全部或一条大动脉全部及另一条大部分起自解剖学右心室,室间隔缺损为左心室唯一出口。

3. 矫正型大动脉转位 是一种特殊的复合畸形,既存在大动脉转位,主动脉起自右心室、肺动脉起自左心室;又存在着房室连接异常,左心房与右心室连接,右心房与左心室连接,肺静脉仍回流左心房,腔静脉回流右心房。这种双重转位使肺静脉回流仍进入主动脉,腔静脉回流进入肺动脉,如不合并其他心脏畸形,则体、肺循环在血液动力学上维持正常。

【超声诊断要点】

左室长轴切面、大动脉短轴切面、心尖四腔及心尖五腔切面为常用扫查切面。

1. 完全型大动脉转位

(1)二维超声心动图

1)心房与心室连接正常:心尖四腔切面心房正位,右心房位于右侧,与右心室相连;左心房与左心室相连,肺静脉与左心房相接,腔静脉与右心房相接。

2)左、右心室位置正常:心尖四腔切面心室右襻,右心室位于右侧,左心室位于左侧。

3)心室与大动脉连接异常:左室长轴切面、心尖五腔切面左心室与肺动脉相连,右心室与主动脉相连(图2-17A)。

4)大动脉位置及走行异常:大动脉短轴切面肺动脉不包绕主动脉,主动脉位于肺动脉前方(可为正前方、右前方、左前方),两者由交叉关系变成平行关系,同为短轴断面(2-17B)。

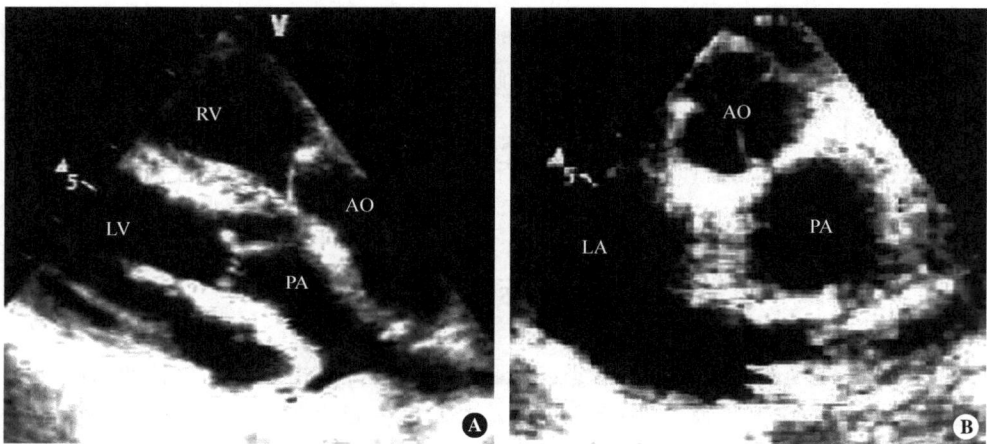

图 2-17　完全型大动脉转位

A:二维超声示左室长轴切面　肺动脉起自左心室　主动脉起自右心室;B:二维超声示大动脉短轴切面
主动脉及肺动脉同为短轴断

5)伴发畸形:常伴发房间隔缺损、室间隔缺损、左室流出道梗阻(肺动脉瓣下狭窄)及动脉导管未闭等。

(2)多普勒超声心动图

1)彩色多普勒:可显示合并畸形的分流大小、方向,房室瓣及半月瓣反流或狭窄血流。

2)频谱多普勒:可探及大动脉狭窄或半月瓣反流湍流频谱,并可测定计算大动脉和心室之间的最大压差。

2. 不完全型大动脉转位

(1)二维超声心动图

1)Taussig-Bing 综合征:为右室双出口一种特殊类型,两条大动脉平行起源于解剖右心室,主动脉位于肺动脉右前方,肺动脉骑跨于室间隔上;右室双出口另一种类型为主动脉位于肺动脉右后方或左前方,主动脉骑跨室间隔上(骑跨率≥75%)。主、肺动脉呈平行关系,圆锥组织充分发育,房室瓣和半月瓣被肌性圆锥分隔开没有纤维连续;肺动脉骑跨时可引起主动脉下狭窄,或合并升主动脉发育不良,主动脉弓远端缩窄或离断;主动脉骑跨时可伴有肺动脉狭窄。

2)室间隔缺损:通过室间隔上的巨大缺损使左右心室相通,缺损位于肺动脉瓣下或主动脉瓣下。

(2)多普勒超声心动图

1)彩色多普勒:可显示心室水平左向右分流血流,如伴有主动脉或肺动脉狭窄可显示以蓝色为主五彩血流。

2)频谱多普勒:可探及主动脉或肺动脉狭窄湍流频谱。

3. 矫正型大动脉转位

(1)二维超声心动图

1)心房与心室连接异常:心房正位,右房位于右侧,与解剖左室相连;左房位于左侧,与解剖右室相连。肺静脉与左心房相接,腔静脉与右心房相接。

2)左、右心室位置异常:心尖四腔切面心室左袢,解剖左室位于右侧,解剖右室位于左侧。

3)心室与大动脉连接异常:左室长轴切面、心尖五腔切面,解剖左室位于右侧与肺动脉相连,解剖右室位于左侧与主动脉相连。

4)大动脉位置及走行异常:大动脉短轴切面肺动脉不包绕主动脉,主动脉位于肺动脉前方(可为正前方、右前方、左前方),两者由交叉关系变成平行关系,同为短轴断面。

5)伴发畸形:可伴室间隔缺损,也可合并半月瓣或瓣上狭窄。

(2)多普勒超声心动图:矫正型大动脉转位如不伴有其他畸形,血液动力学无变化。

【鉴别诊断】

1. 右室双出口 为双动脉下圆锥,房室瓣与半月瓣之间无任何纤维连续;

2. 法洛四联征 为主动脉下无圆锥,二尖瓣前叶与主动脉瓣有纤维连续;

3. 完全性大动脉转位 为肺动脉下无圆锥,二尖瓣前叶与肺动脉瓣之间有纤维连续。

八、三尖瓣下移畸形

三尖瓣下移畸形:又称为 Ebstein 畸形,是指三尖瓣部分或全部瓣叶不与瓣环附着,而下移附着在右心室壁上。较少见,约占先天性心脏病的 1%。

【病理与临床】

常为三尖瓣隔瓣和后瓣发育不良,表现为瓣膜短小、增厚、粘连,附着右室壁,前叶多较长呈帆状,附着于瓣环。一般三尖瓣环位置正常,瓣环扩大。下移瓣叶将右心室分成两部分,从三尖瓣环到下移瓣叶附着处之间部分右室壁变薄,不能有效收缩,称为"房化右心室";从下移三尖瓣位置以下到肺动脉瓣之间部分称为"功能右心室",比正常右心室腔小,室壁增厚,收缩功能接近正常。由于房化右室与功能右室同步收缩,而与右房收缩相反,故收缩时血液向固有心房逆流,右房排空延迟,使右房压力升高,如伴有房间隔缺损或卵圆孔未闭,可产生房水平右向左分流。

【超声诊断要点】

左室长轴切面、大动脉短轴切面、心尖四腔切面及右室流入道长轴切面为常用切面。

1. 二维超声心动图　①心尖四腔心切面三尖瓣隔叶较二尖瓣前叶附着点低 15mm 以上,常短小,活动僵硬受限;后叶附着点下移或正常;前叶附着点可正常,瓣叶冗长增大呈帆状,活动幅度增大,灵活性差(图 2-18A)。心底短轴切面见隔叶附着点向左前方移位到右室流出道,由主动脉根部横切面 9~10 点钟位移位到 11~12 点钟位(图 2-18B)。②右房显著增大,房室环处至三尖瓣附着处为房化右室腔。③功能右心室上下径小而左右径变大,室壁增厚。

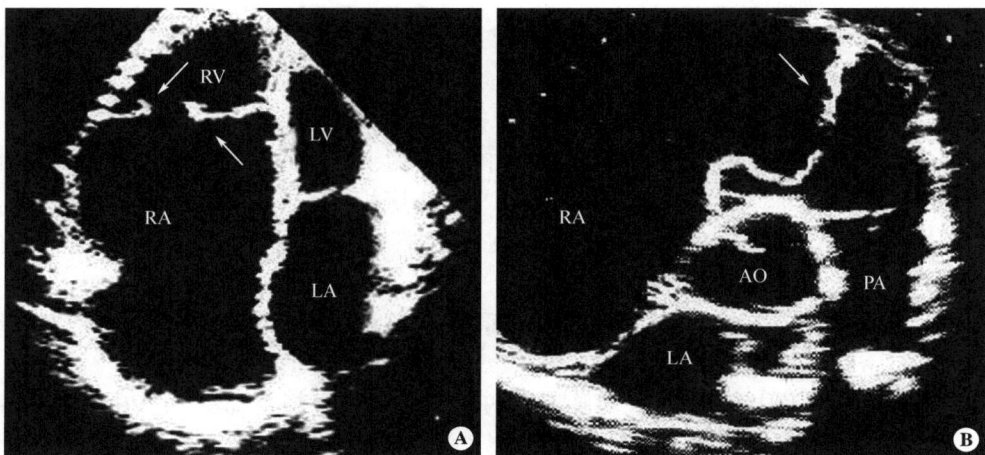

图 2-18　三尖瓣下移

A:二维超声心尖四腔切面↓示下移三尖瓣隔瓣、后瓣;B:二维超声心底短轴切面↓示下移三尖瓣后瓣

2. 多普勒超声心动图

(1)彩色多普勒:收缩期三尖瓣不能闭合而发生三尖瓣反流,于收缩期三尖瓣口处探及彩色反流束,反流的位置较低,面积较大,同时于房间隔处显示有无过隔血流。

(2)频谱多普勒:右心房内探及收缩期三尖瓣关闭不全时湍流频谱。

3. 经食管超声心动图　可清晰显示三尖瓣形态、位置、下移程度,以及是否伴有房间隔缺损或卵圆孔未闭等。

(张文华)

第五节　心脏瓣膜病

心脏瓣膜病是心脏瓣膜及其附属结构(瓣环、瓣叶、腱索及乳头肌等)由于炎症、缺血性坏死、退行性改变、先天性发育异常、结缔组织疾病等原因造成的瓣膜狭窄或关闭不全为主要表现的一组心脏病。其中二尖瓣病变最常见,约占 70%,其次为主动脉瓣病变,三尖瓣及肺动脉瓣病变少见。

一、二尖瓣狭窄

二尖瓣狭窄（mitral stenosis，MS）的病因大部分是风湿性的，少数是先天性或退行性病变，结缔组织疾病及多发性骨髓瘤造成的二尖瓣狭窄极少见。风湿性二尖瓣狭窄是 A 型溶血性链球菌感染所致的一种变态反应性疾病，多见于女性，多数患者有风湿热病史，其病变过程往往需 2~10 年。

【病理与临床】

风湿性二尖瓣狭窄瓣膜前后叶交界处粘连、融合，进一步可引起瓣膜边缘粘连、增厚、硬化，腱索缩短、粘连及纤维化，导致二尖瓣口狭窄。先天性二尖瓣狭窄包括二尖瓣发育异常和降落伞状二尖瓣畸形等。二尖瓣退行性病变则是老年人常见的瓣膜狭窄的原因。

根据二尖瓣病变形态，可分为三种类型：

1.隔膜型 二尖瓣前后叶交界处粘连，呈隔膜状，残留瓣口狭小，瓣叶本身无增厚，或仅有瓣叶游离缘附近增厚变硬，而整个瓣叶的活动幅度未受到影响。此型宜做二尖瓣分离术治疗。

2.增厚型 二尖瓣叶交界处粘连，瓣叶增厚，腱索缩短，瓣叶活动受限。

3.漏斗型 二尖瓣口及腱索广泛粘连和纤维化，整个瓣口呈漏斗状，瓣叶活动完全受限。

二尖瓣狭窄舒张期左房血流排空受阻，使左房压力增大，左房扩大。长期如此，造成肺静脉和毛细血管压力升高，导致肺淤血，使肺动脉压力升高，右心负荷增大，最终造成右房扩大，右室心力衰竭。

【超声诊断要点】

在经胸超声检查时，常用左室长轴切面、二尖瓣水平左室短轴切面及心尖四腔切面。

1. 二维超声心动图

（1）二尖瓣口开放幅度减小及二尖瓣口面积变小：这是超声诊断二尖瓣狭窄的最主要依据。二尖瓣开放幅度小于 20mm，二尖瓣口面积小于 2.0 cm² 可诊断二尖瓣狭窄。个别轻度狭窄患者开放幅度小于 25mm，二尖瓣口面积小于 2.5 cm²，结合其他所见，也可诊断二尖瓣狭窄。二维超声测量二尖瓣口面积，与手术测值相差约 0.3cm²。测量误差一般为低估瓣口面积，其原因主要是由于瓣膜纤维化、钙化，使回声增强，声束在远场扩大。

（2）二尖瓣狭窄：二尖瓣瓣尖增厚、钙化，呈团块状回声，瓣叶边缘粘连，腱索及乳头肌增厚，使瓣膜开放受限。轻度二尖瓣狭窄舒张期二尖瓣前叶呈圆顶状突向左室流出道，呈"气球样"改变；后叶被前叶拉向前，形成前后叶同向运动，即隔膜型狭窄。重度二尖瓣狭窄舒张期二尖瓣前后叶呈裂隙样，腱索粘连、缩短及乳头肌肥厚，即漏斗型狭窄，从左室长轴切面及左室短轴切面均可清晰显示（图 2-19A、B）。

二尖瓣发育异常所致二尖瓣狭窄的二维超声心动图表现与风湿性二尖瓣狭窄类似，易误诊为风湿性二尖瓣狭窄。降落伞状二尖瓣狭窄表现为二尖瓣略增厚，腱索增粗、融合。腱索与乳头肌相连。老年退行性二尖瓣狭窄表现为二尖瓣环及后瓣基底部钙化，呈团状、斑块状。

（3）左心房扩大：这是二尖瓣狭窄时心脏结构的重要改变，左房扩大与瓣口狭窄程度呈正比。

（4）肺静脉扩张：心尖四腔切面可显示肺静脉明显扩张。

（5）肺动脉高压：长期肺淤血导致肺循环阻力增加，肺动脉高压，表现为肺动脉增宽，右心室及右心房扩大。

2. M 型超声心动图

（1）"城墙波"出现：由于二尖瓣波群可见 EF 斜率减慢，E、A 两峰间凹陷消失，两峰相连呈平顶形而称之为"城墙波"（图 2-19C）。

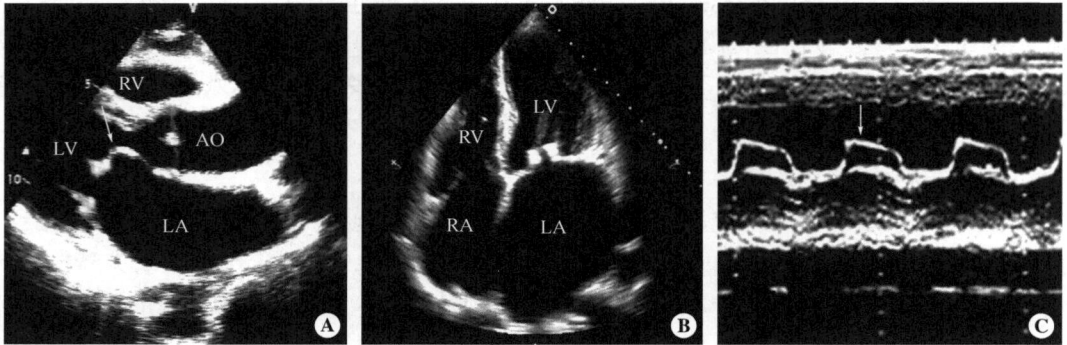

图 2-19 风湿性二尖瓣狭窄

A、B：二维超声心动图，↓示二尖瓣前后叶增厚，回声增强，开放受限；C：M 型超声心动图，↓示"城墙"波

（2）二尖瓣前后叶同向运动：正常人二尖瓣前叶于舒张期向前运动，E、A 两峰呈 M 形；后叶对应向后运动，呈 W 形，称 E′和 A′峰。二尖瓣狭窄时，前叶向前运动，后叶受牵拉亦向前运动，故呈同向运动。假性二尖瓣狭窄时，前叶呈平顶形，但后叶呈逆向运动，并且瓣叶不增厚，可以此鉴别。

3. 彩色血流显像　舒张期二尖瓣口见从左房进入左室的红色为主的五彩镶嵌的血流信号（图 2-20A，彩图 10），二尖瓣瓣口左房侧的血流会聚区即近端**等速表面积血流**（**proximal isovelocity surface area**，PISA），也是诊断二尖瓣狭窄的重要依据。

4. 频谱多普勒　于心尖二腔或四腔切面将取样容积置于二尖瓣口左室侧，显示舒张期宽大的湍流频谱。**舒张早期峰值血流速度**（peak velocity in early diastole，Vp）>1.5m/s，**舒张期平均血流速度**（**mean velocity in diastole**，Vm）>0.9m/s（图 2-20B，彩图 2-7）。

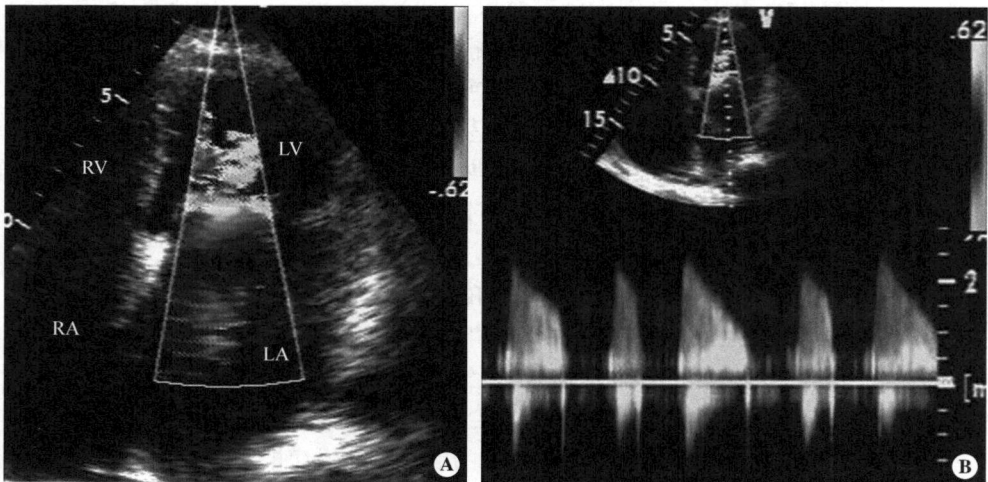

图 2-20 二尖瓣狭窄血流图

A：彩色血流显像，二尖瓣口红色为主的射流束；B：彩色血流显像及连续多普勒湍流频谱

5. 特殊超声检查

（1）经食管超声心动图（TEE）：经食管超声心动图可清晰显示二尖瓣钙化、纤维化、交界处及瓣叶粘连、左房内血栓。

（2）动态三维超声心动图：动态三维超声心动图可清晰显示瓣膜形态结构、瓣口大小，还可观察瓣膜功能。

6. 二尖瓣狭窄的定量诊断　主要根据二尖瓣口的平均压差和面积判定。平均压差指舒张期二尖瓣口两端所有瞬时压差的平均值，反映了整个舒张期二尖瓣口两端的压力变化，是可靠指标。二尖瓣口面积测量主要有四种方法，即二维超声直接测量法、压差半降时间法（PHT）、近端等速表面积法（PISA）及连续性方程法。二维超声直接测量法可能因瓣口形态不规则，造成测值偏大或偏小。压差半降时间法估测二尖瓣狭窄程度重复性好，但其时间长短与瓣口面积有关，也受心率、二尖瓣口流量及跨瓣压差影响。二尖瓣狭窄的定量诊断参考值：

（1）正常：瓣口面积 $4\sim6cm^2$，平均压差小于 5mmHg

（2）轻度狭窄：瓣口面积 $1.5\sim2.5cm^2$，平均压差 $5\sim10mmHg$

（3）中度狭窄：瓣口面积 $1.0\sim1.5cm^2$，平均压差 $10\sim20mmHg$

（4）重度狭窄：瓣口面积 $<1.0cm^2$，平均压差大于 20mmHg

此时仅测瓣口面积是不够的，必须测量肺动脉压，才能准确判断病情的严重程度。

7. 并发症的超声诊断

（1）心房纤颤：在二尖瓣狭窄中的发生率约为 40%～50%，二尖瓣前叶 M 型曲线，显示 A 波消失，EF 间距宽窄不等。

（2）左房血栓：发生率约为 25%。二维超声心动图显示左房内轮廓清晰的团块回声，形状不规则，边界不规整，基底部较宽，与左心房或左心耳紧密连接。血栓一般无活动性，少数也可有活动性，甚至活动性很大，血栓内的回声强度可不均匀，有钙化时可有强回声。新鲜性血栓有时与血流不易区别。

【鉴别诊断】

活动性血栓需与左房黏液瘤鉴别，鉴别要点是：左房黏液瘤附着于房间隔上，左房血栓基底部宽，附在左房其他壁上居多。对左心耳的血栓，用经食管超声检查更易检出。

二、二尖瓣关闭不全

二尖瓣关闭不全（mitral incompetence，MI）主要有以下四种病因：①瓣叶病变所致二尖瓣关闭不全，如二尖瓣脱垂、二尖瓣连枷瓣、风湿性二尖瓣病变等；②瓣环病变，如感染性心内膜炎、老年性瓣膜退行性改变；③腱索病变，如感染造成的腱索断裂、先天性腱索过长；④乳头肌损害，如心肌梗死、心肌炎 。

【病理与临床】

二尖瓣关闭不全时，左房容量负荷增加，左房代偿性扩张，舒张期由左房流入左室的血液增多，左室容量负荷过重，导致左心衰竭。左心衰竭使左室舒张末压升高，左房压力进一步增高，导致肺淤血和肺动脉高压，最终导致右心室肥大和衰竭。

【超声诊断要点】

1. 二维超声心动图

（1）风湿性二尖瓣关闭不全者,二尖瓣增厚,回声增强,二尖瓣前后叶对合不良。

（2）非风湿性二尖瓣病变,二尖瓣连枷瓣的超声表现为瓣叶在瓣环附着处大幅度的挥鞭运动,又称连枷运动,舒张期瓣尖进入左室,收缩期返回左房。老年性瓣膜退行性改变表现为二尖瓣环处为强回声钙化斑,二尖瓣前后叶对合错位。

（3）左房及左室增大,左室壁及室间隔搏动增强。

2. 彩色血流显像　二尖瓣口收缩期从左室向左房方向的蓝色的反流,方向为垂直左房顶部或斜向左房侧壁(图 2-21A,彩图 2-8)。二尖瓣口收缩期反流信号是诊断二尖瓣关闭不全的可靠指标。

3. 频谱多普勒　于心尖四腔切面将取样容积置于二尖瓣口左房侧,可显示收缩期的反流,最大速度可达 5m/s 以上(图 2-21B,彩图 2-8)。

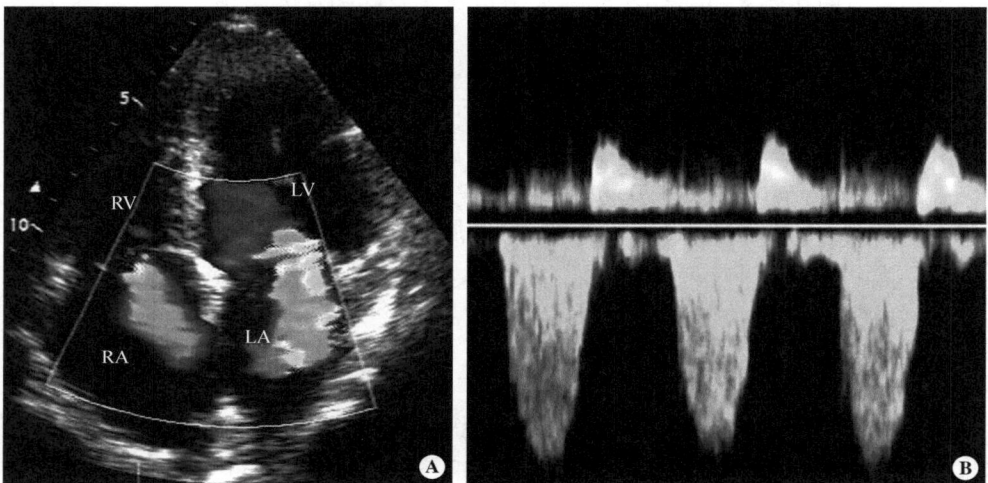

图 2-21　二尖瓣关闭不全

A:彩色血流显像,左房内见二尖瓣口蓝色为主的反流束,右房内见三尖瓣口蓝色为主的反流束;B:连续多普勒频谱

二尖瓣关闭不全需和二尖瓣生理性反流鉴别。后者一般反流束细小,并且血流峰值速度低,小于 2.0m/s,也不能引起左房左室扩大。

三、二尖瓣脱垂

二尖瓣脱垂(mitral valve prolapse,MVP)是由多种病因所致的综合征,主要特点是收缩期二尖瓣瓣体向左房内膨出,病变可累及一叶或两叶,以前叶多见。

【病理与临床】

二尖瓣及腱索黏液样变性、腱索延长或结缔组织病等原因可造成二尖瓣脱垂。轻度二尖瓣脱垂不伴有血流动力学改变,中度以上的二尖瓣脱垂,血液从左室反流至左房,左房左室容量负荷增加,左房压力增加,故左房左室增大,更导致二尖瓣环扩大,加重二尖瓣反流。

【超声诊断要点】

1. 二维超声心动图　常用扫查切面有左室长轴切面、二尖瓣水平左室短轴切面及心尖四腔切面。

（1）原发性二尖瓣脱垂,瓣叶增厚不明显,呈多层线状,活动度大,腱索松弛过长,瓣环扩张。继发性二尖瓣脱垂,除上述所见外,还显示二尖瓣结构的原有疾病,如风心病、冠心病等。

（2）二尖瓣前叶和（或）后叶收缩期瓣体向左房内膨出,超越瓣环连线＞3mm（图2-22A）。脱垂的前叶与主动脉后壁夹角、脱垂后叶与左房后壁夹角<90°。

（3）舒张期左房血液快速充盈,圆隆形突向左房的二尖瓣瓣叶迅速向前运动与室间隔碰撞,瓣叶出现随心动周期来回于左房、左室摆动的连枷运动。

（4）二尖瓣前后叶闭合点向后移位。

2. M 型超声心动图 二尖瓣曲线 CD 段于全收缩期,或收缩中晚期向左房凹陷,呈吊床样改变,低于 CD 连线＞3mm。脱垂瓣叶活动幅度大（图 2-22B）。

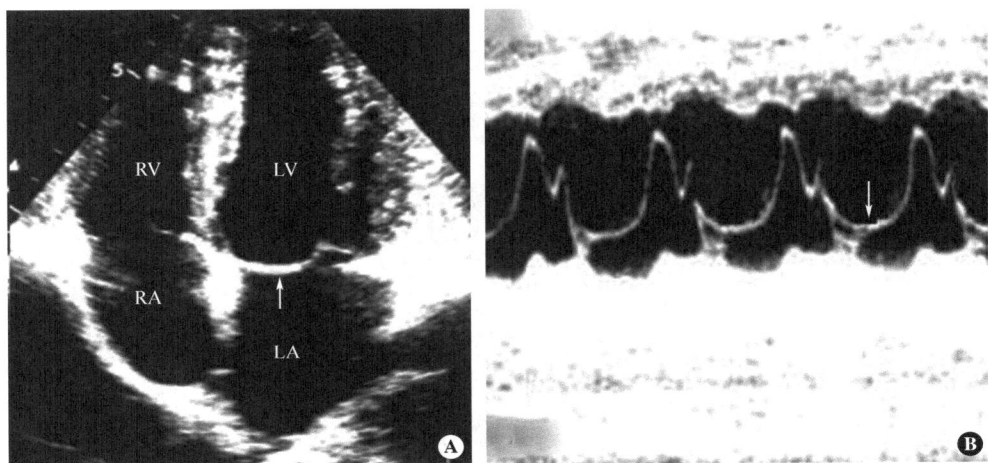

图 2-22 二尖瓣脱垂
A:二维超声心动图,↑示二尖瓣前叶脱垂;B:M 型超声心动图,↓示"吊床"样改变

3. 彩色血流显像 左房内见收缩期反流信号。前叶脱垂时二尖瓣反流朝向左房外侧壁,后叶脱垂时二尖瓣反流朝向房间隔。

4. 频谱多普勒 取样容积置于二尖瓣口左房侧,见收缩中、晚期或全收缩期宽带湍流频谱。

四、主动脉瓣狭窄

主动脉瓣狭窄（ aortic stenosis , AS）是由于多种原因引起的主动脉瓣疾病。先天性瓣膜发育异常如二叶瓣或四叶瓣、老年性瓣膜退行性改变、风湿性瓣膜病变等均可引起主动脉瓣狭窄。

【病理与临床】

主动脉瓣狭窄造成左心室射血阻力增加,左心室射血时间延长,舒张时间缩短,心肌灌注时间减少,导致左室肥厚,左室心肌缺血,产生心功能不全。主动脉瓣狭窄的典型临床表现有呼吸困难、运动时晕厥及心绞痛三大症状。

【超声诊断要点】

左室长轴切面、心底短轴切面、心尖五腔切面是主动脉瓣狭窄常用的扫查切面。

1. 二维与 M 型超声心动图

（1）先天性主动脉瓣狭窄可显示主动脉瓣无正常的三叶瓣，代之以回声增强的二叶瓣或四叶瓣，有的显示为单叶瓣，或异常增厚的三叶瓣；风湿性主动脉瓣狭窄可显示主动脉瓣明显增厚，回声增强（图 2-23A，彩图 12），同时可伴有二尖瓣增厚增强；老年性主动脉瓣狭窄主动脉瓣环钙化重，同时伴主动脉瓣叶钙化。

（2）于胸骨旁左室长轴切面，可测量主动脉瓣开放幅度小于 16mm。

（3）左室向心性肥厚，后期肌原性扩张。

2. 彩色血流显像　主动脉瓣口见收缩期五彩射流从左室流出道流向主动脉。主动脉瓣瓣口越小，通过瓣口的彩色射流束越细，甚至难于显示。

3. 频谱多普勒　于心尖五腔切面，取样容积置于主动脉瓣上，可检测到收缩期的射流束（图 2-23B，彩图 2-9），测定瓣口峰值流速及峰值压差，应用连续方程计算主动脉瓣口面积，瓣口面积<0.75cm^2 为重度狭窄。

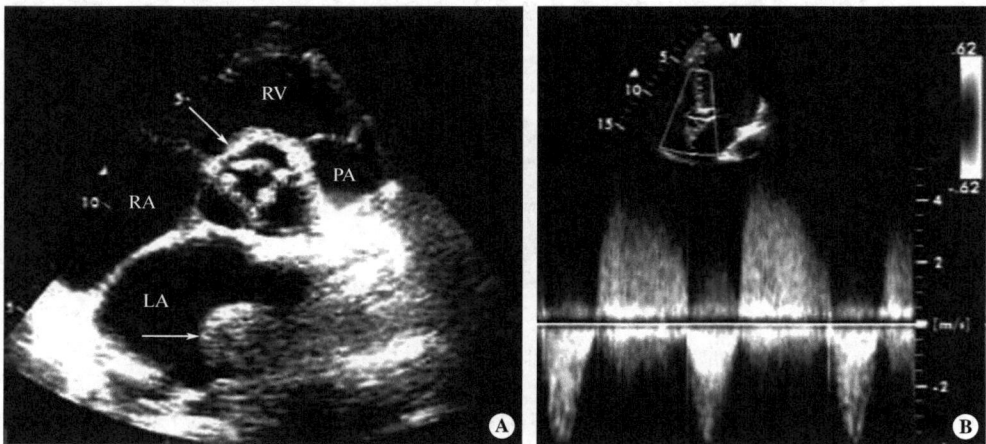

图 2-23　主动脉瓣狭窄

A：二维超声心动图，↓示增厚主动脉瓣，→左房内血栓；B：连续多普勒，基线下示收缩期射流及基线上示舒张期反流

主动脉瓣狭窄要与先天性主动脉瓣上、瓣下狭窄鉴别，当主动脉瓣上或瓣下出现膜状回声或瓣下漏斗状回声时左室射血受阻，产生射流。

五、主动脉瓣关闭不全

主动脉瓣关闭不全（aortic incompetence，AI）的病因有先天性主动脉瓣畸形或主动脉瓣脱垂、风湿性主动脉瓣病变、主动脉瓣老年性退行性改变、主动脉窦瘤样扩张等。

【病理与临床】

由于主动脉瓣反流，左室舒张末期容量增加，左室扩大，也可引起左室壁肥厚，心肌耗氧量增加。左室舒张末期容量增加，造成主动脉收缩压增加，舒张时间缩短，心肌灌注减少，心肌供氧减少，导致左心功能不全和衰竭。

【超声诊断要点】

1. 二维与 M 型超声心动图

（1）先天性主动脉瓣关闭不全可显示主动脉瓣无正常的三叶瓣,代之以数目或形态异常的主动脉瓣;风湿性主动脉瓣关闭不全可显示主动脉瓣明显增厚回声增强,同时可伴有二尖瓣增厚,回声增强;老年性主动脉瓣关闭不全与风湿性主动脉瓣狭窄回声相似;主动脉窦瘤样扩张显示主动脉窦部向外膨出,呈瘤样改变。

（2）主动脉瓣不能对合。

（3）由于主动脉瓣反流冲击二尖瓣,二尖瓣前叶或前后叶产生舒张期振动,对主动脉瓣反流有辅助诊断意义。

（4）左室扩大,主动脉瓣环轻度扩大。

2. 彩色血流显像　舒张期显示自主动脉瓣口流向左室流出道的反流血流,左室长轴切面为蓝色为主的五彩血流,心尖五腔切面为红色为主的五彩血流（图 2-24A,彩图 13）。

3. 频谱多普勒　从心尖五腔切面显示,取样容积置于主动脉瓣下左室流出道内,可检测到舒张期正向的湍流频谱。频谱幅度高,上升肢陡直,下降肢斜率大,因此略呈梯形,频谱增宽,内部充填（图 2-24B,彩图 2-10）。

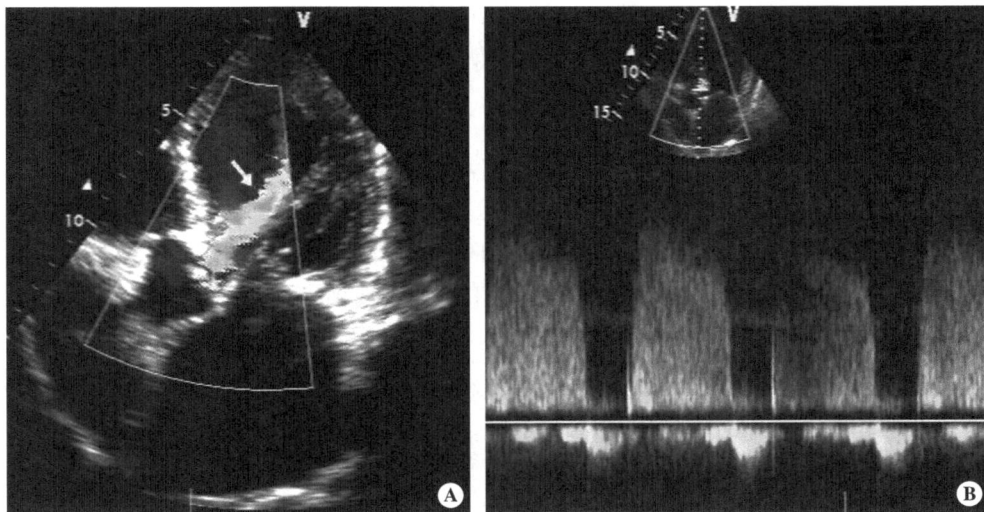

图 2-24　主动脉瓣关闭不全

A:彩色血流显像,↓示主动脉瓣口红色为主的反流束;B:连续多普勒示基线上湍流频谱

六、三尖瓣狭窄

三尖瓣狭窄(tricuspid stenosis,TS) 较少见,主要是因风湿感染所致。先天性病变少见。常伴有三尖瓣关闭不全、二尖瓣病变及主动脉瓣病变。

【病理与临床】

三尖瓣狭窄右房内血流进入右室受阻,右房增大,体循环淤血,临床上出现颈静脉搏动,肝脾肿大,严重者出现腹水。正常三尖瓣口面积 $6\sim8cm^2$,三尖瓣瓣口面积$<2.0~cm^2$,平均压差$>2mmHg$,即诊断三尖瓣狭窄。

【超声诊断要点】

1. 二维与 M 型超声心动图

（1）风湿性三尖瓣狭窄，三尖瓣瓣叶增厚，交界处粘连，开放受限，面积减小。可能同时伴有二尖瓣和主动脉瓣的改变。三尖瓣狭窄显示的最佳切面是心尖四腔切面。

（2）右房增大，腔静脉增宽。

（3）M 型超声心动图显示三尖瓣增厚，回声增强，EF 斜率减慢，三尖瓣同向运动。

2. 彩色血流显像　三尖瓣口舒张期红色为主的射流束，射流束的色彩随呼吸运动而有变化，吸气时，射流束彩色亮度大，射流束中央易出现蓝色斑点，呼气时，射流束彩色亮度小，中央的蓝色斑点消失。

3. 频谱多普勒　三尖瓣口舒张期血流峰值速度增加，一般三尖瓣狭窄的峰值速度比二尖瓣狭窄的峰值速度低。

4. 定量诊断　因三尖瓣口面积显示困难，故定量诊断主要依据频谱多普勒的峰值血流速度（Vp），但标准尚不统一。轻度狭窄：Vp≥1.0m/s；中度狭窄：Vp：1.3～1.7m/s；重度狭窄：Vp>1.7m/s。

【鉴别诊断】

诊断三尖瓣狭窄需除外三尖瓣口血流量增加的一些疾病，如房间隔缺损、肺静脉异位引流入右房及三尖瓣反流等，后者的共同之处为，除三尖瓣口峰值速度增高之外，右室流出道的速度亦增高。

七、三尖瓣关闭不全

三尖瓣关闭不全（tricuspid incompetence，TI）又称**三尖瓣反流**（tricuspid regurgitation，TR），较常见，部分因右室扩大或三尖瓣环扩张、右室收缩压增高、右心功能衰竭所致。

【病理与临床】

三尖瓣关闭不全的血流动力学改变为右室容量负荷过重，右房右室增大，体循环淤血。临床上表现颈静脉扩张、肝脾肿大、腹水和水肿。

【超声诊断要点】

1. 二维与 M 型超声心动图

（1）功能性三尖瓣反流时，右房右室可增大，三尖瓣环增宽。

（2）病理性三尖瓣反流时，显示产生的原发疾病图像。先天性心脏病变引起三尖瓣受累患者，可显示原发心脏畸形及三尖瓣口处对合不全，如埃勃斯坦畸形患者三尖瓣隔叶或后叶位置偏低，前叶过长，收缩期三尖瓣对合不良。风湿性三尖瓣反流者，三尖瓣增厚，瓣叶粘连，开放受限，关闭对合不良。右室梗死者右室增大，局部室壁变薄，矛盾运动，累及三尖瓣乳头肌，造成对合不良。

2. 彩色血流显像　收缩期于右房内见以蓝色为主的反流，重症三尖瓣反流者，腔静脉内见逆向血流。

3. 频谱多普勒

（1）于右房内检出收缩期反流，峰值速度可>4m/s。

（2）重症三尖瓣反流者，腔静脉及肝静脉出现逆向血流频谱。

八、肺动脉瓣狭窄

肺动脉瓣狭窄(pulmonary stenosis，PS) 以先天性常见,风湿性极少见。

【病理与临床】

先天性肺动脉瓣狭窄是肺动脉瓣三个半月瓣相互融合,形成一个圆顶形纤维隔膜,中间为一个小孔,导致狭窄。肺动脉瓣狭窄导致右室压升高,右室肥厚,右房压增高。

【超声诊断要点】

1. 二维与 M 型超声心动图

(1)肺动脉瓣增厚,回声增强,开放受限。先天性发育不全患者,肺动脉瓣小或变形,瓣叶开放时呈圆顶形。

(2)肺动脉根部内径正常或缩窄,肺动脉瓣上扩张。

(3)右室壁增厚,右室腔正常或增大。

(4)肺动脉瓣 M 型曲线显示肺动脉瓣狭窄的特征表现,即 a 波加深,瓣叶开放时间提前并延长。

2. 彩色血流显像　肺动脉瓣口见收缩期五彩镶嵌的射流束。狭窄程度越重,通过肺动脉瓣的射流束越细,在肺动脉瓣上的射流面积越大。

3. 频谱多普勒　右室流出道内取样后,显示为收缩期峰值后移的高速频谱,上升肢缓慢,下降肢较快。肺动脉瓣口取样,显示为收缩期高速射流频谱,峰值后移。肺动脉瓣上取样,显示为收缩期高速射流频谱,并收缩中晚期涡流频谱。肺动脉瓣狭窄的程度可以通过测量肺动脉瓣口的峰值压差、平均压差结合二维超声心动图判断。

九、肺动脉瓣关闭不全

肺动脉瓣关闭不全(pulmonary incompetence，PI) 大部分是肺动脉高压和肺动脉扩张引起的,如风湿性二尖瓣病变、肺心病等。少数病因包括感染性心内膜炎、法洛四联征、肺动脉瓣狭窄、类癌综合征等。

【病理与临床】

肺动脉瓣关闭不全,右室舒张期同时接受来自三尖瓣口的正常充盈血液和肺动脉瓣的反流,造成右室负荷增加,在肺动脉高压基础上进一步加重右室的扩张和肥厚。

【超声诊断要点】

1. 二维及 M 型超声心动图

(1)二维超声心动图显示肺动脉瓣舒张期瓣叶对合时有裂隙,正常的 Y 型关闭线消失。

(2)右室腔正常或增大。

(3)M 型超声心动图显示肺动脉瓣舒张期扑动,三尖瓣舒张期震颤。

2. 彩色血流显像　右室流出道肺动脉瓣下见舒张期反流,反流程度越重,面积越大,反流量越大。

3. 频谱多普勒　肺动脉瓣口舒张期见一束湍流信号,多数患者湍流持续整个舒张期。

肺动脉瓣反流的测量意义在于估测肺动脉的舒张压。先测出肺动脉瓣反流峰值速度，计算肺动脉瓣最大反流压差（ΔP），根据公式 ΔP＝PADP－RVDP，故 PADP＝ΔP＋RVDP＝ΔP＋RAP（右室舒张末压等于右房压，PADP 为肺动脉瓣舒张压，RVDP 为右室舒张末压，RAP 为右房压）。

此外，利用肺动脉瓣反流计算肺动脉瓣收缩压。根据公式 PAMP＝1/3（PASP－2PADP），则 PASP＝3PAMP＋2PADP＝3PAMP＋2ΔP＋2RAP（PAMP 为肺动脉瓣反流平均压差，PASP 为肺动脉收缩压）。

十、人工瓣膜功能的评价

（一）人工瓣膜的种类

根据人工瓣膜的材料不同，分为生物瓣和机械瓣两大类。生物瓣是以金属合金为支架，支架外包被涤纶纺织物，把应用不同浓度的戊二醛处理后的生物组织制成的瓣膜镶在支架上。生物瓣主要以猪主动脉瓣和牛心包作为瓣膜材料，其中以猪主动脉瓣最为常用，牛心包瓣的血流动力学性能优于猪主动脉瓣。机械瓣是用非生物性材料制成的人工瓣，根据结构和形状不同，分为笼球瓣、笼碟瓣、侧倾碟瓣（又称斜碟瓣）和双叶瓣。根据通过瓣膜的血流方向特点，可将机械瓣分为周围血流型、半中心血流型和中心血流型。血流动力学性能以中心血流型为最佳。笼球瓣和笼碟瓣是周围血流型，斜碟瓣是半中心血流型，双叶瓣是中心血流型（图2-25）。生物瓣血流较接近人自然心脏瓣膜，反流发生率低，但易形成血栓，易变性、撕裂或钙化，寿命短。机械瓣反流发生率高，但不易形成血栓，不易变性、撕裂或钙化，寿命相对较长。

（二）人工瓣膜的血流动力学主要参数

1. 主动脉瓣位人工瓣膜的血流动力学主要参数及正常值

（1）瓣口血流峰值速度（Vp），正常值：<3m/s。

（2）瓣口血流平均速度（Vm）。

（3）峰值跨瓣压差（peak transprosthetic pressure gradients，PPG），正常值 PPG：<50mmHg（6.67kPa）。

（4）平均跨瓣压差（mean transprosthetic pressure gradients，MPG），正常值 MPG：<30mmHg（4.0kPa）。

应用多普勒技术估测人工瓣口跨瓣压差易高估，因为与心导管检测比较，测量的位置不完全相同，另外，斜碟瓣与双叶瓣在瓣架内旋转或侧倾运动时引起局部血流速度升高。

（5）有效瓣口面积（effective valval orifices area，EOA），应用连续方程原理计算，$A_2 = A_1 \cdot v_1/v_2$，A_1、v_1 分别为左室流出道的横截面积和最大血流速度，A_2、v_2 分别为人工瓣的有效瓣口面积和最大血流速度。不同型号的人工瓣膜的有效瓣口面积不同，人工瓣膜瓣环的直径越大，瓣口面积越大，如瓣环直径 23mm，瓣口面积 1.46±0.26 cm²；瓣环直径 25mm，瓣口面积 1.71±0.24 cm²；瓣环直径 27mm，瓣口面积 2.21±0.26 cm²；瓣环直径 29mm，瓣口面积 2.53±0.35 cm²。

（6）功能性反流的发生率。

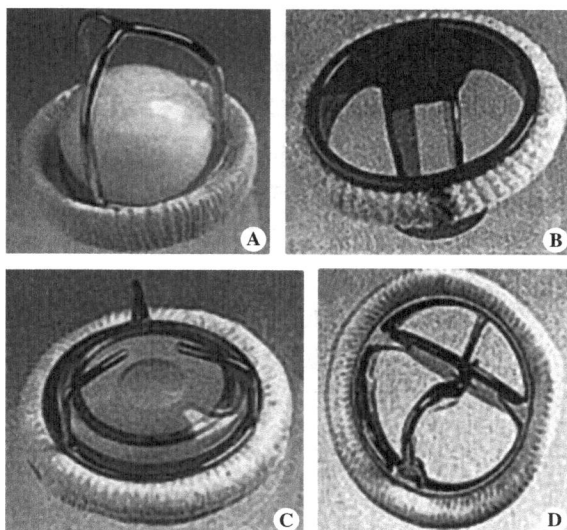

图 2-25 人工机械瓣类型
A:笼球瓣;B:双叶瓣;C:笼碟瓣;D:侧倾碟瓣

（7）性能指数(performance index，PI)：指功能性瓣口面积与设计瓣口面积的比值，正常值 PI:0.35±0.08。

（8）透过指数(permeability index，PMI)：指主动脉瓣下血流速度与主动脉瓣口速度的比值，或速度积分的比值，正常值 PMI:0.41±0.09。

2.房室瓣位人工瓣膜的血流动力学主要参数及正常值 以二尖瓣位人工瓣膜为参考，三尖瓣位人工瓣膜的速度及压差略减小。

（1）瓣口血流峰值速度(Vp)，正常值 Vp:1.2~2.0 m/s，平均值 1.6 m/s。

（2）峰值跨瓣压差(PPG)，正常值 PPG:5~19 mmHg(0.7~2.5kPa)。

（3）平均跨瓣压差(MPG)，正常值 MPG:2~7 mmHg(0.27~0.9kPa)。

（4）**压差减半时间(pressure half-time，PHT)**，正常值 PHT：60 ~130ms。

（5）**瓣口面积(mitral valval orifice area，MVA)**，根据公式 MVA=220/PHT，人工二尖瓣口面积正常值 MVA:1.7~4.0cm²，平均值2.2 cm²。

（6）瓣口面积指数百分率(% area index)：指瓣口面积与瓣口面积指数的比值，正常值% area index:<75%。

（三）人工瓣膜功能评价

1.正常功能 Vp、PPG、MPG、PHT 等主要参数不高，EOA、MVA 不小，表示人工瓣膜正常。

2.功能性反流 生物瓣的功能性反流位于瓣口中央;斜碟瓣的反流是多束的，主要位于瓣口中央,少数位于瓣周;双叶瓣的反流位于瓣口中央及瓣周,无法根据反流位置区分功能性反流或病理性反流。

3. 人工瓣异常

（1）人工瓣狭窄：Vp、PPG、MPG 增大，EOA、MVA 减小，结合二维超声心动图表现，如主动脉根部及升主动脉增宽，左室肥厚，诊断为人工瓣狭窄。

（2）人工瓣反流：生物瓣的瓣膜增厚、粘连、钙化、穿孔、脱垂、赘生物等，可引起病理性反流，机械瓣的血栓或肉芽组织、瓣环开裂、移位、瓣片脱位、错位，也可引起病理性反流。对功能性反流与病理性反流的鉴别主要根据反流的面积、长度、宽度、心腔大小、心功能改变等指标，生物瓣及斜碟瓣的功能性反流主要在瓣口中央，如出现明显的瓣周漏，属病理性反流。

（3）人工瓣血栓：人工瓣术后易形成血栓，引起脑栓塞，应用经颅多普勒检查进行检测。因此，人工瓣术后随诊，脑栓塞是一项重要内容。

（4）人工瓣心内膜炎：人工瓣术后，赘生物形成引起生物瓣撕裂、穿孔、连枷瓣及瓣周脓肿经 TEE 检查可诊断。

（高　林）

第六节　心　肌　病

传统的**心肌病**（**cardiomyopathy**）是指除外冠状动脉粥样硬化性心脏病、高血压性心脏病、肺源性心脏病、心瓣膜病、先天性心脏病和心包疾病等，以心肌病变为主要表现的一组心脏疾病。2006 年美国心脏病学会将心肌病定义为：由各种病因（主要是遗传因素）引起的一组非均质的心肌疾病；包括心脏的机械活动异常和（或）电活动的异常；通常表现为心室不适当肥厚或扩张；可单独局限于心脏，也可是全身疾病的一部分；最终导致心源性死亡或进行性心力衰竭。新的心肌病分类方法按照疾病累及的器官不同分为原发性心肌病和继发性心肌病。

原发性心肌病指病变仅局限于心肌疾病，种类较少，根据遗传因素占致病原因的程度分为 3 类：

1. 遗传性心肌病　主要致病原因是遗传因素，包括肥厚型心肌病、左室心肌致密化不全、原发心肌糖原贮积症、致心律失常性右室心肌病/发育不全、心脏传导系统缺陷、线粒体疾病和离子通道病。

2. 混合性心肌病　主要由非遗传因素引起，少数与遗传有关，包括扩张型心肌病和限制型心肌病。

3. 获得性心肌病　包括炎症反应性心肌病、围生期心肌病、酒精性心肌病、应激性心肌病以及心动过速心肌病等。

继发性心肌病指心肌病变是全身多器官疾病的一部分，这些疾病主要包括：营养缺乏性疾病、自身免疫性疾病、内分泌疾病、胶原病、神经肌肉疾病、电介质平衡紊乱、蓄积性疾病、中毒性疾病等。

一、扩张型心肌病

扩张型心肌病（**dilated cardiomyopathy**，DCM）是原发性心肌病最常见的类型，以左心室或双侧心室腔扩大及收缩功能减低为特征。由于收缩功能受损,出现进行性加重的充血性心力衰竭。多见于中青年,以男性居多。

【病理与临床】

扩张型心肌病病因尚不明,多数学者认为与柯萨奇病毒、Echo 病毒等感染有关,部分患者与自身免疫有关。扩张型心肌病心脏重量增加,常超过正常人 50% ~ 100% 以上。各腔室明显扩张、心室壁可增厚,瓣膜无器质性病变。镜下见心肌细胞不均匀性肥大、变性、坏死,心肌间质纤维化。上述病理改变引起心腔明显扩大,心肌收缩无力和心排血量减少,出现充血性心力衰竭,使心腔内血流速度减慢,心腔内血液淤滞导致血栓形成。早期患者可无明显症状,随病情进展逐渐出现疲劳、乏力、心悸、气短、呼吸困难及多种心律失常,心前区可闻及二尖瓣或三尖瓣关闭不全的收缩期杂音及舒张期奔马律;晚期出现肝肿大、体静脉、肺静脉淤血等心力衰竭的表现。

【超声诊断要点】

1. 二维超声心动图

(1) 心腔的改变:左心房、左心室、右心房、右心室均有不同程度扩大,以左心室扩大为著,左室短轴切面呈球形扩大(图 2-26A)。舒张期和收缩期心室内径与容积均明显增大。

(2) 心室壁的改变:厚度多在正常范围内。因心肌纤维化,室壁回声可稍增强。多切面扫查可见室壁运动呈弥漫性减弱,收缩期增厚率降低(<30%)。

(3) 瓣膜的改变:心排血量降低使心室收缩末期容积增加,舒张期心房内血液回流障碍,造成二尖瓣活动幅度减低,开放时间缩短,与扩大的心腔形成"大心腔小瓣口"的特征性表现。另外,心室腔扩大,瓣环被动扩张,引起二尖瓣、三尖瓣相对关闭不全。但瓣叶本身无病理改变。心排血量减少,主动脉瓣开放幅度减低。

(4) 大血管的改变:左室长轴切面及大动脉短轴切面可见主动脉内径正常或相对变窄,主动脉壁搏动减低;左心房压力升高,导致肺循环压力升高,主肺动脉增宽。

(5) 附壁血栓:多见于心尖部。

(6) 合并严重心力衰竭时可出现少量心包积液。

2. M 型超声心动图

(1) 心室腔扩大。左室舒张末期、收缩末期内径均增大。

(2) 室壁运动幅度减弱,收缩期增厚率、短轴缩短率及射血分数明显减低。

(3) 二尖瓣活动曲线呈较小的单菱形或双菱形"钻石状"改变(图 2-26B)。左心室流出道增宽,舒张早期**二尖瓣前叶开放顶点至室间隔距离(E point septal separation**,EPSS)增大(>10mm)。

(4) 主动脉内径正常或相对变窄。

3. 多普勒超声心动图

(1) 频谱多普勒检测:各瓣口正向血流速度减低。

(2) CDFI 检测:因心腔扩大,瓣环被动牵拉扩张,多数患者存在收缩期房室瓣反流,但反流束一般较窄,血流色彩暗淡,分布较局限。

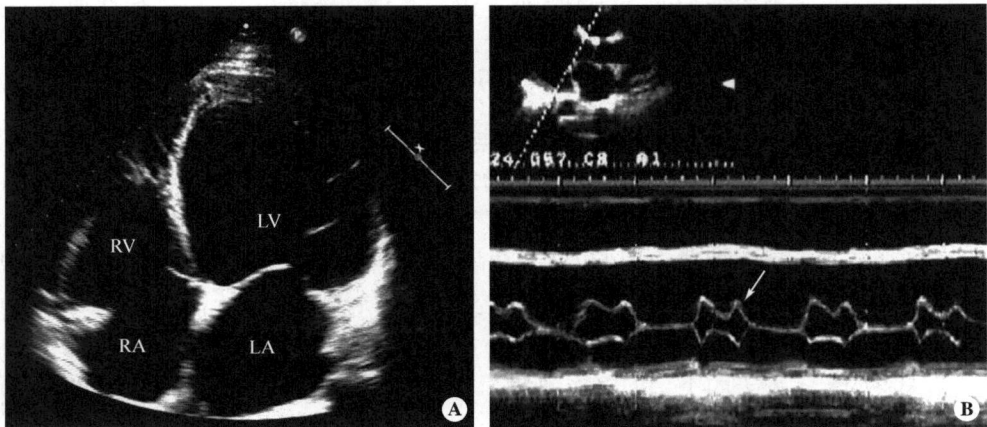

图 2-26　扩张型心肌病

A:扩张型心肌病二维超声心动图;B:扩张型心肌病 M 型超声心动图,二尖瓣呈"钻石"样

图 B"↓"示二尖瓣活动幅度减小,呈"大心腔小瓣口"

4. 心功能的变化

（1）心室舒张功能改变:病变早期,二尖瓣口血流频谱多普勒检测 A 峰增高,E 峰减低,E/A<1;随着病情进一步发展,心室舒张压增高,E/A 比值呈"假性正常化";舒张压进一步增高时,E 峰明显增高,A 峰减低或消失,E/A 比值>2。

（2）心室收缩功能改变:应用 M 型或二维 simpson 法测量左室收缩功能,左室短轴缩短率(FS)、左室射血分数(LVEF)、每搏量(SV)、心脏指数(CI)均减低。

研究表明:二尖瓣舒张期 E 峰减速时间、三尖瓣反流速度对患者预后判断有重要意义。E 峰减速时间缩短、三尖瓣反流速度高者,发生心力衰竭或死亡的比率较高。

5. 组织多普勒超声心动图　组织多普勒超声心动图显示,心肌、心内外膜和二尖瓣环的舒缩运动明显低于正常人,内膜下心肌收缩期和舒张早期峰值速度明显低于正常人。

【鉴别诊断】

1. 冠心病合并心衰　多见于中老年人,冠心病以节段性室壁运动异常为特点,表现为病变部位心肌变薄,运动减弱、消失或呈矛盾运动,非病变部位心肌运动正常或代偿性增强,回声增强,分布不均匀。冠状动脉管壁回声增强或出现钙化斑。

2. 心肌致密化不全(noncompaction of ventricular myocardium,NVM) 心肌致密化不全表现为:①心腔内多发性过度隆突的肌小梁和深陷其间的隐窝,形成网状结构。②好发于近心尖部 1/3 室壁节段,可波及室壁中段、后外侧游离壁,一般不累及室壁基底段。③病变区域内层非致密化心肌疏松增厚,呈"海绵状",外层致密的心肌明显变薄,呈中低回声。非致密心肌与致密心肌厚度比大于 2.0。④彩色多普勒可探及隐窝间隙与心腔之间有低速血流相通。⑤左室造影:舒张期病变区域心内膜边界不清,呈羽毛状;收缩期可见造影剂残留在隐窝内。

3. 瓣膜病变引起重度瓣膜关闭不全　二维超声心动图显示瓣膜的改变,如:增厚、钙化、脱垂、腱索断裂等,CDFI 显示瓣膜重度反流。而心肌病患者瓣叶本身无形态学改变,反流多为轻、中度。

二、肥厚型心肌病

肥厚型心肌病(hypertrophic cardiomyopathy,HCM)是以心肌非均匀性肥厚、心室腔变小为特征的心肌疾病。根据肥厚部位,可分为非对称性肥厚型、对称性肥厚型和特殊部位肥厚型等类型。根据血流动力学的特点,可分为肥厚型梗阻性心肌病(伴左室流出道梗阻)和肥厚型非梗阻性心肌病(不伴左室流出道梗阻)。

【病理与临床】

目前认为本病与遗传有关,约1/3病例有家族史,为常染色体显性遗传性疾病。病变心脏增大,重量增加,心室肌肥厚,肥厚的心肌(尤其是室间隔)突向左心室使左心室腔缩小。光镜下见心肌细胞弥漫性重度肥大,排列紊乱,间质纤维化。上述改变导致心室壁僵硬,心室顺应性降低,心室舒张功能减低,左房血液回流受阻,心房继发性扩张。非梗阻性心肌病患者可无临床症状;梗阻性心肌病患者可出现胸闷、心悸、活动后头晕、晕厥甚至猝死。

【超声诊断要点】

1. 二维超声心动图

(1) 心室壁的改变:①非对称性肥厚型心肌病以室间隔肥厚为主,室间隔与左心室后壁厚度之比大于1.3~1.5。左室长轴切面及四腔心切面见室间隔呈纺锤状或瘤样增厚,以中上部最为显著,并呈局限性膨向左室流出道,致左心室流出道梗阻或不全梗阻,非病变部位心肌厚度正常或略增厚。②肥厚的心肌回声增强,分布不均匀,呈棉絮状、毛玻璃样改变。③病变心肌搏动幅度明显减低,收缩期增厚率减低。④心尖肥厚型心肌病,心室壁近心尖处心肌肥厚,呈"黑桃A"样改变。(图2-27)

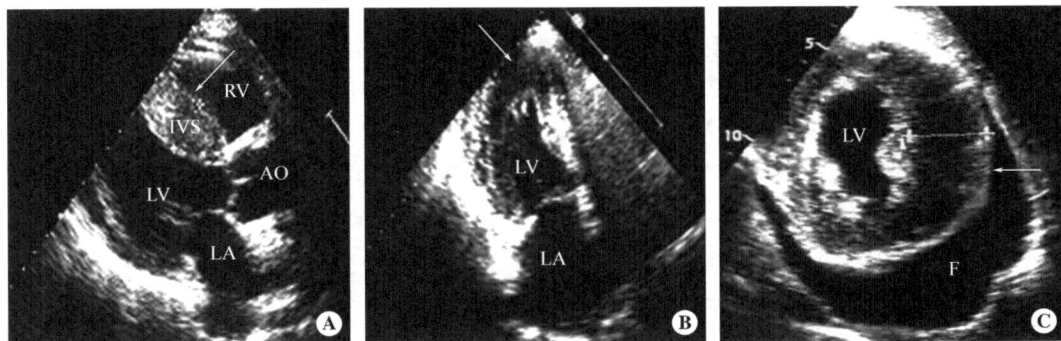

图 2-27　非对称性肥厚型心肌病

A:左室长轴切面图↑示室间隔肥厚;B:左室两腔心切面图↑示心尖肥厚;C:左室短轴切面图↑示左室外侧壁肥厚,F:心包积液

(2) 腔室的改变:①左房出现继发性扩张。②左室大小正常或变小,失代偿期左室可扩大;伴有梗阻者出现左室流出道狭窄。③心尖肥厚型心肌病,心尖部心室腔缩小,收缩期心尖部心室腔几乎完全闭塞。

2. M 型超声心动图

(1) 心室壁的改变:室间隔及左室后壁增厚,收缩期增厚率减低。

（2）腔室的改变：左心房扩大。左心室内径正常或偏小。伴有梗阻者，左心室流出道变窄，内径（舒张晚期二尖瓣前叶与室间隔之间的距离）<20mm。

（3）瓣膜的改变：①二尖瓣伴有梗阻者，流出道血流速度增快形成负压，导致二尖瓣前叶收缩期向前运动，CD 段呈弓背样抬向室间隔，称为 **SAM（systolic anterior motion）** 征（图 2-28）。根据严重程度，SAM 征分为三级：Ⅰ级，收缩期二尖瓣前叶及其腱索前向运动，但未触及室间隔；Ⅱ级，二尖瓣前叶及其腱索收缩期瞬间触及室间隔；Ⅲ级，二尖瓣前叶及其腱索整个收缩期均触及室间隔。②伴有梗阻者，主动脉瓣出现收缩中期关闭，右冠瓣呈"M"型改变，并伴有收缩期扑动或震颤。

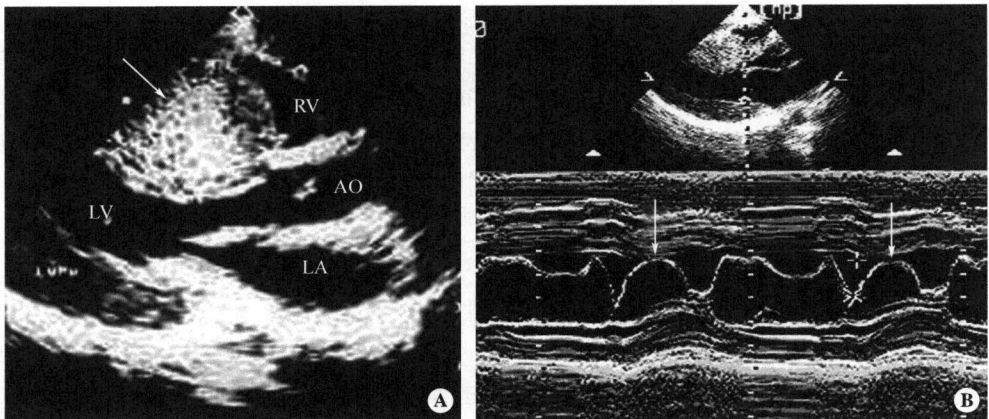

图 2-28　梗阻性肥厚型心肌病
A：左室长轴切面图↓示室间隔肥厚；B：M 型超声心动图↓示 SAM 征

3. 多普勒超声心动图

（1）频谱多普勒：伴有梗阻者左室流出道收缩期血流速度增快，频谱峰值后移，呈倒置的"匕首"样单峰充填形态，压力阶差≥30mmHg。主动脉瓣血流频谱收缩中期流速减低，呈双峰。二尖瓣血流频谱呈舒张功能减退改变。

（2）彩色多普勒：左室流出道内可见收缩期以蓝色为主的五彩镶嵌射流束。左心房内可见收缩期源自二尖瓣口的反流束，反流束多偏向外侧后方。

4. 心功能改变

（1）心室舒张功能改变：二尖瓣口峰值流速 E 峰正常或减低，A 峰增高，E/A<1，E 峰减速时间延长。

（2）心室收缩功能改变：早期左室射血分数一般不受影响或较正常值为高，晚期出现收缩功能减低。

5. 组织多普勒超声心动图　组织多普勒超声心动图显示病变部位心肌舒张期与左室整体运动不同步，出现快速充盈延迟。心房收缩期的 A′峰升高，高于快速充盈期的 E′峰。心内膜与心外膜速度阶差明显降低。

【鉴别诊断】

1. 高血压性心肌病　有明确的高血压病史，室间隔与左室后壁多呈均匀性增厚，舒张期室间隔与左室后壁厚度之比<1.3。增厚的心肌回声较均匀。代偿期室间隔与左室壁运动幅度常增强。左室流出道血流速度不增快。

2. 主动脉瓣下狭窄　多切面扫查可见主动脉瓣瓣下异常隔膜样回声或异常肌束。

3. 主动脉瓣狭窄　见于先天性主动脉瓣畸形、风湿性心瓣膜病变及老年性退行性病变等。二维超声心动图显示主动脉瓣瓣叶回声增强、增厚、变形，开放受限，瓣口面积变小；CDFI 显示，收缩期主动脉瓣瓣上见五彩镶嵌的血流束，而左室流出道流速无明显增快。左室呈对称性增厚，其增厚程度与瓣口狭窄程度成正比。

第七节　心内膜炎

心内膜炎分为感染性心内膜炎和非感染性心内膜炎两种。

一、感染性心内膜炎

感染性心内膜炎(infective endocarditis,IE)是由于致病微生物经血液循环直接侵袭心内膜，尤其心脏瓣膜，引起心内膜、心脏瓣膜及大动脉内膜的炎性病变，传统上称细菌性心内膜炎。

【病理与临床】

感染性心内膜炎的病原微生物包括细菌、真菌、衣原体、立克次体等。病变主要累及二尖瓣和主动脉瓣，形成一个或多个菜花样或息肉状的疣状赘生物，赘生物大小不一，形态不规则，呈灰黄色，质脆，易脱落。重者可致瓣膜溃疡、穿孔、腱索断裂等。光镜下见赘生物由血小板、纤维素、中性粒细胞、坏死组织包裹细菌团组成。瓣膜狭窄引起的高速射流，瓣膜关闭不全引起的反流等均可导致心内膜及动脉内膜损伤，胶原暴露导致血小板、纤维素等凝血物质聚集和病原微生物侵入形成赘生物。多数赘生物结构松散，易受血流冲击而发生脱落，造成多器官栓塞。

临床主要症状包括发热、畏寒、乏力、多汗、全身酸痛、贫血等。赘生物脱落形成栓塞时出现各种器官栓塞的症状和体征。随病情进展可出现心功能不全的表现。心脏听诊杂音多变。

【超声诊断要点】

超声心动图检出赘生物的敏感性和特异性均较高。

1. 赘生物形态、大小　二维超声心动图示赘生物呈团块状、条带状毛绒样或蓬草状回声，形态极不规则，表面不光滑，直径可由 2~3mm 至 1~2cm 甚至更大。M 型超声心动图：瓣叶运动曲线可见异常回声附着，瓣叶可出现震颤。主动脉瓣赘生物于舒张期左心室流出道内可见赘生物异常回声。赘生物的回声强度，以心肌的回声强度作为参照，共分四度，Ⅰ度为赘生物完全钙化，呈强回声；Ⅱ度为赘生物部分钙化；Ⅲ度为赘生物的回声强度高于心肌而弱于钙化，呈中强回声；Ⅳ度为赘生物的强度等于心肌，呈弱回声。常见的赘生物大部分呈低回声或中等强度回声(图 2-29)。

2. 赘生物部位　可以发生在心脏的不同部位，如心脏瓣膜、腱索及乳头肌，右室流出道，肺动脉壁，人工心脏瓣膜置换后，以及室间隔缺损的边缘或术后残余分流处等，但以二尖瓣、主动脉瓣最常见。

3. 赘生物的数目与范围　赘生物的范围分为四度，Ⅰ度为单个赘生物；Ⅱ度为单个瓣叶的多个赘生物；Ⅲ度为多个瓣叶的多个赘生物；Ⅳ度为赘生物累及瓣外结构。

4. 赘生物的活动度　一般分为四度，Ⅰ度为赘生物固定，无可见的独立活动；Ⅱ度为赘

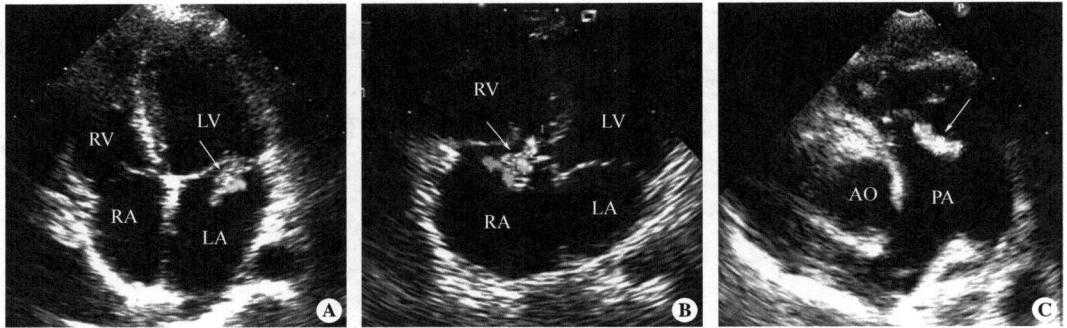

图 2-29　感染性心内膜炎

A：↓示二尖瓣赘生物；B：↓示三尖瓣赘生物；C：↓示肺动脉瓣赘生物

生物的基底部固定,宽度大于长度,边缘活动;Ⅲ度为带蒂的赘生物,长度大于宽度,活动度较大,整个心动周期中赘生物都位于同一侧心腔内;Ⅳ度为脱垂的赘生物,活动度大,在心动周期的一段时间内越过瓣叶的闭合平面,随心动周期往返于腔室之间。

5. 间接征象　由于赘生物的存在和瓣膜受损常引起瓣膜关闭不全。Doppler 超声心动图显示主动脉瓣赘生物于舒张期左心室流出道内可见源自主动脉瓣的五彩反流束,二尖瓣赘生物于收缩期左房内可见源自二尖瓣的五彩反流束。

6. 经食管超声心动图　可清晰显示赘生物的大小、形态、附着部位、活动范围,较常规经胸超声心动图更易发现微小赘生物。同时,还能检出经胸超声心动图未发现的并发症,如腱索部分断裂、小的瓣环脓肿等。

感染性心内膜炎常见的并发症包括瓣叶脱垂、穿孔、腱索断裂、脓肿,瓣环脓肿等。病变累及腱索,引起腱索部分断裂时,可造成瓣叶脱垂;若腱索完全断裂,可造成瓣叶连枷样运动。病变侵蚀瓣膜形成溃疡,引起穿孔,二维超声心动图显示瓣叶回声中断,Doppler 超声心动图可显示经过此裂隙的反流束。若感染未得到及时控制,可导致脓肿形成,如瓣膜脓肿、瓣环脓肿、乳头肌脓肿、心肌脓肿等,超声心动图显示为一边界清晰的无回声区。

【鉴别诊断】

1. 心脏瓣膜病　见于风湿性瓣膜病或老年退行性瓣膜病,瓣膜回声增强、增厚、活动僵硬,引起瓣口狭窄或者瓣膜关闭不全。感染性心内膜炎赘生物附着在瓣叶上,随瓣膜启闭而活动。赘生物回声早期相对较低,陈旧性赘生物通常伴有钙化,回声不同程度增强。

2. 非感染性腱索断裂或瓣膜脱垂　心肌梗死、瓣膜黏液样变性等均可引起腱索断裂。腱索部分断裂引起瓣膜脱垂,超声心动图显示瓣尖或瓣体的一部分位于关闭线下方。腱索完全断裂时,超声心动图显示断裂的游离腱索及瓣叶的连枷样运动。

3. 心脏内血栓、肿瘤　血栓多发生于心腔内壁容易形成涡流或心内膜受损的部位,患者多有风湿性心脏病、扩张性心肌病、心肌梗死等原发病变。心腔内肿瘤以心房黏液瘤最常见,肿瘤多附着在房间隔上,呈团块状回声,内部回声不均匀,中等强度,常伴有蒂,活动度较大。原发于瓣膜上的小肿瘤通常为单发,形态较规则,而赘生物多不规则,且有明确的感染病史。

二、非感染性心内膜炎

非感染性心内膜炎，又称为非感染性血栓性心内膜炎，由于创伤、血管炎、循环中免疫复合物、局部血液涡流等反应，而使心瓣膜及心内膜上形成血栓。血栓主要成分为血小板和纤维素，通常为无蒂小疣状结节，直径 3～4mm。发生部位与感染性心内膜炎相似。在菌血症持续存在的情况下，部分非感染性心内膜炎可转变为感染性心内膜炎。

第八节　冠状动脉粥样硬化性心脏病

因冠状动脉器质性或功能性管腔狭窄或阻塞导致心肌缺血、缺氧而引起的心脏病，统称为冠状动脉性心脏病，简称**冠心病**（coronary artery disease），亦称**缺血性心脏病**（ischemic heart disease），其中大部分为冠状动脉粥样硬化所致，特称为**冠状动脉粥样硬化性心脏病**（coronary artery atherosclerotic heart disease）。

【病理与临床】

冠状动脉和心脏各部位供血关系：

1. 左冠状动脉与心脏各部位供血关系　左冠状动脉起自主动脉左冠状窦，走行于肺动脉起始部与左心耳之间，行向前外，分为前降支和左旋支。前降支主要分布于左心室前壁、室间隔大部分及心尖处。左旋支分布于左心室侧壁、后壁（下壁）和左心房。

2. 右冠状动脉与心脏各部位供血关系　右冠状动脉起自主动脉右冠状窦，经肺动脉起始部与右心耳之间进入冠状沟，向右下走行绕右心缘至心脏膈面，沿后室间沟行至心尖。右冠状动脉分支主要分布于右心房、右心室、室间隔后部及部分左心室后壁。

临床分为隐匿型冠心病、心绞痛、心肌梗死、心力衰竭和心律失常、猝死等类型。心绞痛是由于心肌需氧量增加或冠状动脉供血不足造成心肌一过性缺血的临床症候群。疼痛部位多位于胸骨后、左胸、左肩、左上肢等；疼痛程度根据缺血病变轻重不一。严重持久的心肌急性缺血可导致部分心肌血液供应减少或中断，心肌发生坏死、纤维化和瘢痕形成，即为心肌梗死，此时心室壁僵硬变薄，丧失收缩能力，心室壁运动减低，出现局部或整体功能异常。急性心肌梗死疼痛部位与心绞痛相同，但持续时间长而剧烈，有恐惧或濒死感，伴大汗淋漓，恶心、呕吐。多数患者出现心律失常，部分重症患者出现心源性休克、心力衰竭。

【超声诊断要点】

1. 二维超声心动图

（1）冠状动脉：正常冠状动脉管壁光滑，主干内径 3～6mm。部分冠心病患者冠状动脉内膜增厚，管壁回声增强，常可见斑片状不规则强回声，管腔狭窄甚至闭塞。

（2）心肌回声：急性心肌梗死患者心肌常呈低回声。陈旧性心肌梗死患者心肌变薄，回声增强，无层次感。

（3）心功能的测定：冠心病患者左室舒张功能的改变早于收缩功能。心绞痛患者左室收缩功能可出现减低。心肌梗死患者左室收缩功能的减低与梗死面积有关。小面积心肌梗死，EF 值正常或稍减低，SV、CI 均在正常范围内；大面积心肌梗死，SV、CI、EF 均减低。

2. 节段性室壁运动异常判定　节段性室壁运动异常是冠心病的特征性表现，室壁分段

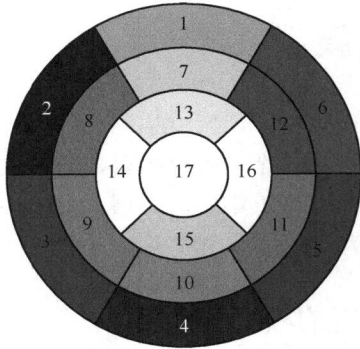

图 2-30　左室心肌 17 节段分段模式图

1. 基底段前壁；2. 基底段前间隔；3. 基底段下间隔；4. 基底段下壁；5. 基底段下侧壁；6. 基底段前侧壁；7. 中间段前壁；8. 中间段前间隔；9. 中间段下间隔；10. 中间段下壁；11. 中间段下侧壁；12. 中间段前侧壁；13. 心尖段前壁；14. 心尖段室间隔；15. 心尖段下壁；16. 心尖段侧壁；17. 心尖部

方法是分析节段性室壁运动异常的基础。

（1）心肌分段方法：根据美国心脏病学会建议，检查方法统一采用 17 段心肌分段方法。沿心脏长轴将左心室从心底到心尖定位，将左室心肌分为 17 节段（图 2-30），基底段：短轴切面每 60° 划分为一段，共分 6 段（1～6 段）；中部-心腔段：短轴切面每 60° 划分一段，共分 6 段（7～12 段）；心尖段：短轴切面每 90° 划分一段，共分 4 段（13～16 段）；心尖顶段：心尖顶部没有心腔的区域（17 段）。

（2）心肌分段区与冠状动脉供血的关系：①左前降支供应 1、2、7、8、13、14、17 段。②左回旋支供应 5、6、11、12、16 段。③右冠状动脉供应 3、4、9、10、15 段。心尖段冠状动脉变异较大，可由三支中的任意一支或两支供血。

（3）室壁运动异常的半定量分析：按 17 节段划分，半定量评价室壁运动状况。记分标准如下：

1）运动正常：收缩期心内膜向心运动幅度≥5mm，收缩期室壁增厚率≥25%，记 1 分；

2）运动减弱：收缩期心内膜向心运动幅度在 2～4mm 之间，收缩期室壁增厚率<25%，记 2 分；

3）无运动：收缩期心内膜向心运动幅度<2mm，室壁增厚率消失，记 3 分；

4）反常运动：收缩期室壁向外运动，可伴有收缩期室壁变薄，记 4 分；

5）出现室壁瘤，记 5 分。

所见节段记分的总和除以所见节段数即为**室壁运动指数（wall motion score index，WMSI）**。

3. 超声诊断冠心病的新技术方法（详见总论章节）

4. 心肌梗死并发症　心肌梗死常见的并发症包括心律失常、乳头肌功能不全、室壁瘤、室间隔穿孔、心脏破裂、附壁血栓形成、血栓栓塞、急慢性心功能不全等。超声心动图可以早期发现、早期诊断心肌梗死并发症。

（1）真性室壁瘤：二维超声心动图显示心脏失去正常形态，局部心室壁向外膨出、变薄，膨出部位的室壁运动消失或呈矛盾运动（图 2-31A），瘤颈较宽，瘤壁为心室壁延续而成，收缩期瘤壁与正常室壁有明显的转折点。超声心动图可显示室壁瘤的部位、范围、瘤壁厚度和曲率半径变化等。室壁瘤最常见于心尖部，瘤内可有血栓形成。

（2）室间隔穿孔：多发生于前间隔心尖段，室间隔局部变薄，回声连续中断呈隧道样，断端模糊，形态不规则，破口的大小随心动周期变化，收缩期增大。频谱多普勒显示，在室间隔中断处右室侧可检测到收缩期湍流频谱；彩色多普勒血流显像可见心室水平左向右过隔血流（图 2-32，彩图 2-11）。

（3）乳头肌功能不全和乳头肌断裂：乳头肌或邻近心肌缺血、梗死或心腔扩大致乳头肌移位，使乳头肌不能适当牵引二尖瓣腱索和瓣膜，造成收缩期二尖瓣闭合不严，引起二尖瓣关闭不全。二维超声心动图可观察到乳头肌回声增强，二尖瓣瓣叶脱垂（图 2-31B），乳头肌断裂的断端和瓣叶的连枷样运动。彩色多普勒血流显像示收缩期于左房内可见源自二尖瓣口的反流束。

（4）心脏破裂与假性室壁瘤：心脏破裂是急性心肌梗死最严重的并发症之一。急性心室游离壁破裂通常迅速导致心脏压塞，是致死性并发症。超声心动图显示心肌梗死变薄区连续中断，心包腔内见无回声暗区，此时由心包及血栓包裹血液或可形成一个与左室腔相通的囊腔，即假性室壁瘤。彩色多普勒血流显像可见收缩期和舒张期有高速血流经连续中断的心室壁进入和流出瘤腔。

（5）附壁血栓：附壁血栓是心肌梗死最常见的并发症之一。血栓常位于有矛盾运动或运动消失的室壁处。表现为凸向心室腔的形态不规则的团块状回声，新鲜血栓呈低回声，陈旧性血栓呈中-强回声，血栓与心内膜有明确界限（图2-31C）。

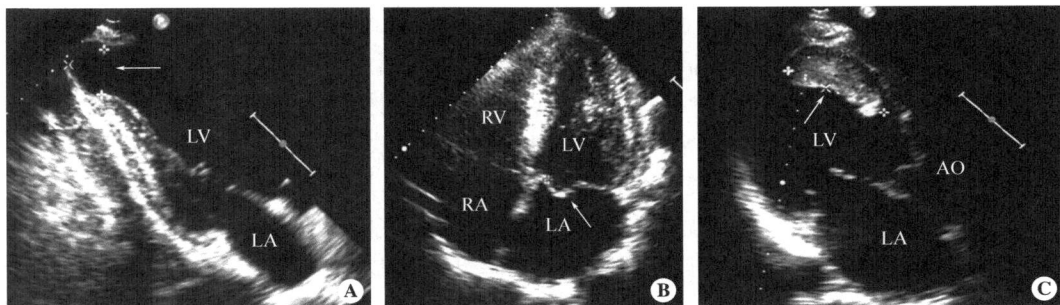

图 2-31　心肌梗死并发症
A：↓室壁瘤；B：↓二尖瓣乳头肌功能不全；C：↓左室附壁血栓

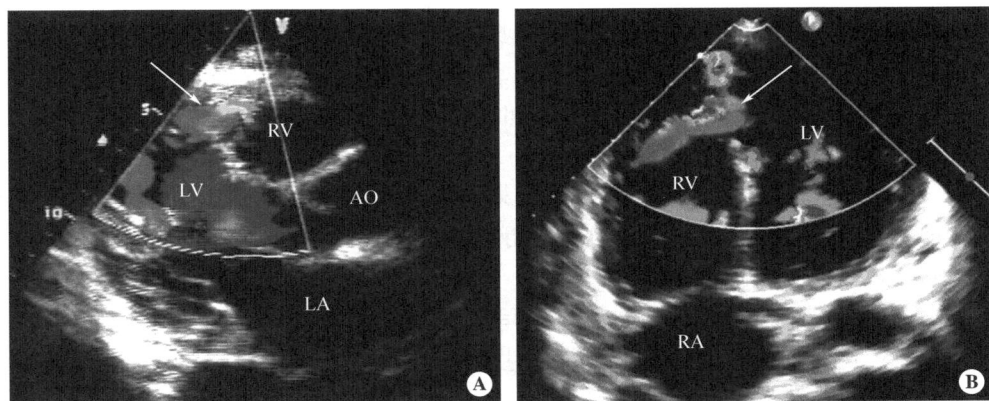

图 2-32　心肌梗死性室间隔穿孔
A：左室长轴切面；B：心尖四腔切面↓示心室水平左向右过隔血流

【鉴别诊断】

1. 扩张型心肌病　扩张型心肌病的心腔扩大较显著，心室壁的运动幅度弥漫性减弱或完全消失，二尖瓣开放幅度明显减小。冠心病者，心室腔扩大，心室壁呈节段性运动减弱、消失或出现矛盾运动，正常室壁运动幅度代偿性增强。

2. 心腔内血流淤滞　超声心动图可见模糊的云雾样回声或自发显影。

（杨晓英）

第九节　高血压性心脏病

在未服用抗高血压药物的情况下,采用正确的测定方法,经同日多次反复测量收缩压 ≥ 140mmHg(1mmHg = 0.133kPa)和(或)舒张压 ≥ 90mmHg,可诊断为**高血压**(**hypertension**)。高血压长期存在,可导致左室心肌肥厚、左室扩大和左心衰竭等表现,称为**高血压性心脏病**(**hypertensive heart disease**)。

【病理与临床】

临床上通常根据病因将高血压分为原发性和继发性两种。原发性高血压一般占所有高血压患者的 94% 左右,可能与遗传、钠摄入过多、交感神经兴奋性和内分泌系统功能异常等因素有关;继发性高血压只占高血压患者的少数,其病因主要是肾、脑垂体、甲状腺、肾上腺等器官病变,以及妊娠和高原反应等。高血压患者的动脉系统的主要病理改变是引起细小动脉的内膜玻璃样变,管腔狭窄,不仅使供血器官发生缺血,而且增加周围阻力,使血压升高和左心室负荷增加。首先表现为左心室向心性肥厚,其特征是心室壁代偿性肥厚,心腔不扩张,舒张末期容量多无明显变化;也可以表现为心室体积增大,心室厚度的增加相对不很明显。但随着心壁肥厚,心脏的顺应性逐渐降低,出现左心室舒张和充盈功能异常,导致左心心力衰竭。在以上病变的基础上,还可出现血栓形成、动脉夹层或血管破裂等严重并发症。

【超声诊断要点】

在心脏声像图中,虽然没有直接征象与收缩压和舒张压的高低直接关联,但间接征象如主动脉增宽、左室心肌肥厚、左室运动增强、心肌顺应性下降和房室内径增大等反映了高血压临床各期的病变特征,是指导治疗和评价治疗的良好指标。

1. 二维超声心动图

(1) 心脏腔室大小的改变:在高血压Ⅰ期心脏各房室大小多在正常范围。在高血压Ⅱ、Ⅲ期可观察到主动脉内径增宽。当左心舒张功能受损严重时,左房明显扩大;合并充血性心力衰竭时,右心可以扩大。

(2) 心室壁的改变:室间隔与左心室壁呈均匀的向心性增厚(图 2-33),一般以心尖部为甚,但心肌回声无明显改变,心室的向心性收缩增强。在压力负荷代偿期,心肌重量增加,舒张末容量正常或轻度增加,重量与容量之比增加。在压力负荷失代偿期,心肌重量和容量均明显增加,心肌重量与容量之比减少。

(3) 左室腱索的改变:高血压患者心脏的乳头肌可随室壁的增厚而肥大,与之相连的腱索一般无明显变化。

(4) 心瓣膜的改变:高血压早期主动脉瓣回声稍增强,开闭运动受影响;晚期瓣膜可发生增厚和钙化,出现瓣膜开放不贴壁,关闭对合不良。在高血压状态下,二尖瓣开放时,其前叶贴近室间隔的左室面。

(5) 心功能的改变:在高血压早期,左室呈高动力状态,左室壁运动增强;晚期心衰时,左室运动可普遍减弱;合并冠心病时,室壁可呈现节段性运动异常。高血压性心脏病的左室舒张功能异常早于收缩功能异常。

(6) 合并症:常见有心律失常、冠心病、颅内出血、左心衰竭、肾功能衰竭、酸中毒、视网膜出血渗出合并或未合并视乳头水肿等,各自都有其相应的超声学表现。

2. M 型超声心动图

（1）主动脉波群:主动脉波群的重搏波消失,呈圆拱形,部分患者左心房可轻度增大。

（2）二尖瓣波群:心室收缩力增强,心室壁及室间隔逐渐增厚,多形成向心性肥厚,室间隔收缩期增厚的时间提前,并延续到舒张期。二尖瓣活动曲线 A 峰增高,可高于 E 峰。

3. 多普勒超声心动图

（1）瓣口血流速度:二尖瓣口的左心室侧舒张期可探及由左房进入左室的

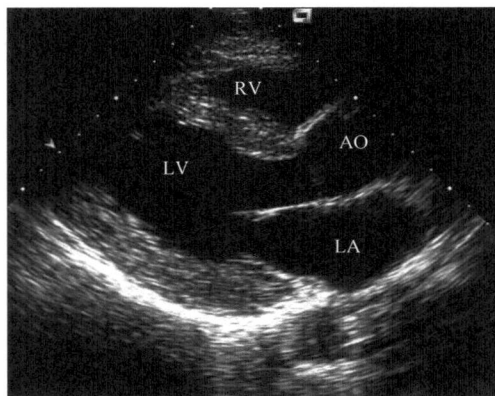

图 2-33 高血压心脏病 长轴切面显示左室壁向心性肥厚
图中 AO:升主动脉;LA:左心房;LV:左心室;RV:右心室

血流频谱,A 峰高于 E 峰,A 峰增高的程度与血压的高低和原发性高血压的病程长短有关。

（2）瓣口反流:在合并主动脉瓣关闭不全的患者,主动脉瓣口下方流出道内可见沿二尖瓣前叶的左心室面行走的舒张期反流频谱,可影响二尖瓣前叶开放,也可造成舒张期二尖瓣血流频谱 A 峰高于 E 峰的现象。

4. 组织多普勒超声心动图 组织多普勒显示高血压病患者二尖瓣环的 e、e/a 较正常对照组明显降低,左室等容舒张时间及减速时间显著延长。

【鉴别诊断】

1. 肥厚型非梗阻性心肌病 肥厚型非梗阻性心肌病者除室间隔与心室壁增厚外,心肌的回声呈颗粒状,回声紊乱,心肌肥厚呈非对称性。高血压所引起的心肌肥厚,心肌回声通常正常,肥厚多为对称性。

2. 主动脉瓣狭窄、主动脉弓缩窄 在超声检查过程中,如果发现左室壁肥厚,应特别注意主动脉瓣的声像结构和开闭运动状况,还应观察有无升、降主动脉内径变细等使左心室阻力负荷增加的病变,如果发现主动脉瓣病变和主动脉狭窄则易于明确诊断。

第十节 肺源性心脏病

慢性肺源性心脏病(chronic cor pulmonale) 是指由慢性支气管炎、肺气肿、其他肺胸疾病或肺血管病变引起的心脏病,表现为肺动脉高压、右心室增大或右心功能不全。慢性肺心病的发病率因国家、地区、气候等差别而异,一般约占各种心脏病患者的 5% ~ 10%。单纯不明原因肺小动脉痉挛、硬化、狭窄引起的肺动脉高压称为原发性肺动脉高压。先天性心脏病、左心病变及其他疾病引起的肺动脉高压均为继发性肺动脉高压。

【病理与临床】

肺源性心脏病较常见的病理变化是肺泡破坏、融合,肺间质组织纤维化,肺血管病变或发育不良等。虽然右心室有良好的顺应性和适应能力,但在长期肺动脉高压、肺血流量增加和缺氧等影响下,右心室可以肥厚扩张,顺应性和舒张功能降低,最终出现右心室肥厚和右心衰竭。

确定右心室肥厚及其程度的方法通常是依据室壁的厚度和重量,如右心室肥厚者右室游离壁重量≥65 g,与左心室及室间隔重量之比≤2.5∶1,右室游离壁厚度≥5mm。肺源性心脏病患者年龄一般在45岁以上,以男性多见。多数慢性患者的预后很差,平均肺动脉压≥45 mmHg者5年存活率不到10%。多数有发绀、面颊暗红、颈静脉压升高、桶状胸、呼吸急促和辅助呼吸肌运动等,尤其是反复踝关节水肿。严重呼吸道阻塞者有哮鸣音,采取上身前倾双手支撑坐位,可有脉搏洪大、肌震颤、肝脏肿大压痛和搏动、肝颈静脉回流征、胸水、腹水、脾肿大和视乳头水肿等。肺部多有呼吸音粗糙、哮鸣音或干鸣音。心率多数增快,心音弱,可有肺动脉瓣区第二心音增强、肺动脉瓣喀喇音、右心室性奔马律、心脏杂音等。

【超声诊断要点】

肺心病早期仅有肺动脉压力增高,随后逐渐发展为肺动脉增宽、右室壁肥厚和右心腔扩大,并产生因肺动脉瓣环和三尖瓣环扩大而形成的相对性瓣膜关闭不全。多普勒超声心动图可根据瓣膜口反流的最大速度,应用简化的 Bernoulli 方程,计算产生瓣膜口反流两端的压力差值,从而通过公式($\Delta P = 4V^2$)计算出肺动脉压。但仅仅依靠超声心动图测定有右心损害和肺动脉高压,而没有肺、胸疾患的依据或仅仅有右心损害的声像图,没有肺动脉高压的表现亦不能诊断肺心病。

1. 二维超声心动图

(1) 心腔室和血管大小的改变:慢性肺心病患者因为肺气肿使心脏位置下垂,心前的透声窗被遮盖,图像不易显示清晰,从剑突下左心室长轴、短轴、心尖四腔心及双腔心断面,均显示右心房、右心室增大,运动出现异常;在剑突下大动脉短轴及右室流出道长轴切面,显示出主肺动脉和左、右肺动脉内径不同程度的扩张,部分可呈瘤样扩张,右心房≥25mm;上腔静脉、下腔静脉和肝静脉充盈度高,由扁形变椭圆形,内径增宽。右室流出道≥30mm,肺动脉内径≥27mm,左心室与右心室内径的比值≤2.0,右室流出道与左房内径之比≥1.4。(图2-34)

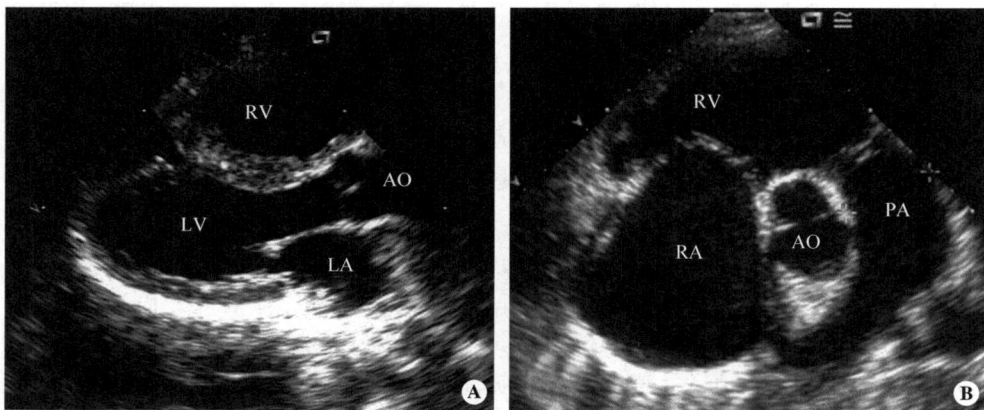

图2-34 慢性肺源性心脏病

A:左室长轴切面图;B:右心流出道长轴切面图 显示右房右室增大,右室壁增厚

图中 LA:左房;LV:左室;RA:右房;RV:右室

(2) 心室壁的改变:心前区和剑突下扫查右心室游离壁增厚,厚度≥5mm,搏动增加,室间隔伴随右室增厚而增厚。室间隔厚度≥12mm,运动幅度≤5mm 或呈矛盾运动征象。

(3) 心瓣膜的改变:三尖瓣环和肺动脉瓣环随心腔和肺动脉的增大而扩大,进而形成继发性关闭不全。

（4）心功能的改变：显示右心扩大、肺动脉高压、中心静脉压升高、体循环血液回流受阻和右心功能不全的声像图。

（5）合并症：可见心房纤颤等心律失常、胸水、腹水、心包腔出现心包积液、肝静脉扩张、淤血性肝肿大等声像图。

2. M 型超声心动图

（1）同时可显示右心室壁增厚，室间隔的运动异常或矛盾运动。

（2）主动脉波群表现为右室流出道增宽，心室波群显示右心室内径扩大。

（3）三尖瓣前叶曲线的 DE、EF 速度增快，E 峰呈高尖型或有 AC 间期延长。

（4）二尖瓣曲线幅度低，CE≤18mm，CD 段上升缓慢呈水平位，或 EF 下降速度缓慢小于 90mm/s。

（5）肺动脉高压时肺动脉瓣开放曲线呈 W 形或 V 字形，可出现收缩中期关闭或切迹，ef 段抬高呈弓形，斜率降低，a 波缩小（小于 2mm）或完全消失，bc 斜率增大等。

（6）从心电图 QRS 波群起始部到瓣膜开放时间（右心室射血前期，RPEP）延长。

3. 多普勒超声心动图

（1）瓣口血流速度：由于肺血管阻力增加，肺动脉瓣口血流频谱峰值前移，右心衰时三尖瓣口血流速度下降。

（2）瓣口反流：肺动脉瓣口可见舒张期反流，三尖瓣口可见收缩期反流。

【鉴别诊断】

1. 右心容量负荷过重的心脏病　房间隔缺损和肺静脉异位引流等心脏病可因右心容量负荷过重导致右房右室增大，肺动脉增宽与肺心病的右心增大相似，结合房间隔缺损的回声失落和肺静脉异位引流的较特异声像图以及彩色多普勒血流图中左向右分流的血流可以鉴别。

2. 右心瓣膜病变　三尖瓣关闭不全和三尖瓣低位畸形发展成右心衰时，与慢性肺心病的临床表现类似，但三尖瓣瓣膜会出现器质性病变如瓣膜增厚、钙化、脱垂、运动受限和三尖瓣的瓣附着点位置下移等，可与慢性肺心病相鉴别。

第十一节　心　脏　肿　瘤

心脏肿瘤按起源分为原发性和继发性两种，继发性心脏肿瘤远较原发性者为多，按性质可分为良性和恶性两种，也可根据心脏肿瘤所累及的部位，分为横纹肌瘤、纤维瘤和脂肪瘤等侵犯心肌为主的壁内型、侵犯心包为主的心外型和黏液瘤等侵犯心腔为主的腔内型等三种类型。多数心房肿瘤属于腔内型，而心室肿瘤以壁内型多见。原发性肿瘤以左心房最多见，继发性的多累及心包。有的肿瘤可侵犯心脏的各个部位，甚至可同时累及多个心腔。

一、心脏原发性肿瘤

心内黏液瘤占心内原发性良性肿瘤的 50%~75%，可发生于各个心腔，以单发的左房黏液瘤多见，女性略多于男性，多发生于 31~60 岁成年人。脂肪瘤、横纹肌瘤、畸胎瘤和间叶细胞瘤等是心脏较少见的良性肿瘤。心脏原发性恶性肿瘤最常见的病理类型是肉瘤，约占心脏恶性肿瘤的 80%，包括血管肉瘤、横纹肌肉瘤和恶性间皮瘤等。下文以黏液瘤为例介绍。

【病理与临床】

黏液瘤(myxoma)多发生于各个心腔的心内膜面,极少数见于心脏瓣膜和大血管内膜,其中多数位于左心房。瘤体大小不一,多数有直径为 5~10mm 的蒂,蒂的长短不一,蒂很长时,黏液瘤可随心舒张和收缩出现较大范围的往返运动。大多数心房黏液瘤的蒂附着于房间隔卵圆窝部位。无论黏液瘤的部位如何,瘤体形态和组织学表现大致相似,多数肿瘤呈半透明胶胨状,质地松脆,容易脱落、出血、钙化。心脏黏液瘤的临床表现复杂多样,与肿瘤所在的位置、大小形状、生长速度、瘤蒂长短、有无碎片脱落、有无变性坏死、全身反应轻重等多因素有关。如黏液瘤随心动周期脱入瓣膜口,可影响血流的通过,在二尖瓣口造成类似于二尖瓣狭窄的血流动力学和临床改变;三尖瓣口则造成类似于三尖瓣狭窄的血流动力学和临床改变。如右房黏液瘤脱落可发生肺动脉栓塞,左房黏液瘤脱落则造成体循环栓塞,脑、眼、四肢和内脏血管均可受累,甚至可成为首发临床表现。此外,黏液瘤还可以引起发热、皮疹和全身不适等全身反应。

【超声诊断要点】

1. 二维超声心动图　在心腔切面上,可观察到房室腔内黏液瘤瘤体内部回声较均匀一致或不一致的圆形或卵圆形的强回声团,有时内部可出现无回声的出血、坏死区,钙化部位可出现很强的回声。心房内的黏液瘤瘤体在舒张期多堵塞于二尖瓣或三尖瓣口,收缩期瘤体返回心房内(图 2-35)。当瘤体进入瓣膜口时,瘤体可沿血流方向伸展变长,与血流方向垂直

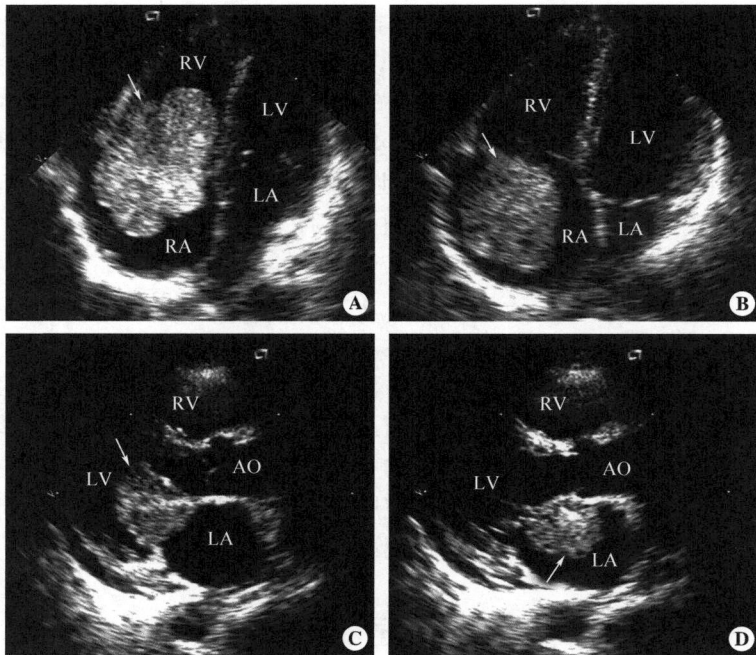

图 2-35　右房和左房黏液瘤

A:舒张期四腔切面示右房黏液瘤;B:收缩期四腔切面示右房黏液瘤;C:舒张期左心长轴切面示左房黏液瘤;
D:收缩期左心长轴切面示左房黏液瘤
图中 AO:升主动脉;LA:左房;LV:左室;RA:右房;RV:右室↓示黏液瘤

的径线则变短。多数黏液瘤可观察到与房室壁相连接,长短、宽窄不一,大部分起于房间隔;少数没有蒂的肿瘤与心房壁直接连接。当肿瘤表面突起随血流飘动时,有瘤体碎片脱落形成瘤栓的危险。

2. M 型超声心动图　瘤体显示波纹状回声团,在心腔内活动幅度较大。左房黏液瘤舒张期二尖瓣口开放时,瘤体可堵塞瓣口,二尖瓣前后叶开放时呈方形波,瘤体的回声呈波纹状,二尖瓣的 EF 斜率降低,有时类似二尖瓣狭窄,但二尖瓣瓣叶通常并不增厚,回声也不增强。收缩期二尖瓣口关闭时,瘤体返回到左心房内。于主动脉波群观察时,左心房增大,收缩期可在左心房部位探及瘤体的回声。

3. 多普勒超声心动图　彩色多普勒超声显示心脏瘤体堵塞房室瓣口时,黏液瘤周边见高速血流,表明有效瓣口面积缩小,左、右心房血流进入左、右心室时受到阻碍,其表现分别与二、三尖瓣狭窄类似。

二、心脏继发性肿瘤

心脏继发性肿瘤的发病率占转移肿瘤的 10% ~ 25%,几乎全身所有脏器的所有恶性肿瘤均可转移到心脏,而且往往是多脏器恶性肿瘤转移病灶的一部分。肺、气管、乳腺和纵隔等胸部的恶性肿瘤往往累及心包,淋巴瘤、白血病和多发性骨髓瘤等常侵犯心肌,往往属于恶性肿瘤晚期的表现,预后极差。

【病理与临床】

心脏继发性肿瘤的部位与原位癌瘤的发生部位、病理性质及转移途径密切相关,以心包侵袭最为多见,依次为心外膜与心肌,并以右心尤其是右心房最为多见,心内膜和心瓣膜较少见。肿瘤心包转移可产生心包积液,出现心包填塞综合征。肿瘤心壁的侵犯除影响心肌顺应性外,其占位病变可以导致心脏流入道或流出道受阻。

【超声诊断要点】

1. 显示心腔、心包及心肌壁上肿块(图 2-36),心肌回声不均匀,呈结节改变,心肌僵硬程度不等以及肿瘤影响心脏的流入道和流出道的声像图。

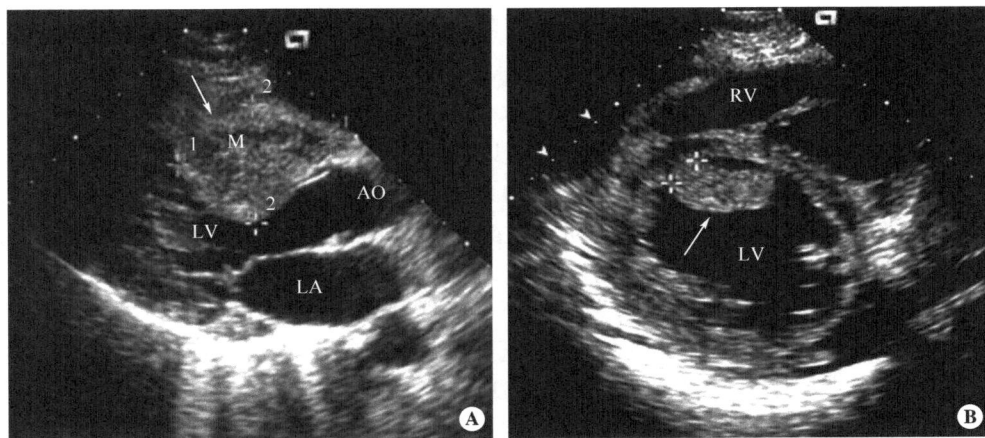

图 2-36　室间隔肺癌转移

A:左室长轴切面图;B: 左室短轴切面图 示左室前壁和室间隔肺转移癌肿块回声

图中 AO:升主动脉;LA:左心房;LV:左心室;RV:右心室;M:肿瘤

2. 心包受累,僵硬无运动,有时心脏局部区域因粘连而活动受限。有中至大量进行性心包积液征象,包括血性心包积液或非血性心包积液,以及上、下腔静脉扩张等。

3. 彩色多普勒显示肿瘤导致的心血管血流动力学异常,如血管狭窄和瓣口阻塞等导致的局部血流加速等。

【鉴别诊断】

1. 心腔内血栓　血栓也表现为心腔内异常回声团,但无原发肿瘤病史,多见于瓣膜病、心肌病、人造瓣膜、心肌梗死和房性心律失常等疾病,如扩大的左心房和陈旧性心肌梗死的室壁瘤内附壁血栓等。

2. 感染性心内膜炎赘生物　感染性心内膜炎等所致的赘生物多出现于心脏瓣膜或心内膜,多随心脏瓣膜一起活动,大小不一,体积较小。而心脏继发肿瘤很少累及心内膜和瓣膜。

3. 心腔内其他病变　心脏腔内其他异物、房间隔瘤、室间隔膜部瘤、瓣环钙化、异常肌束、假腱索等,需根据不同的病因、病史和动态声像图予以鉴别。

第十二节　心包疾病

心包腔是脏层和壁层心包膜之间含有少量液体的腔。心包腔内的压力往往和胸膜腔内的压力一致,通常随呼吸在 $-50 \sim +50 mmH_2O$ 水柱之间变动。心包疾病有心包积液、缩窄性心包炎和其他心包疾病等,除心包完全缺如和部分性缺损等系先天性畸形外,大多数心包疾病属于后天性病变,而临床表现比较隐匿。

一、心包积液

心包腔内液体积聚超过 50ml 称为**心包积液(pericardial effusion)**。一般分为:①漏出性,其蛋白含量低、细胞数量少、液体清澈,多见于心力衰竭;②浆液性,其蛋白含量较高、细胞数量较多,心包液尚清澈或呈半透明状液体、较稀薄胶胨状;③脓性,含有大量白细胞,多见于细菌性心包炎;④乳糜性;⑤血性,其多见于结核性、创伤性、霉菌性、放射性、尿毒症性和肿瘤性心包炎等。心包积液可出现于整个心包,通常包绕整个心脏,也可局限于心包的局部(如心包斜窦),形成局限性积液。

【病理与临床】

心包积液是心包炎最重要的表现之一。少量心包积液的临床表现比较隐匿,急剧增加或大量心包积液,将导致**心脏压塞(cardiac tamponade)**。心包积液可使心包腔内压力上升,心房和心室的舒张活动受限,舒张期允盈减少,心肌收缩力和心排出量降低,引发急性循环衰竭。心包炎最常见症状是心前区疼痛,心包积液较多或积液迅速增加者,可出现动脉压下降,脉压减少,心动过速,奇脉及体循环低灌注征象;以及静脉回心血减少、颈静脉怒张、肝脏肿大、出现颈静脉回流征、周围静脉压升高和淤血等。超声心动图对心包积液的诊断敏感性和特异性优于任何一种其他影像方法,诊断符合率超过 95%。还可以根据液性暗区的位置进行定位,在超声引导下进行心包穿刺。

【超声诊断要点】

1. 二维超声心动图

（1）心包壁层和脏层之间出现无回声液性暗区持续整个收缩期和部分舒张期。左心室长轴断面可观察到左室后壁及右室前壁心包内液性暗区；心尖方向；可观察到整个心尖部周围的心包积液（图2-37AB），左心室短轴断面观察可显示左心室不同水平的心包积液。

（2）壁层心包运动减弱或消失：积液造成两层心包分离，使心脏的运动不能传递到壁层，因此，心包壁层的运动，在少量积液时减弱，中大量积液时消失。

（3）心脏摆动综合征及荡击波征：大量心包积液时整个心脏可在心包腔内明显摆动（摆动综合征），同时出现前后方向和左右方向的运动，并包括心脏的沿长轴方向的扭动（荡击波征）。

（4）心包积液暗区内的异常声像：液性暗区中的沉渣样光点和纤维素样光带随心跳飘动和摆动；纤维素样光带通常将心包腔分隔成多个小房，积液也通常不随体位改变而移动。

（5）心包增厚和粘连：心脏的外表面有两层增厚的心包膜，随粘连加重，两层之间的间隔逐渐缩小甚至消失。

（6）心功能的改变：心包腔因积液而压力迅速升高，右心回流受阻，心室舒张充盈受限，心排出量减少，收缩压下降，甚至休克。

（7）半定量测定心包积液量：根据心包壁层与脏层之间液性暗区的宽度，可估计心包积液量的多少。心包积液量较少（<100ml）时，积液可局限于左室后壁的后方、房室瓣环远端，液性暗区同时出现于左室后壁后方侧位、心尖部和前方时，提示为中等量心包积液（100～500ml）；积液虽仍主要集中于左室后壁的后方，但在其他部位也出现明显的液暗区时，提示应注意心包积液可呈不均匀分布，且与积液性质、部位、患者体位等有关，故在估计心包积液量时应综合考虑相关因素。

2. M型超声心动图 从左心室体部向心尖部扫描时可见心包腔内出现液性暗区，心尖部出现荡击波征（图2-37C）；向主动脉波群方向扫描时左房后壁部位不应出现液性暗区。收缩期右室前壁出现切凹征，二尖瓣曲线CD段下移。

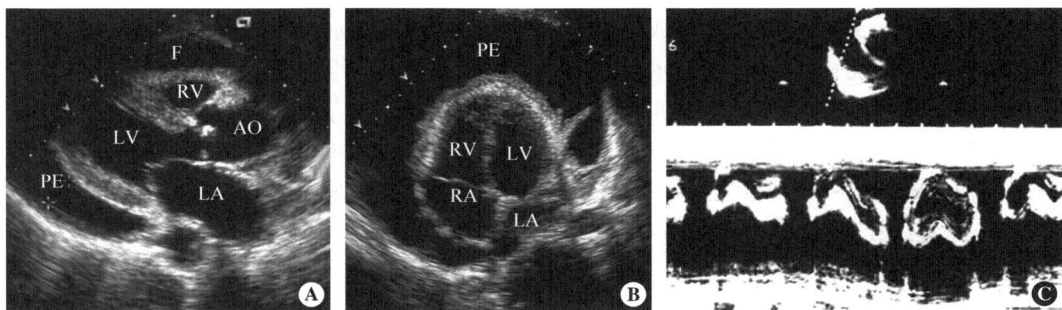

图2-37 心包积液

A：左室长轴切面图；B：心尖四腔切面图示前心包和后心包积液暗区↓心包脏层；C：M型超声心动图↓
示心包积液荡击波征

图中 AO：升主动脉；LA：左房；LV：左室；RA：右房；RV：右室；PE：心包积液

3. 多普勒超声心动图 在上、下腔静脉和肝静脉扩张的同时，多普勒超声显示静脉内的血流速度减慢并呈现出逆向的血流信号。

【鉴别诊断】

1. 心外脂肪垫 右心室前方脂肪垫较厚时，呈现出心肌前的一层低或无回声区，易误认为心包积液暗区,不同的是加大扫描增益,脂肪垫可出现点状回声,而且左室后壁心包腔内无液性暗区。

2. 胸腔积液　心包积液的暗区范围较局限,仅紧绕在心脏的周围,位于降主动脉的前方;而胸腔积液的暗区在降主动脉后方,范围较广,延伸到心脏以外的胸腔壁和肋膈角,并有肺组织伸入液性暗区中。

3. 其他心脏病变和异常结构　心包囊肿、肺静脉异位引流、心包棘球蚴病(包虫病)、巨大左心房、伪室壁瘤等均可表现为靠近心脏的液性暗区,必须多切面扫查心脏及周围结构,鉴别液性暗区的来源和特性。

二、缩窄性心包炎

心包炎(pericarditis)指心包膜的各种炎症性病变,一般分为急性心包炎、慢性心包炎和缩窄性心包炎等。炎症可同时累及附近的心肌组织,心肌组织受累比较明显、范围较广者称为心肌心包炎。受累部位心包膜表面可形成由纤维蛋白、白细胞、少量内皮细胞等所构成的渗出物。

缩窄性心包炎临床较为多见,易发生于中青年人,男多于女,多继发于各种急性或慢性心包炎,可确定病因者约50%属于结核性,其他可见于特发性、病毒性、化脓性、放射性、心脏手术后、类风湿性、肿瘤性或尿毒症性等心包炎之后,少数继发于心包积血。因心包缩窄影响心室正常充盈,引起回心血量减少,心输出量减低和静脉压增高等一系列临床表现。超声心动图可以较全面地观察缩窄性心包炎的形态学及血液动力学改变,有较高的特异性。

【病理与临床】

缩窄性心包炎主要病理变化为心包膜脏壁两层严重增厚、粘连、纤维化和钙化,形成坚硬的盔甲样瘢痕组织。心包膜增厚3~5mm,少数可达10mm以上,两层心包膜多完全融合心包腔往往消失,或在心包腔内形成含有积液的蜂窝状组织,病变严重者甚至与胸壁、膈肌等周围组织广泛粘连;少数患者的心包内可形成条束状纤维组织瘢痕,可缩窄或压迫腔静脉入口。多数有明显的肝脏淤血、肿大,晚期可出现肝硬化。混合存在心包积液—缩窄性心包炎时,病变往往比单纯缩窄性心包炎更严重,缩窄性心包炎主要症状是呼吸困难、腹胀、厌食及消瘦、体征有颈静脉怒张、脉压差变小、心尖搏动减弱、肝脾肿大和全身浮肿等。

【超声诊断要点】

1. 二维超声心动图

(1) 心包增厚、钙化:正常心包厚度一般不超过2mm,缩窄性心包炎时,心包厚度明显大于3mm,心包回声增强,两层心包相互粘连呈平行运动。心包钙化时可见强回声光团、光斑和光带,尤以房室瓣环部位为著。

(2) 心脏腔室大小的改变:心包纤维化缩窄,心室舒张受束缚,心室趋小、心房趋大,在四腔图上呈房室大小趋似的征象。

(3) 心室壁的改变:左心长轴切面变形,呈类似"高跟鞋"样改变,左房与左室后壁夹角变小,多小于150°。室间隔呈抖动或跳动状运动,吸气时凹陷压入左室。快速充盈期之后心室的缓慢充盈似乎突然停止。(图2-38)

(4) 心瓣膜的改变:肺动脉瓣打开过早,二尖瓣呼气时运动明显强于吸气时。

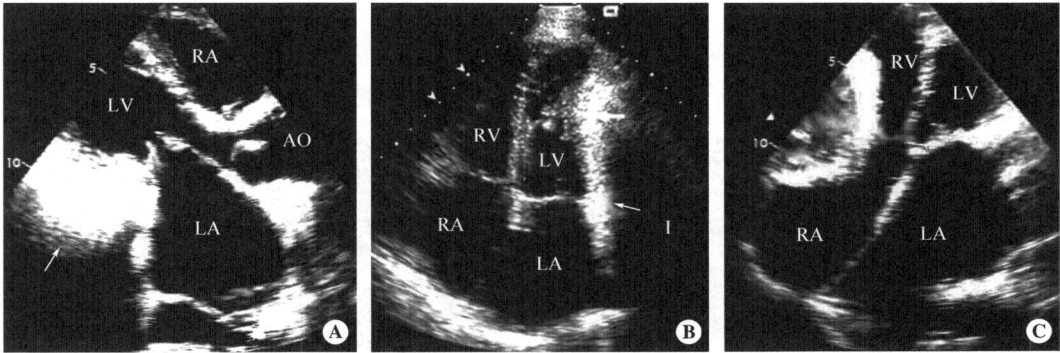

图 2-38　缩窄性心包炎

A:左室长轴切面↑增厚、钙化缩窄的心包;B:四腔切面↑示心包增厚并对心室形成压迫限制;C:四腔切面↑示
心包增厚并右室壁塌陷

图中 LA:左房　LV:左室　RA:右房　RV:右室

（5）心功能的改变:吸气时肺动脉血流加快,而左室流出道和主动脉血流速度显著减慢,心排血指数降低,但射血分数等在正常范围内。

（6）合并症:由于心房排血受阻,上、下腔静脉和肺静脉内径均可明显增宽,呈小心室大静脉征;部分患者可观察到包裹性心包积液,有的呈小房状,心包积液内往往有较多的絮状物或纤维条索状物。

2.M 型超声心动图　在主动脉波群、三尖瓣波群和左心室波群可检出双心房增大、心包膜明显增厚而且回声增强;左室后壁部位观察到舒张受限,舒张期舒张速率加快。由于心室舒张受到限制,右心室舒张中期压力升高,肺动脉瓣一般在心电图 P 波之前提前开放。

3.多普勒超声心动图　主动脉瓣口血流吸气时减少,呼气时增大,下腔静脉和肝静脉彩色多普勒超声出现逆向血流信号,收缩期前向流速(s)与舒张早期前向流速(d)比值(s/d)<1。房室瓣口舒张早期血流速度加快,晚期减慢;二尖瓣 E 峰幅度呼气时高,吸气时下降幅度常>25%。

【鉴别诊断】

1.限制型心肌病　限制型心肌病多数为全心扩大,心室壁可稍厚,但无心包增厚、回声增强,左心室等容舒张时间和二尖瓣 E 波速率基本不受呼吸影响。

2.其他　慢性阻塞性肺病、右心室梗死、急性肺栓塞、胸腺瘤、纵隔囊肿和肺癌转移等可以产生类似心包缩窄临床表现,要依据各自的声像和临床特征进行鉴别。

三、心包肿瘤

【病理与临床】

心包肿瘤以转移性多见,主要包括肺癌、乳腺癌、淋巴瘤和白血病等,原发心包肿瘤有间皮瘤和肉瘤等。心包积液和心包填塞可为首发表现,心包积液形成快、量大而且顽固,临床出现不同程度的心慌、胸闷、气短和咳嗽等症状。

【超声诊断要点】

1. 心包肿瘤声像图　在心包腔内可见形态不一的肿瘤团块图像,呈局限性或弥漫性分布,或呈团块向心包腔内突出,包膜不明显,回声强弱不均(图2-39)。

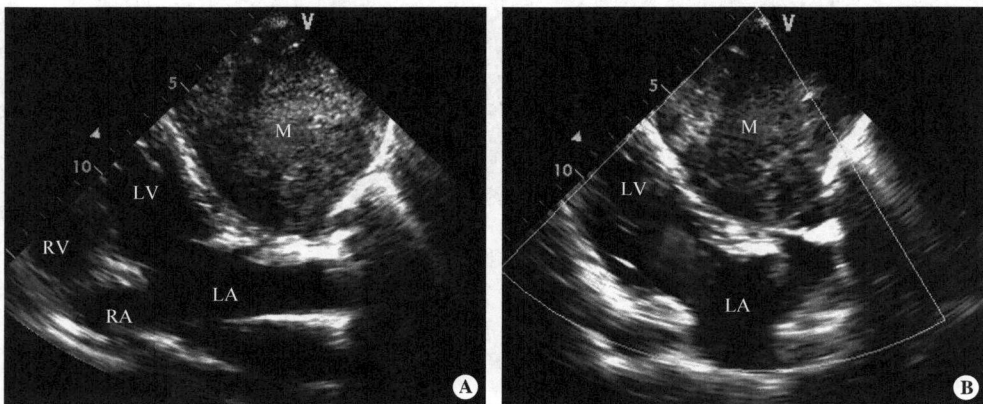

图2-39　心包恶性淋巴瘤侵入并压迫左房和左室
图中 LA:左房;LV:左室;RA:右房;RV:右室;M:淋巴瘤

2. 心包积液声像　心包肿瘤常常伴有心包积液,往往是先发现积液。在肿瘤的表面附有多条线状、絮状或带状回声,随心动周期而出现"水草"样或"飘带"样摆动。

3. 肿瘤浸润和压迫声像　心包柔顺度降低,使心腔扩张受限。右心压力较低,更易受压变形,而且转移性肿瘤多位于右侧,常使右心心肌舒张功能受损。

4. 彩色多普勒显像　显示肿瘤血管伸入肿瘤实质性回声的内部。

【鉴别诊断】

缩窄性心包炎:伴有渗出性液体的缩窄性心包炎易与心包间皮细胞瘤相混淆,但心包间皮细胞瘤的病史相对较短,心包回声强弱不等,凹凸不平,肿瘤向心包腔内突出。发生心包积液后液暗区扩大较快,可见"水草"样的摆动。

(刘明辉)

第十三节　其他心脏疾病

一、心　肌　炎

心肌炎(myocarditis) 常见于病毒性、细菌性、风湿性、微生物性和中毒性心肌病变后,近年发病率似有增高倾向。

【病理与临床】

主要病理改变是局灶性或弥漫性的心肌间质炎性渗出和心肌纤维变性或坏死,多数病例为良性自愈过程,少数病例可转为扩张型心肌病。本病确诊方法是心肌活检,心肌酶、心电图以及临床表现也有重要辅助诊断价值。

【超声诊断要点】

1. 室壁厚度正常或偏厚,回声不均匀,反射增强;室壁普遍或局部运动低下、运动消失或运动反常。

2. 各房室腔大小与心肌病变的严重程度和范围相关,轻者房室腔扩大很轻或正常,重者心脏常呈普遍增大,也可以左室或右室扩大为主。

3. 乳头肌腱索增粗、心内膜和瓣膜增厚,回声反射增强,不均匀,呈补丁样分布。

4. 心脏收缩和舒张功能受损出现的时间早于房室腔的扩大。

5. 可出现少至中量的心包积液,可有瓣膜赘生物和附壁血栓等。

二、川　崎　病

川崎病(Kawasaki disease)又称皮肤-黏膜-淋巴结综合征,一般认为是变态反应引起的全身血管炎。

【病理与临床】

主要病理变化是心肌炎、心包炎、心脏瓣膜炎、冠状动脉炎等,超声对本病的诊断和治疗有重要价值。

【超声诊断要点】

1. 冠状动脉扩张　①一级(正常冠状动脉):其主干和主动脉根部内径之比<0.16;②二级(冠状动脉扩张):冠脉内径局限扩张3~4mm,或主干和主动脉根部内径之比>0.16<0.30;③三级(冠状动脉瘤):主干内径4~8mm,主干和主动脉根部内径之比>0.30;④四级(巨大冠状动脉瘤):主干内径>8mm,主干和主动脉根部内径之比≥0.60(图2-40)。

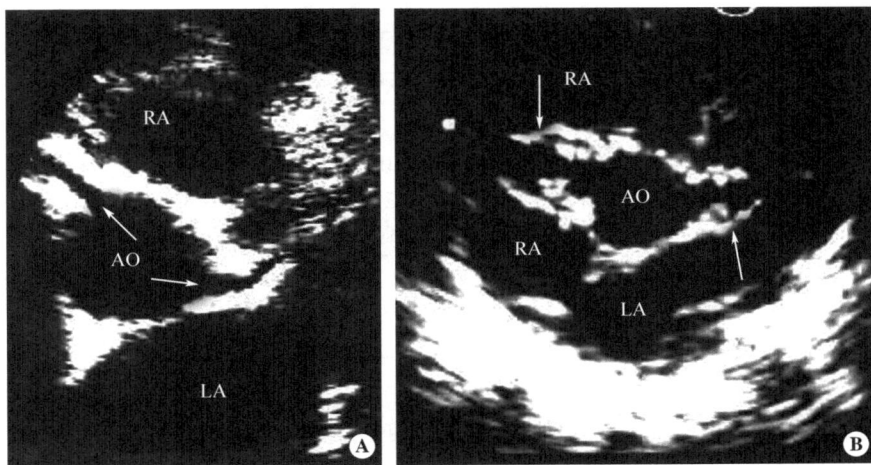

图2-40　川崎病

A:正常冠状动脉,↖示右冠状动脉,→示左冠状动脉;B:↓右冠状动脉瘤并瘤内血栓,↑左冠状动脉瘤并瘤内血栓

2. 心脏扩大,室壁运动减低,瓣膜关闭不全,以及心包积液等。

三、左室假腱索

左室假腱索是指跨越左室腔内并非附着于二尖瓣的条索状组织,其内可含有或不含有心肌传导组织,也称为左心室节制束。

【病理与临床】

左室假腱索分为两型:一型为纵行型(对角型),由左室前壁连于室间隔中上段;另一型为横行型(水平型),由左室侧壁连于室间隔中上段。临床上约 20%~60% 左室假腱索可发生室性早搏,但多不必治疗。

【超声诊断要点】

(1) 心室腔内可以见到一条或数条与二尖瓣叶无关联的、起源于左心室前壁或侧壁或乳头肌、止于室间隔膜部、肌部或心尖部的连续性或不连续性线带样回声,粗细不等,回声较强,密度不均匀。

(2) 最常见到左室假腱索的切面有左室长轴切面、左室两腔切面、左室短轴切面及心尖或胸骨旁四腔心切面,一般至少应在两个切面以上均能观察到才能确诊。

第十四节　心脏扩大的鉴别诊断

由于心脏容量负荷过重、心肌肥厚或心包积液等原因,常致有心脏扩大表现,但其病因病变迥然不同,超声学检查也各有特色。现将某些常见心脏疾病的房室腔、室壁、室间隔、瓣膜、大动脉及血流动力学改变鉴别诊断要点列于表 2-5,表 2-6 以供参考。

表 2-5　几种心脏扩大的鉴别诊断(一)

	扩张型心肌病	冠心病	高血压性心脏病	肺源性心脏病
房室腔	全心扩大,以左室为主	左室扩大	左室扩大,左房稍大	右室扩大,右室流出道增宽
室壁	室壁变薄,活动幅度弥漫性减弱	节段性室壁运动减弱、消失或矛盾运动,正常室壁活动性代偿增强	左室壁增厚,早期运动增强,晚期运动减弱	右室壁增厚,早期运动增强
室间隔	室间隔变薄,运动减弱,室间隔收缩期增厚率<30%,与左室后壁呈逆向运动	节段性室间隔活动减弱或消失	室间隔增厚,早期运动增强,晚期运动减弱	室间隔增厚,运动减弱
瓣膜	瓣膜相对小,活动幅度明显减低,可伴二尖瓣三尖瓣关闭不全	瓣膜活动幅度降低,多伴二尖瓣关闭不全	主动脉瓣增厚	肺动脉瓣a波低平或消失,收缩中期关闭
主、肺动脉	正常	正常	主动脉增宽	肺动脉增宽
血流动力学	收缩期二尖瓣、三尖瓣反流	收缩期二尖瓣反流	无变化	舒张期肺动脉瓣反流

表 2-6　心脏扩大的鉴别诊断(二)

	房间隔缺损	室间隔缺损	二尖瓣关闭不全	主动脉瓣关闭不全
房室腔	右房右室大,左房稍大	左室右室大	左房明显扩大,左室大	左室扩大,左室流出道增宽
室壁			左房后壁运动幅度大	
房室间隔	房间隔连续性中断。室间隔运动幅度增强,与左室后壁呈同向运动	室间隔连续中断	室间隔活动幅度增强	室间隔活动幅度增强
瓣膜	肺动脉瓣 a 波低平或消失,见收缩中期关闭	无改变	二尖瓣开放幅度增大,瓣膜回声增强,收缩期瓣口不能合拢	二尖瓣前叶见舒张期扑动,主动脉瓣回声增强,舒张期瓣口不能合拢
主、肺动脉	肺动脉明显增宽肺动脉高压	晚期有肺动脉高压	肺动脉增宽	主动脉根部增宽
血流动力学	心房水平左→右分流,晚期双向分流	心室水平左→右分流,晚期双向分流	收缩期二尖瓣反流	舒张期主动脉瓣反流

(夏稻子)

第十五节　胸膜腔及纵隔疾病

扇扫超声探头和食管超声探头的发展使纵隔和胸腔的检查产生了飞跃。特别是在纵隔肿瘤、纵隔淋巴结和胸腔积液的检查方面显示了巨大的优越性。

一、胸膜腔积液

正常生理情况下,胸腔内可有 10~15ml 的液体,在壁层和脏层胸膜之间起润滑作用,当胸腔内的液体产生过多或吸收过缓,则形成胸腔积液。

【病理与临床】

胸腔积液可分为漏出液和渗出液。按病因可分为感染性:如细菌(包括结核菌)、寄生虫、真菌、病毒、支原体和立克次体等感染;肿瘤性:如间皮瘤、肺癌胸膜转移和淋巴瘤等引起;物理性:如创伤等引起;化学性:如尿毒症等引起。按积液的性质分为血性、乳糜性、胆固醇性和化脓性等。胸腔积液的体征与积液量的多少有关,少量积液无明显体征。积液量多时,患侧胸廓饱满,呼吸受限;气管和心脏向健侧移位;叩诊呈浊音或实音;听诊呼吸音减弱或消失。

【超声诊断要点】

1. 游离胸腔积液　胸膜腔内出现片状无回声暗区,可随体位改变而移动。少量积液的无回声暗区多发生在肋膈角处,在腋后线或肩胛线低位肋间扫查可发现三角形无回声区(图 2-41A)。当胸腔积液增多时,无回声暗区扩大,肺组织向肺门处退缩,部分实性变(图 2-41B)。

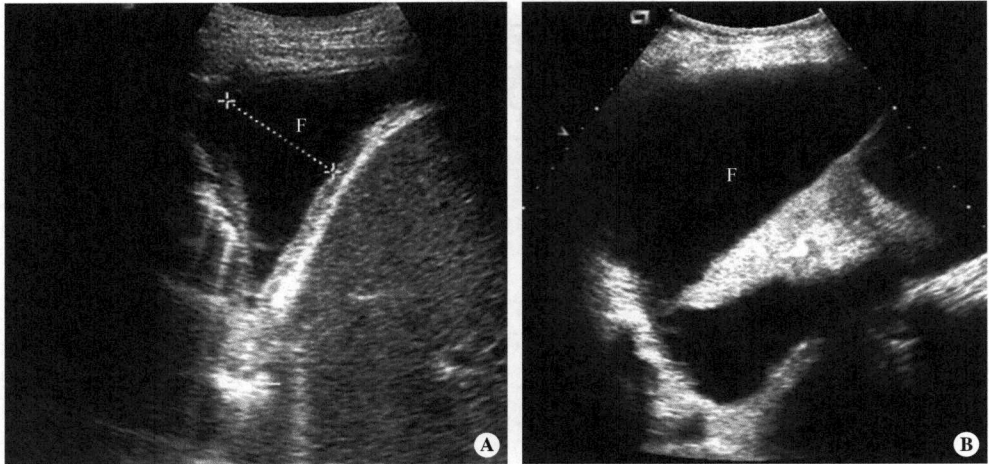

图 2-41　游离胸腔积液
A:少量胸腔积液;B:大量胸腔积液;F:胸水

2. 局限性胸腔积液　包括包裹性胸腔积液、肺底积液、肺叶间积液等。当积液局限于胸腔侧壁或后壁时,在肺气强回声与胸壁之间显示为半圆形或扁平低、无回声暗区。肺底积液表现为膈肌上外方见无回声区,从肋缘下透过膈肌扫查显像尤为清晰。

3. 脓胸　急性脓胸可由肺部急性炎症、胸壁外伤后感染所致,慢性脓胸则大多为结核性。声像图中脓胸的液暗区内出现散在的漂浮光点,随呼吸漂动,变换体位后其漂浮更为明显,静息片刻后,漂荡的光点可以下沉,形成分层显像,从稀松到稠密,上为无回声或弱回声区,下为光点密集的低、中等回声区。

4. 液气胸　胸腔内同时存在气体和液体,气体在上,液体在下,两者交界处出现液平面。该液平面呈类似水平状,明显区别于无气体的弧形,坐位时,近膈肌处为液体无回声暗区,近头侧液平面上为强烈的气体回声。

【鉴别诊断】

1. 胸膜增厚　胸膜增厚可为广泛性或局限性,在 X 线检查时不易与胸腔大量积液相鉴别。声像图可见到胸壁与肺组织之间为一片回声增强区,盖于肺气强回声之表面,两层之间有时可见无回声液性暗区,液性暗区中见条索状光带漂浮,形成两层胸膜粘连图像。

2. 胸膜钙化　多由结核性胸膜炎、化脓性胸膜炎和胸膜外伤出血后造成,因钙盐沉积而引起钙化,声像图钙化区呈强回声光团伴有声影。

二、纵 隔 肿 物

纵隔为左右两侧胸膜腔之间的一个胸内间隙,为循环、呼吸、消化等器官的主要通道。在胸骨之后,心脏和大血管之前为前纵隔;胸椎之前,心脏和大血管之后为后纵隔;中间部分为中纵隔,主要为心包、心脏和大血管。超声探测前、上纵隔的肿物意义较大,如淋巴管瘤、胸腺瘤、囊肿和畸胎瘤等。

【病理与临床】

在纵隔中,前上纵隔表现为肿块的组织常见有迷走的甲状腺和甲状旁腺及其来源的肿瘤、胸腺肿瘤等;前下纵隔有生殖细胞来源的肿瘤、心包囊肿等;中纵隔有恶性淋巴瘤、支气管囊肿等,后纵隔有神经源性肿瘤、食管囊肿和胃囊肿等。其中以良性病变居多,约占70%。肿瘤较小时临床表现可比较隐匿,但肿瘤较大时则多表现出相应的临床症状。如胸腺瘤临床上常并发重症肌无力,可有胸痛、咳嗽、胸闷、气短等症状;恶性淋巴瘤可产生气管压迫及上腔静脉压迫综合征,伴有表浅淋巴结肿大或肝脾肿大。

【超声诊断要点】

1. 胸腺瘤　是前上纵隔最常见的肿瘤之一,良性胸腺瘤多呈圆形、椭圆形,部分呈分叶状,边界清晰,包膜整齐,回声高,肿瘤内部呈低回声,亦可见大小不等的无回声小暗区,容易诊断为囊肿。恶性胸腺瘤呈浸润性生长,轮廓不规则,无包膜,边缘不整齐,内部回声强弱不一,分布不均匀,可见小钙化光团(图 2-42)。

2. 淋巴瘤　常是全身性病变的纵隔表现,多数位于中纵隔。早期淋巴结较小时,受肺组织气体的影响而无法显示,当淋巴结肿大明显或融合成团块时,图像清晰,呈圆形、椭圆形、分叶状或不规则形,也可呈波浪状。内部为分布均匀的微弱回声或无回声区,可有短线状回声,

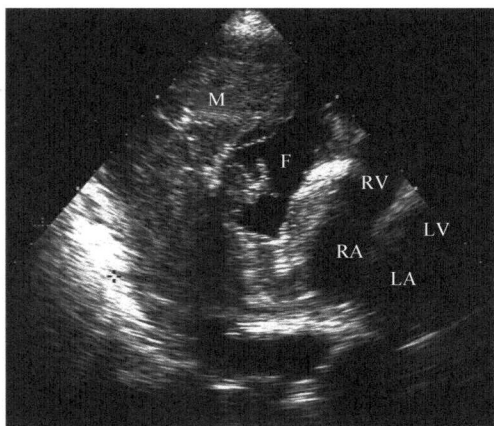

图 2-42　胸腺瘤呈分叶状并累及心包
图中 RV:右室;F:心包积液;M:胸腺瘤

多无侧壁声影;远侧回声可稍增强。本病常合并胸腔积液或心包积液,同时,可发现颈部、腋下、腹腔及腹股沟等多组淋巴结肿大以及肝脾肿大。

3. 神经源性肿瘤　大多数神经源性肿瘤发生于后纵隔脊柱旁沟的神经组织,肿瘤大小不一,常为一侧,可有出血坏死及囊性变。声像图中的表现为有球体感的圆形、椭圆形、哑铃状或分叶状中、低回声肿块,边界常整齐清晰,包膜较厚,回声较强,内部光点不均匀,间以短线状回声,可见大小不一的无回声区。

【鉴别诊断】

纵隔肿块种类较多,性质也比较复杂。超声显像受到肺和骨的限制,特别是后纵隔的小肿瘤。因此,发现纵隔的肿块一定要注意结合其他影像学资料进行分析。超声显像在鉴别诊断方面的优势在于较 X 线检查方法等更易于区别肿块的物理性质如判别肿块为液性、实质性或混合性,并发现钙化等病灶,尤其是结合多普勒血流显像,更能了解肿块的血流供应情况,有利于肿瘤良恶性的鉴别。

(刘明辉)

第三章 肝胆胰脾疾病的超声诊断

第一节 解剖生理概要

一、肝 脏

（一）肝脏的位置与形态

肝脏是人体内最大的消化器官。大部分位于右季肋部和上腹部，小部分位于左季肋部。肝脏外形呈楔形，分为上下两面，即膈面和脏面以及前、后、左、右四缘。膈面呈圆顶形，紧贴膈肌，脏面高低不平，有"H"形的左右两条纵沟和一条横沟。横沟即为第一肝门，有门静脉、胆管、肝固有动脉、淋巴管、神经等出入。右纵沟前半部分容纳胆囊，称胆囊窝，后半部分有下腔静脉通过，称腔静脉窝，又称第二肝门，此处有三支肝静脉注入下腔静脉。左纵沟前部有肝圆韧带，后部有静脉韧带。

（二）肝内管道结构

肝内有两个管道系统，即格林森（Glisson）系统和肝静脉系统。格林森系统包括门静脉、肝动脉和胆管，三者在肝内走行一致，由共同的结缔组织鞘所包绕，从第一肝门进入肝脏。肝静脉分左、中、右三支，向第二肝门汇集，在第二肝门处汇合或分别注入下腔静脉，肝静脉系统在肝内与门静脉交叉走行，自成系统。门静脉主干及分支与肝静脉肝内空间关系（图3-1）。

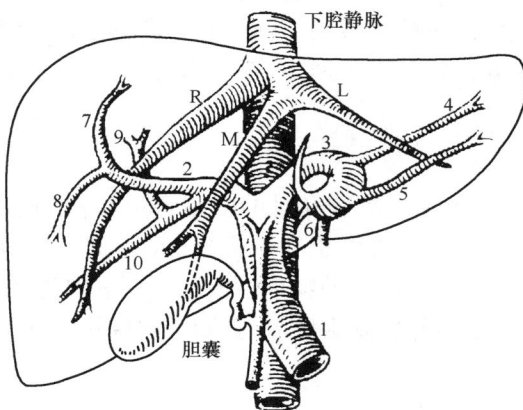

图3-1 门静脉主干及分支与肝静脉的内空间关系

1. 门静脉主干；2. 门静脉右支；3. 门静脉左支；4. 外上段静脉；5. 外下段静脉；6. 左内叶静脉（分内上段静脉，内下段静脉）；7. 前上段静脉；8. 前下段静脉；9. 后上段静脉；10. 后下段静脉；L 肝左静脉；R 肝右静脉；M 肝中静脉

（三）肝脏的分叶和分段

肝脏的分叶和分段的方法主要介绍较为常用的中国法和库氏法（Couinand）。

1. **中国法** 根据正中裂、左叶间裂、右叶间裂、右段间裂、左段间裂将肝脏分为五叶六段。五叶：右前叶、右后叶、左外叶、左内叶及尾状叶；六段：右后叶的上段、下段，左外叶的上段、下段，尾状叶的左段、右段。

2. **库氏法** 是国际上较为通用的肝脏分段法。将肝脏左右叶根据格林森系统和肝静脉的分布分为八个区，以肝段（S）命名，在脏面将尾状叶定为肝段 Ⅰ（S1），以此为起点逆时针排列,至肝段Ⅶ(S7),在脏面看不到肝段Ⅷ(S8)。在膈面,以左外叶上段(S2)为起点,顺时针排列至肝段Ⅷ(S8),在膈面看不到肝段Ⅰ(S1)。中国法和库氏法的相互关系见表3-1。

表 3-1　中国法与库氏法肝脏分段比较

	中国法	库氏法
左半肝	左外叶上段	左外叶上段(S2)
	左外叶下段	左外叶下段(S3)
	左内叶	左内叶(S4)
尾状叶	尾状叶左段	尾状叶(S1)
	尾状叶右段	
右半肝	右前叶	右前叶上段(S8)
		右前叶下段(S5)
	右后叶上段	右后叶上段(S7)
	右后叶下段	右后叶下段(S6)

二、胆囊及胆道

　　胆道系统包括肝内胆管、肝外胆管、胆囊和 Oddi 括约肌等部分(图 3-2)。肝内胆管起自毛细胆管,汇集成小叶间胆管,肝段胆管,肝叶胆管以及肝内部分的左右肝管。左右肝管为一级支,左内叶、左外叶、右前叶、右后叶胆管为二级支,各肝段胆管为三级支。左右肝管出肝后,在肝门部汇合成肝总管。肝总管长约 3~4cm,与胆囊管汇合成胆总管。胆总管长约 7~9cm,按照胆总管的走行和毗邻关系,在解剖上分为 4 段:十二指肠上段、十二指肠后段、胰腺段、十二指肠壁内段。80%~90% 的胆总管最后与主胰管在肠壁内汇合形成胆胰壶腹,又称乏特(Vater)壶腹,开口于十二指肠乳头。另有少部分的胆总管和主胰管分别开口于十二指肠。胆囊位于胆囊窝内,为一梨形器官,可分为底、体、颈三部分,颈部的膨大部分称为 Hartmann 囊,颈部的结石常嵌顿于此。胆囊管长约 2~3cm,直径约 0.3cm,常以很小的锐角汇入肝总管右侧壁。

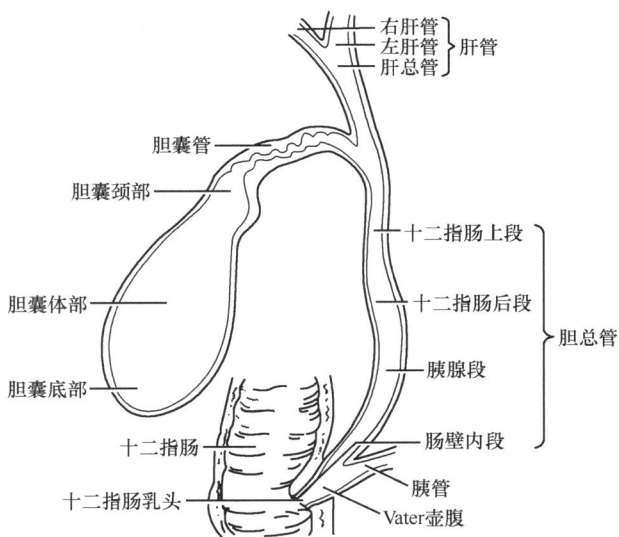

图 3-2　胆道系统解剖示意图

三、胰　腺

　　胰腺是腹膜后脏器,位于上腹部和左季肋部的腹膜后间隙,分为头、颈、体、尾四部分,其中胰头下部向左下方凸出呈钩状,称为钩突。胰管位于胰腺实质内,分为主胰管和副胰管。主胰管的走行由尾部向头部,进入胰头后与胆总管汇合,形成乏特(Vater)壶腹共同或单独开口于十二指肠乳头;副胰管较短,与主胰管交通,局限于胰头部,主要引流胰头上部的胰液,开口于十二指肠乳头附近的小乳头。位于胰腺周围的血管及胆管对于其定位十分重要(图3-3)。

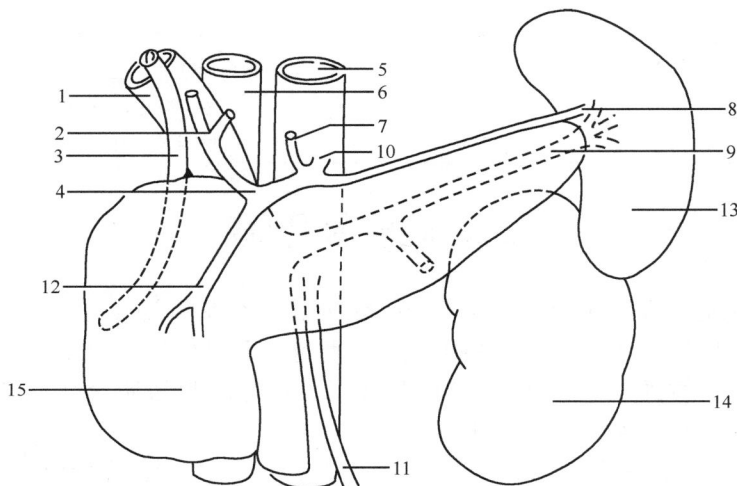

图 3-3　胰腺周围血管和胆管示意图

1. 门静脉;2. 胃右动脉;3. 胆总管;4. 肝总动脉;5. 腹主动脉;6. 下腔静脉;7. 胃左动脉;8. 脾动脉;
9. 脾静脉;10. 腹腔动脉;11. 肠系膜上动脉;12. 胃十二指肠动脉;13. 脾;14. 左肾;15. 胰腺

四、脾　脏

　　脾脏是人体最大的淋巴器官,外形似半月形,位于左上腹部。脾脏表面分成脏面和膈面。脏面中央为脾门,脾动静脉、淋巴管和神经由此出入,组成脾蒂。膈面与膈相依。

第二节　超声检查方法与正常声像图

　　1. 患者检查前准备

　　(1)肝脏超声检查一般无需特殊准备,但由于经常和胆道及胰腺检查同时进行,所以要求检查前禁食8小时以上。即使单独检查肝脏,空腹检查对于肥胖、腹部胀气较重者可以获得更好的效果。

　　(2)胆囊、胰腺检查通常需禁食8小时以上空腹检查,胃肠道干扰仍较重者可服用消除胀气药物。胰腺检查时可饮水500~800ml,使胃内充满液体为透声窗显示胰腺。

（3）胆囊、胰腺超声检查前一般应避免进行胃肠钡餐造影及胃镜检查。如果需要观察胆囊的收缩功能,需要准备脂餐(一般为两个油煎鸡蛋)。

2. 检查仪器　应用实时、高灰阶超声显像仪,目前多选用弧形或扇形探头。成人一般用凸阵探头,频率3.5～5.0MHz,肥胖者可选用2.5MHz的探头,消瘦者和儿童可选用5MHz探头。宽频带可变频探头可以根据上述不同需要调整中心频率。使用高性能的彩色多普勒超声诊断设备可以获得较高质量的图像。

3. 检查体位

（1）仰卧位:为最常用的检查体位。患者仰卧,两手上举置头上,使肋间隙增宽,便于探头置放。

（2）左侧卧位:患者向左侧卧位,右臂上举置头上。该体位便于对肝门结构、肝右后叶、肝外胆管、胆囊颈部及底部进行观察。

（3）右侧卧位及胸膝卧位:右侧卧位便于对肝左叶及脾脏进行观察,胸膝卧位可用于鉴别淤积的胆汁以及结石等是否发生移动。

（4）半坐位、坐位和站立位:适于肝、胆位置较高者,这些体位可以使肝、胆位置下移,利于检查;对于肝左叶较小且胃肠道胀气较重的患者,有利于胰腺的显示。

一、肝　　脏

（一）肝脏的形态和轮廓

肝脏表面整齐、光滑,包膜呈细线样高回声。右肋缘下切面,显示较大的右叶位于右侧,左叶较小,位于左侧。左叶剑下纵切面呈三角形,下缘角小于45度,右叶肋间切面呈新月状,下缘角小于80度。

（二）肝实质回声

肝实质回声为分布均匀细小密集光点,中等回声强度,略高于肾实质,低于胰腺实质,与脾脏回声接近(图3-4A)。

（三）肝内管道结构

肝内管道结构包括门静脉、肝静脉、肝动脉及其分支和左右胆管及其分支。门静脉的分支走向有一定的特征,门静脉左支及其分支声像图为"工"字结构;右支较短,分为两支,即右前叶支和右后叶支,门静脉管壁较厚,回声强。肝内胆管与门静脉分支伴行,正常时一般仅显示一、二级支胆管,二级以上分支则难以显示。肝固有动脉由肝总动脉分出后走行在十二指肠韧带内,于门静脉前方、胆总管内侧上行至肝门部分为左、右肝动脉,进入肝脏后伴随门静脉分支走行,但进入肝实质的肝动脉常常不能显示。肝静脉在肝内走行自成体系,左、中、右三支静脉于第二肝门处注入下腔静脉,管壁薄,在肝实质内呈放射状,走向与门静脉交叉。

（四）肝脏其他结构图像

1. 肝圆韧带　长轴切面为一条状强回声带,短轴切面为一强回声团,位于门静脉矢状部囊部至肝下缘处。

2. 静脉韧带 其回声低于肝圆韧带,位于肝左外叶与尾状叶之间一条状强回声带。

(五) 彩色及频谱多普勒表现

1. 门静脉 剑下斜切面显示门脉左支及其分支,右肋间切面显示门静脉主干、右支及其分支。以上切面显示的门静脉及其分支呈红色血流填充管腔,色调均匀,为入肝血流,脉冲多普勒显示连续性的血流频谱,随呼吸变化轻微波动。

2. 肝静脉 右肋下斜切面显示三支肝静脉为蓝色离肝血流,汇入第二肝门的下腔静脉。脉冲多普勒多显示三相频谱,为收缩波(S)、舒张波(D)、心房收缩波(a)。S波为心脏收缩期心房充盈所致,下腔静脉血流回流到右心房,肝静脉血流离肝加速,形成第一个负向波峰;D波为心室舒张早期,右房血流快速流入右室,造成肝静脉血流再次快速流入下腔静脉,从而形成的第二个负向波峰,D波波幅一般较S波略小;a波为一个正向小波,为右房收缩使部分血流返入下腔静脉和肝静脉所致。有时在D波和S波之间还出现一个小的正向V波。

3. 肝动脉 为向肝型,位于门静脉主干前方偏左,为单一的红色血流,脉冲多普勒显示搏动性频谱,收缩期快速上升,舒张期缓慢下降。

(六) 超声测量及正常值

正常肝脏大小形态个体差异较大,目前尚没有统一的正常测值标准,因此超声测量肝脏径线仅有参考意义。

1. 左肝上下径和前后径 标准测量切面显示腹主动脉长轴,上下径:小于8cm,前后径:小于7cm。

2. 右肝斜径 右肋缘下斜切面,显示肝右静脉长轴并汇入下腔静脉,同时清楚显示右侧膈肌回声,测量肝表面至膈肌内缘的最大距离。正常值:小于14cm。

3. 肝静脉 肝右静脉和肝中静脉内径:小于1.1cm,肝左静脉内径:0.5cm左右。

4. 门静脉 主干内径小于或等于1.4cm。

二、胆囊及胆道

(一) 胆囊

胆囊为轮廓清晰、薄壁、内含液体的囊性结构,其纵切面呈梨形,横切面呈椭圆形,囊腔内为透声良好的无回声(图3-4B)。胆囊壁呈线状高回声,光滑而且厚薄均匀一致。胆囊颈部与门静脉右支根部之间有线状高回声带连接,是寻找与识别胆囊的重要标志。正常胆囊长径一般小于9cm,前后径小于3.5cm,壁厚小于0.3cm。胆囊收缩功能的判定:先空腹时测量胆囊大小,脂餐(一般为两个油煎鸡蛋)后一小时再次测量,胆囊横径或面积缩小1/3以上为收缩功能正常,但对于无症状的老年人,临床意义不大。

（二）胆管

1. 肝内胆管　在无肝内胆管扩张的情况下，一般只能显示胆管的一、二级支，不能显示二级支以上的肝内胆管。

2. 肝外胆管　左右肝管位于门静脉左右支的前方，内径约为 0.2～0.3cm。胆囊管较细，与肝总管的汇合部位多变，常常不易显示，通常超声检查将肝总管和胆总管统称为肝外胆管，其主要定位标志为门静脉。与解剖上的分段不同，超声检查将肝外胆管大致分为两段，即上段和下段。上段与门静脉伴行，位于门静脉主干的右前方，与门静脉形成双管结构，其直径小于伴行门静脉的 1/3。肝外胆管上段容易显示和确定，通常作为观察胆管变化和测量内径的部位。下段肝外胆管与下腔静脉伴行并延伸进入胰头背外侧。因有肠气干扰常不能清楚显示，可以通过改变体位、饮水、探头加压等方法来提高显示率。正常的胆管壁呈线状高回声，整齐光滑。成人正常肝外胆管的内径不超过 0.6cm，老年人可略宽，但一般不超过 1.0cm。

三、胰　　腺

正常胰腺根据各部厚度分为蝌蚪形、哑铃形及腊肠形三种形态。腹部胰腺长轴切面显示为长条状结构，通常右低左高，其前方为胃和肝左叶，后方为脾静脉，肠系膜上动静脉，下腔静脉，腹主动脉以及脊柱。胰腺的边界光滑而整齐，但因胰腺没有致密的包膜或胃肠胀气重等原因，胰腺的界限亦可不甚清晰。胰腺内部回声为均匀的细小光点，其回声强度比正常肝脏稍强，老年人回声多较强（图 3-4D）。胰腺主胰管为胰腺实质内细长的无回声管道结构，表现为两条平行光滑的高回声带，以体部显示最清楚，一般副胰管不容易显示。胰腺的正常测量及正常值：以测量胰腺的厚径为准，通常在下腔静脉前方测量胰头，厚度 2.5cm 以内，在肠系膜上动脉前方测量胰体，厚度 2cm 以内，在腹主动脉或脊柱左缘测量胰尾，厚度 2cm 以内，主胰管宽度小于或等于 0.2cm，大于 0.3cm 提示扩张。

四、脾　　脏

脾脏轮廓清晰，表面光滑、平整，被膜呈线状高回声。脾的冠状断面显示脾的膈面呈弧线形高回声，光滑整齐，脏面略凹陷，可见脾门切迹，此处可见到脾门血管。脾的横断面形似半月形，脾门处可见脾静脉的长轴断面。脾实质呈均匀的中等回声，回声强度略低于肝脏，比肾皮质回声稍高（图 3-4C）。

脾脏的测量方法：主要测量长径、厚径和宽径，测量方法如下：

1. 脾长径　冠状断面上显示脾脏最大长轴断面图像，测量其上下端间径。

2. 脾厚径　在前倾冠状断面上，由脾门处脾静脉中心向脾下端做一直线，再从脾静脉中心作该直线的垂直线与对侧脾膈面相交，此径线为厚径。该径线在临床上最常用。

3. 脾宽径　横断面上脾两侧缘间径。正常超声测值为，长径：8～12cm；厚径：3～4cm；宽径：5～7cm。

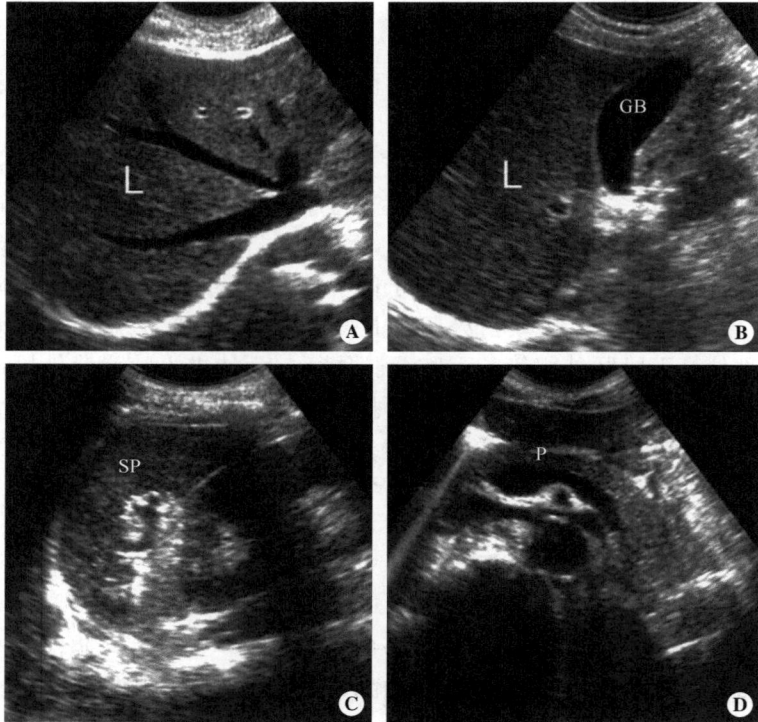

图 3-4　肝脾胆胰正常声像图
A:肝脏;B:胆囊;C:脾脏;D:胰腺
图中 L:肝脏;GB:胆囊;SP:脾脏;P:胰腺

第三节　肝 脏 疾 病

一、肝 囊 肿

肝囊肿(hepatic cyst)是较常见的肝脏良性疾病,是最常见的肝脏囊性病变。临床上大多数为先天性,为肝内小胆管发育畸形所致,少数是由于肝脏创伤所引起。

【病理与临床】

肝囊肿可单发或多发,大小不一,直径从数毫米到数厘米,最大可达数十厘米。囊肿包膜完整,囊壁光滑,囊内一般充满澄清液。小的的肝囊肿可以没有临床症状,囊肿较大可有上腹饱满,疼痛等症状。

【超声诊断要点】

1. 肝内可见圆形或椭圆形的无回声区,囊壁菲薄,光滑整齐,呈高回声,与周围肝组织界限清楚,囊肿后方肝组织回声增强(图 3-5A)。小的肝囊肿侧壁可有淡的侧方声影,有时仅显示前后壁,而侧壁可出现回声失落现象,此时囊肿的壁呈"等号"状。

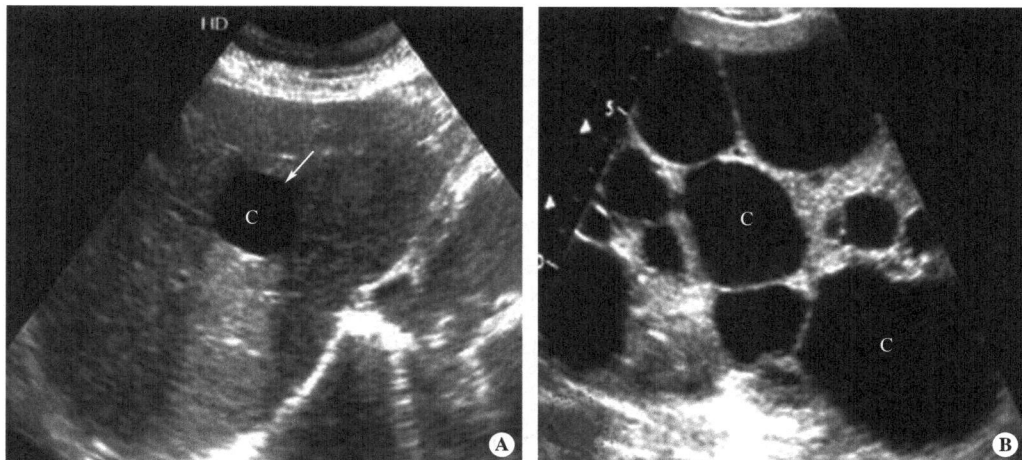

图 3-5 肝囊肿与多囊肝
A:↓肝囊肿;B:多囊肝;图中 C:囊肿

2. 囊肿较小时,肝脏的形态可无改变。囊肿较大或靠近浅表部位时,肝表面可见局限性隆起。

3. 囊肿可单发或多发,多发相邻的囊肿可以相互沟通;部分囊肿内可见纤细的分隔光带,称为多房囊肿。

4. 囊肿合并出血感染时,囊壁增厚,不光滑,囊内可见细小光点或光带漂浮。

5. 彩色多普勒血流显像,囊肿的囊壁偶尔可见少量血流信号,主要为静脉血流。

【鉴别诊断】

1. 肝实质内正常的管道结构　肝内的肝静脉、门静脉的横断面酷似囊肿改变,移动探头改变扫查方向时,其形状发生改变,即变为条状管道结构,彩色多普勒有血流显示。

2. 肝脓肿　在脓肿形成期,因为液化程度不同,可表现为低回声或无回声,但脓肿一般有较厚的壁,边缘不规则,结合病史与肝囊肿较易进行鉴别。但与肝囊肿合并感染的鉴别有时很困难。

3. 肝包虫病　患者有疫区接触史,临床上以包虫囊肿多见。典型的包虫囊肿有一些特征性的表现,例如"囊中囊"征象,囊壁较厚且呈双层改变,囊肿内可见砂粒样强回声(囊砂)等。但包虫囊肿仅表现为单房性,不具备典型表现时,与肝囊肿的鉴别较为困难。此时需要结合其他检查方法。

4. 肝囊性恶性肿瘤　一些肝脏的恶性病变表现为无回声的囊性病灶,包括一些少见的恶性肿瘤及肝脏转移性肿瘤。往往表现为囊壁局部增厚,或者囊内可见实质性团块,囊液并非为单纯的无回声,往往回声杂乱。

肝囊肿的超声诊断具有特征性,其准确性可达 98% 以上,是临床上首选的影像学方法。但对于声像图不典型的出血性、创伤性及感染性囊肿,以及肿瘤性囊肿要结合其他影像学检查方法或在超声引导下穿刺来明确诊断。在治疗方面,超声引导下经皮穿刺抽液及注入硬化剂治疗可取得满意的疗效。

二、多 囊 肝

多囊肝(polycystic liver disease) 为肝脏先天性发育异常所致,有家族史和遗传性,约60%伴有多囊肾。其形成机制主要是胚胎期形成的过剩的小胆管未能及时退化而形成小胆管丛,进而持续扩张并且相互融合所致。

【病理与临床】

病理显示肝脏增大,切面呈蜂窝状,囊肿大小不一,多数累及全肝,也可分布于某一叶。大多数没有临床症状,如压迫消化道,可以出现腹胀,腹痛等症状。

【超声诊断要点】

1. 典型的多囊肝表现为肝脏弥漫性增大,重者肝下缘可达脐水平,形态失常,肝表面不平整。

2. 典型多囊肝肝内布满大小不等的无回声区,边界清楚,无回声区间互不连通(图 3-5B);部分多囊肝仅表现为肝实质回声增强,粗糙,呈"小等号"状回声,为肝内弥漫分布的微小囊肿回声。

3. 由于囊肿布满整个肝脏,肝内的管道结构常显示不清。

4. 轻型多囊肝肝脏轻度增大,一般形态正常,肝内可见数目较多的无回声区,但囊肿之间可显示正常的肝实质回声,并可见肝内的正常管道回声。

5. 多囊肝常合并多囊肾等其他脏器的多囊样病变,故应注意检查这些器官是否具有多囊样改变。

【鉴别诊断】

1. 多发性肝囊肿　与典型的多囊肝往往容易鉴别,但数目较多的多发性肝囊肿一般不易与轻度的多囊肝相鉴别,是否伴有其他脏器的多囊样病变对鉴别诊断往往有帮助。

2. 先天性肝内胆管扩张症(Caroli 氏病)　本病病因为先天性胆管壁发育薄弱,从而使肝内胆管呈节段性囊状扩张。肝实质内可见大小不等的无回声区,沿胆管分布走行,暗区之间相互通连并与胆管相通,常同时合并肝外胆管囊状扩张。

三、肝 脓 肿

常见的**肝脓肿**(hepatic abscess) 有细菌性和阿米巴性两种。

【病理与临床】

细菌性肝脓肿系指化脓性细菌所引起的肝内化脓性感染。细菌可经过胆道、肝动脉、门静脉侵入肝内,毗邻肝脏的感染病灶的细菌可经淋巴系统侵入,临床上可单发或多发。阿米巴性肝脓肿是肠道阿米巴感染的并发症,多数为单发。临床主要症状是寒战、高热、肝区疼痛和肝肿大。

【超声诊断要点】

肝脓肿的病理过程是一个动态的演变过程,一般将其分为脓肿早期,脓肿形成期及脓肿吸收期,超声声像图在不同的阶段表现各异。但由于目前临床上抗生素广泛而及时地使用,有时较难动态地显示整个病理变化过程,往往声像图的表现仅局限于某个阶段,所以肝脓肿的超声诊断必须密切结合临床。

1. 脓肿早期　肝脏病变区由于充血水肿,出现边界模糊不清的低回声区,内部回声欠均匀,与周围肝组织相延续。该回声改变常常出现在发病的一周内。当病变进一步发展,出现肝组织出血和坏死时,病灶内出现点、片状高回声区,周边可出现较宽的高回声带或低回声晕环,此时须与肝脏肿瘤进行鉴别。

2. 脓肿形成期　病变区出现坏死、液化后,形成肝脓肿。表现为边界较清楚的无回声区,大多数具有厚的脓肿壁,呈高回声,厚薄不均,外壁较整齐,而内壁常不光滑。脓肿的内部回声与其液化及脓汁的均匀程度有关(图3-6)。当脓肿液化充分、脓汁稀薄均匀者,呈无回声,内为稀疏的细点状回声,并可见散在分布的片状高回声,有悬浮感,变动体位后明显;当脓肿液化不完全时,内可见大的分隔状高回声,有的呈小蜂窝样改变;脓汁黏稠而分布均匀时,内部呈均匀的低回声,与肝脏实质性占位病灶相类似。

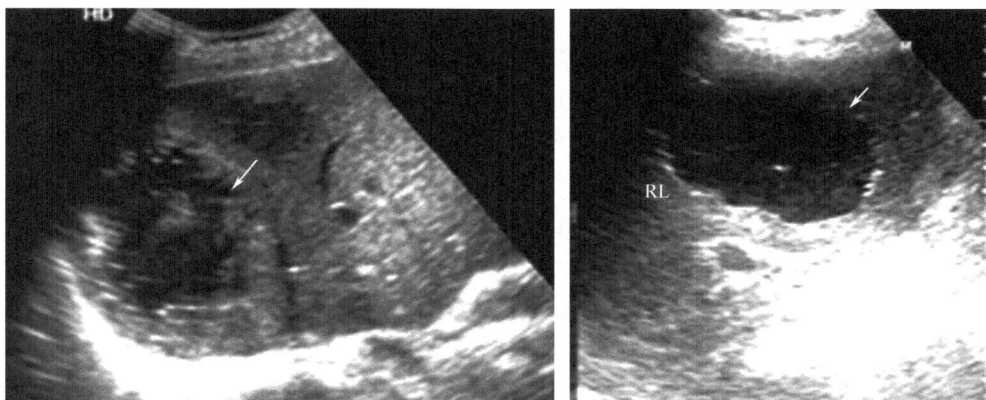

图 3-6　肝脓肿
图中 RL:肝右叶↓示脓肿

3. 脓肿吸收期　在经过抗生素治疗或穿刺引流后,脓腔内脓汁逐渐减少,脓腔减小甚至闭合,代之为实质性片状高回声。完全治愈的脓肿灶一般应该恢复正常肝脏回声,有的仅表现为片状低回声区或团状强回声的钙化灶。

长期不愈的慢性肝脓肿表现为壁明显增厚,回声增强,内部多表现为不均匀的、杂乱的高回声,于脓肿壁及内部可见钙化灶。

其他超声表现:

(1) 脓肿较大者出现肝脏增大。

(2) 如果脓肿来自胆道系统的感染,可同时显示胆道感染和阻塞的征象。

(3) 可出现右侧反应性胸腔积液。

(4) 如突破入胸腔、膈下及腹腔,引起脓胸、膈下及腹腔脓肿,在相应部位出现液性无回声区。

(5) 彩色多普勒在未液化区及脓肿壁可探及点状及条状血流信号,多为动脉频谱,为低阻型。

超声检查对于典型的肝脓肿,即脓肿形成期的诊断率几乎接近100%。但对于其他阶段的肝脓肿尚需密切结合临床,并作动态观察才能得出诊断。在形成脓肿后,超声引导下经皮穿刺并置管引流,在明确诊断的同时又可进行治疗,该方法成功率高,并发症少,具有好的疗效。

四、肝包虫病

肝包虫病（hydatid disease of liver）又称肝棘球蚴病,是一种流行于牧区的常见的人畜共患性疾病。

【病理与临床】

共有 4 种棘球蚴绦虫可以引起本病,在我国主要有两型:①棘球蚴病,又称肝囊型包虫病或包虫囊肿,是由细粒棘球绦虫虫卵感染引起;②泡球蚴病,通称泡型包虫病,是由多房型棘球绦虫或多房泡球绦虫虫卵感染引起。临床上肝包虫病主要以肝囊型包虫病为主。棘球蚴进入肝脏后,在肝内产生一系列致病反应,形成母囊、子囊及孙囊。子囊及孙囊破裂后,大量的头节脱落入囊内形成囊砂,子囊和孙囊也可脱落于母囊中形成"囊中囊"现象。临床上早期没有明显症状,随着病情的发展,可以出现食欲不振、上腹胀满、疼痛、恶心、呕吐等症状,胆管受压可出现黄疸,如压迫门静脉可出现脾大、腹水等门脉高压症状。

【超声诊断要点】

肝囊型包虫病声像图

1. 单囊型　可见单个圆形或椭圆形的无回声区,囊壁菲薄而清晰,可显示内外两层囊壁。囊肿后壁及后方回声增强。

2. 子囊孙囊型　大的液性暗区内有多个小囊,小囊各自有其壁,有的小囊内又有更小的囊。此为"囊中囊"征象,是肝囊型包虫病的特征性表现。

3. 多发囊肿型　可见两个以上的囊肿回声,其大小、囊壁结构、囊内回声都不尽相同,可有较大差别。

另外部分肝包虫囊肿由于出现变性、退化、坏死等改变,表现为内囊分离、破裂,囊肿实变、钙化。肝泡型包虫病声像图:表现为实质性高回声团块,边界不清,形态欠规则,可伴钙化灶,具体又可分为巨块型、结节型、液化型、钙化型。肝包虫病灶内彩色多普勒不能探及血流信号。

五、肝血管瘤

肝血管瘤（hemangioma of liver）是肝脏最常见的良性肿瘤,一般认为是先天性血管发育异常所致。

【病理与临床】

肝血管瘤组织学上可分为毛细血管瘤和海绵状血管瘤,临床上多数为海绵状血管瘤。多见于 30~50 岁,左右叶均可发生,可单发或多发。肉眼为紫红色或蓝色,边界清楚,一般无包膜,切面呈蜂窝状,含有血腔。镜下血腔可见薄的结缔组织间隔分隔。瘤体较小时没有临床症状,大的血管瘤可有肝肿大,并出现上腹饱满,疼痛等症状。

【超声诊断要点】

肝血管瘤的内部回声与瘤内血管腔、血管壁及血管间隙之间纤维隔的多少有关,一般分为以下几种回声类型。

1. 高回声型　多见于较小的肝血管瘤（一般小于 3cm），是临床上最常见的回声型。为圆形或椭圆形高回声团，边界清楚，无明显球体感，内部回声致密均匀，可见小点状或细小管状无回声区，呈细网络样回声改变，其后方回声略增强（图 3-7A）。

2. 低回声型　多见于中等大小的肝血管瘤。低回声内部呈细网络样改变或蜂窝状改变，后方回声略增强。当病灶周围有小管道进入时，可见"边缘裂开征"。约 50%～60% 的低回声周围可见环状高回声包绕，厚约 0.2～0.4cm，边界清楚，似浮雕状，此征象对于肝血管瘤的诊断具有较高的特异性（图 3-7B）。

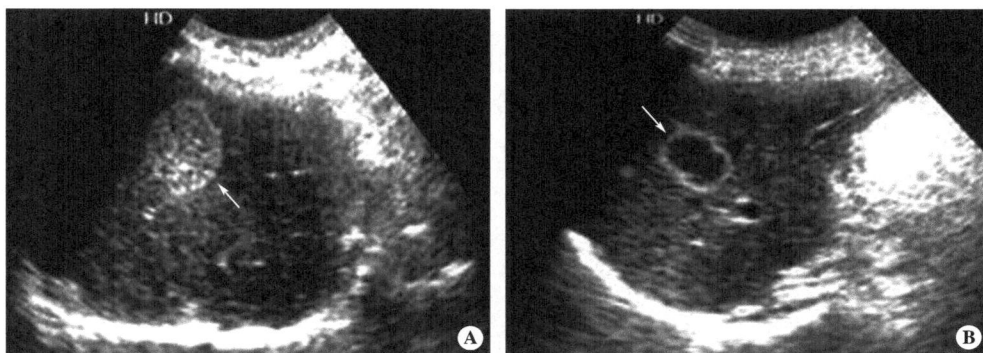

图 3-7　肝血管瘤

A：↓高回声血管瘤；B：↓低回声血管瘤

3. 混合性回声　多见于较大的海绵状血管瘤（大于 5cm）。病变区内低回声与高回声并存，呈粗网络样或蜂窝状，低回声内可见大小不一的无回声区，外周可有不完整的线状高回声包绕，瘤体后方回声无明显变化或略增强。

4. 无回声型　非常少见，类似囊肿回声，但内部透声较单纯性肝囊肿差。较大的血管瘤如位于肋下或剑下，用超声探头加压后可发生压扁回缩现象，解除压力后，可以恢复原状，这对诊断有一定的帮助。

彩色多普勒血流显像：尽管血管瘤内有丰富的血流，但由于血流速度非常缓慢，一般不显示血流信号，如显示血流信号，多位于边缘。彩色多普勒能量图可以更敏感地显示其内部的血流信号。

超声造影：造影增强模式表现为典型的"慢进慢出"。动脉期病灶一般没有强化改变，如果存在，则从周边向病灶中心逐渐扩散。门脉期和实质期周边的强化灶相互融合，向中央扩散，呈向心性充填改变，直至最后完全充填。体积较大的病灶中央可始终不出现强化改变。

【鉴别诊断】

原发性肝癌　血管瘤内部呈网络状，可呈浮雕状，有的可见"边缘裂开征"，而肝癌内部回声多不均匀，不呈网络状改变，较大者可呈多个结节镶嵌状，周边可有低回声晕环。CDFI 对二者的鉴别诊断也有一定的价值。

超声检查诊断肝血管瘤方便，而且价格低廉，对于高回声型小血管瘤的诊断具有非常高的正确率，但对于声像图不典型的，尤其是低回声及混合回声型的血管瘤定性诊断往往存在困难,需结合其他影像学方法,如 CT、MRI 等,必要时可在超声引导下对位于深部的血管瘤进行细针穿刺来明确诊断。

六、原发性肝癌

原发性肝癌(primary carcinoma of liver)是来源于肝细胞或肝内胆管上皮的恶性肿瘤,目前认为其病因与肝硬化、病毒性肝炎、黄曲霉菌以及亚硝胺等有关。本病是我国常见的恶性肿瘤之一,以 40~50 岁年龄段发病率最高,男性多于女性。

【病理与临床】

原发性肝癌组织学类型可分为三型:肝细胞癌、胆管细胞癌和混合型肝癌,其中肝细胞癌最常见。我国肝癌病理协作组在 Eggel 等分类的基础上,结合中国实际情况和经验,将肝细胞癌大体病理分为四型:

1. 结节型　癌结节的最大直径小于 5cm,临床上较常见,又可以分为 3 个亚型:单结节型、融合结节型、多结节型。

2. 块状型　癌结节的最大直径大于 5cm,超过 10cm 者为巨块型,又可分为单块状型、融合块状型、多块状型。

3. 弥漫型　癌小结节弥漫分布于肝左右叶,多见于重型肝硬化的晚期阶段。

4. 小癌型　单发癌结节直径小于 3cm,或两个癌结节相邻近,其直径之和小于 3cm,该型为肝癌发展的早期阶段。临床症状主要为肝区疼痛、乏力、消瘦、腹胀等,中晚期的主要体征为肝肿大,晚期可以出现贫血、黄疸、腹水及恶病质等。

【超声诊断要点】

1. 直接征象　超声声像图根据肿瘤的病理形态分为以下几型:

(1)结节型:肿块为多发或单发,直径一般在 2~5cm 之间,呈结节状,表现为不均匀的高回声或低回声,少数结节内部可有出血、坏死和液化,表现为混合型。肿块边界一般较清晰,边缘可见声晕(图 3-8A)。声晕是指围绕在肿块边缘的低回声圈,一般宽 0.2~0.5cm,又有称之为晕环、晕圈、晕征等。其产生的可能机制如下:肿块周围纤维结缔组织形成的假包膜;肿块与正常肝组织之间的声阻差;肿块膨胀性生长,压迫外周肝组织形成的压缩带;由血管构成。肿块的边缘声晕被认为是原发性肝癌特征性的声像图改变。

(2)巨块型:一般较大,常在 10cm 左右,呈圆形、椭圆形或分叶状。内部回声多不均匀,以混合回声及高回声型多见。如果边缘有假包膜存在,其外周可见声晕,但由于有的肿块穿破假包膜,导致声晕不清晰或消失。如肿块是由数个癌结节融合而成,其形态不规则,肿块内部可出现“结中结”样改变(图 3-8B)。

(3)弥漫型:癌结节数目众多,其大小不一,多数直径在 1cm 左右,弥散分布于整个肝脏。癌肿结节以低回声多见,少数为高回声,内部回声不均匀,分布零乱,无确切的边界,不伴边缘声晕。因为常与肝硬化同时存在,与肝硬化结节的鉴别往往很困难。如果伴有门静脉癌栓形成,有助于本型肝癌的诊断。

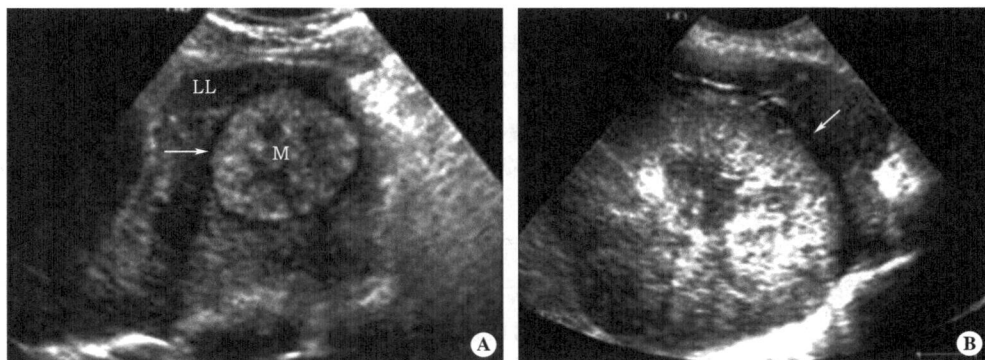

图 3-8　原发性肝癌
A:结节型;B:巨块型
图中 LL:肝左叶;M:肿块

各类原发性肝癌的内部回声不尽相同,超声声像图上可分为以下几种类型:

(1)高回声型:最常见。肿瘤内部回声水平高于周围肝组织。多数为不均匀性高回声,习惯上将高回声为主而混杂少量低回声的肿瘤归于高回声型。高回声型一般提示肝癌细胞有脂肪变性、坏死等倾向。

(2)低回声型:肿瘤回声水平低于周围肝组织,内部回声不均匀,如混杂少量高回声也归于该回声型。低回声型一般提示肿瘤组织生长旺盛,血供丰富,没有坏死发生。

(3)混合回声型:多见于体积较大的肿瘤。为高回声与低回声混合,或者表现为高回声内有形态不规则的液性无回声区,常提示肿瘤组织发生出血、坏死和液化。

(4)等回声型:最少见。肿瘤回声水平与周围肝组织接近或者相同。由于常伴有边缘声晕,因而较容易识别,否则不容易诊断,易发生漏诊。

2. 继发征象

(1)肝内挤压征象

1)肝包膜局限性隆起:肿瘤较大(直径大于 5cm)或位于肝包膜下的肿瘤可引起局部肝包膜隆起,出现所谓"驼峰征"。如肿瘤位于肝前缘,可使肝缘变钝。

2)肝内血管压迫及绕行:肿瘤压迫肝内血管,使其管腔变窄,肿瘤对血管的挤压推移使血管改变自然走行,发生绕行现象。

3)胆管受压:肿瘤压迫某一支肝内胆管,可引起受压水平以上胆管扩张,位于肝门部的肿瘤,则可使肝内胆管普遍扩张。

(2)肝内转移征象

1)卫星癌结节:位于主瘤周围的肝组织内,多见于巨块型肝癌。多数为圆形或椭圆形低回声,直径多在 2cm 以下,多伴有声晕。

2)门静脉癌栓:表现为门静脉内径明显增宽,内充满回声不均匀的实质性团块,为中低或中高回声(图 3-9A)。门静脉癌栓发生率较高,超声检查容易显示。可以仅累及某一分支或主干,严重者可累及整个门静脉系统,多见于弥漫性肝癌。如门静脉主干被癌栓完全充填,于门静脉周围可见由小管道组成的网状结构,即门静脉海绵样改变,是由于门静脉广泛的吻合支及门静脉肝动脉短路形成所致。

3)肝静脉及下腔静脉癌栓:肝静脉或下腔静脉内出现低回声团块,回声均匀,阻塞静脉管腔,二者常同时存在,常发生于肝癌晚期,但超声检出率明显低于门静脉癌栓。

3. **多普勒表现**　原发性肝癌病灶内绝大多数可以检出血流信号,可以表现为条状、分支状、网篮状、环状及簇状等改变。多为动脉血流,常呈高速高阻型,最高流速可达100cm/s以上,阻力指数(RI)大于0.6。肿瘤内血流信号的存在,尤其是动脉血流的检出对肝癌的定性诊断具有很大帮助,提高了超声显像对肝癌的诊断率。同时应用该技术还可以指导对肝癌的介入性治疗并且评价治疗效果,比如注射无水酒精,导入微波及射频消融技术等。当门静脉合并癌栓时,彩色多普勒可以显示门静脉是否完全阻塞,如发生不完全阻塞时,癌栓与管壁间可见有细条状血流通过。如于栓子内显示血流信号,为动脉或静脉血流频谱,则是肿瘤性栓子的有力证据。但门静脉癌栓内血流信号的检出率并不高。

4. **超声造影**　绝大多数的造影增强模式表现为典型的"快进快出"模式。造影动脉期即快速地出现显著增强改变,回声强度明显高于周围肝实质达到峰值强度。门静脉期病灶周围肝实质逐渐增强,相反病灶的增强却快速消退,当二者回声强度接近时,病灶呈等回声,随后,肝实质回声继续增强,病灶呈低回声。在实质期,病灶内回声强度更低,显示出明显的边界。

近膈肌区的肝组织由于被肺组织遮掩,超声常常难以探查清楚,此为肝脏的超声检查的"盲区",如果肿瘤位于此"盲区"内则增加了检查和诊断的难度。可采取深吸气后屏气检查同时调整声束方向等方法,也可以使用凸形或扇形探头扫查,结合上述方法可以提高该区域的显示率。

【鉴别诊断】

1. **肝血管瘤**　典型血管瘤内部呈网络样回声改变,边界清晰,没有边缘声晕,低回声型周边可见环状高回声包绕,有的可见血管从边缘进入,很少伴有血管绕行和血管压迫征象,肿块内多无彩色血流信号显示,此时与肝癌较容易鉴别。但如果肝血管瘤呈不均匀的低回声或混合回声,不具备上述典型的内部及边缘回声改变,与肝癌的鉴别常较困难,需要结合其他影像学方法进行确诊,必要时可行超声引导下细胞学或组织学检查。声学造影有助于鉴别诊断。

2. **肝硬化**　肝硬化可表现出弥漫分布的再生结节回声,与弥漫性肝癌较难鉴别。门静脉内合并癌栓则有助于弥漫性肝癌的诊断。

3. **肝脓肿**　肝脓肿早期病灶没有发生液化时,常呈不均匀的中、低回声,边界模糊不清,此时单纯根据声像图表现易与肝癌混淆。需要密切结合临床,同时要动态观察病灶,肝脓肿经过治疗,随着病程的进展,其回声可以发生较大改变。此外早期肝脓肿的回声常缺乏明显的球体感,而肝癌病灶常具有球体感。经超声引导下穿刺活检,可以明确诊断。

4. **转移性肝癌**　转移癌病灶常常多发,多数为低回声,大小及形态可相似,形成"葡萄征"或"群集征",非癌的肝实质多无肝硬化的改变,高回声型病灶可呈特征性的"牛眼征"或"靶环征"。原发性恶性肿瘤病灶的存在更有助于转移癌的诊断。超声造影对于鉴别诊断有一定的帮助。

5. **肝外肿瘤**　来自右肾,右肾上腺及右上腹腹膜后的肿瘤常易与肝右后叶下段及向肝脏脏面生长的肝癌相混淆,应该多方向连续观察,可以发现肝癌病灶与肝实质的回声相连续,病灶位于肝被膜回声之内,在深呼吸时与肝脏的移动同步。

超声检查目前在临床上被广泛地应用于肝癌的诊断中,声像图具有一定的特异性,对肝癌的诊断符合率可达85%~95%,是首选的影像学诊断方法。彩色多普勒及能量多普勒技术的应用,可以清楚地显示其内部血流供应情况及与周围血管的关系,为指导手术和介入治疗以及术后评价疗效提供了一个简便而有效的方法。同时超声检查是明确是否合并血管内癌栓的简单易行、准确的方法。肝脏超声介入性诊断与治疗技术被广泛地应用于临床,对于诊断存在困难的病例,在超声引导下穿刺进行细胞学或组织学检查可以帮助明确诊断。

七、转移性肝癌

肝脏是恶性肿瘤最容易发生转移的器官,在**转移性肝癌(metastatic carcinoma of liver)** 中,多以腹部脏器的癌肿为多见,如胃癌、结肠癌、胰腺癌、胆囊癌、子宫癌和卵巢癌,另外,乳腺、肺、肾、鼻咽等部位的恶性肿瘤也可转移至肝脏。主要转移途径为门静脉、肝动脉及淋巴道。邻近脏器的癌肿可以直接浸润。

【病理与临床】

转移性肝癌常为多发性、散在结节,大小不一,多质硬,较少合并肝硬化。早期可以没有明显临床症状,可仅有原发癌的症状,如转移病灶较多或较大时,临床表现与原发性肝癌相似。

【超声诊断要点】

转移性肝癌可呈圆形、椭圆形或不规则形,从大体形态上肿块可以分为结节型、巨块型及浸润型。

1. 结节型　临床最多见。常见多发,也可为单发。较多结节时可相互融合,形成"葡萄征"或"群集征"(cluster sign)。在同一病例,转移灶结节的大小、形态以及内部回声有时是非常相似的,但有时也会出现不同的改变。

2. 巨块型　常见单发,由于常合并出血、坏死,内部主要为混合回声型。

3. 浸润型　为相邻器官以直接浸润方式转移至肝脏。

转移性肝癌肿块内部回声可以分为以下类型:

1. 高回声型　为团块状高回声,边界清楚,形态欠规则,内部回声不均匀,后方回声可见轻度衰减。常见于结肠癌、胃癌及食管癌的肝转移。

"牛眼征"或"靶环征":肿块内部为高回声,周围包绕低回声声晕,宽0.5~1cm,偶尔有的高回声中央可有少许低回声区或无回声区,为癌肿中心出血、坏死所致,此即为"牛眼征"或"靶环征"(图3-9B),该征象被认为是转移性肝癌典型的超声声像图表现,可见于任何转移型肝癌,但常见于腺癌的肝转移。

2. 低回声型　肿块较小,直径常小于3cm,内部为低回声,形态规则,边界尚清楚。常见于乳腺癌及胰腺癌的肝转移。

3. 混合回声型　常见于较大的转移性肝癌,肿块一般界限较清楚,内部以高回声或等回声为主,中心为无回声区,形态不规则。多见于卵巢、胃肠道肿瘤的肝脏转移。

4. 无回声型　肿块内部为无回声,边界清楚,后方回声略增强,易被误认为肝囊肿。与肝囊肿相比,不具有高回声囊壁,可呈多房性,分隔较厚,少数内壁可见乳头状突起。多见于胰腺囊腺癌,卵巢囊腺癌及肉瘤的肝转移。

转移性肝癌较少合并门静脉、肝静脉及下腔静脉癌栓,如肿块较大可发生肝内外挤压

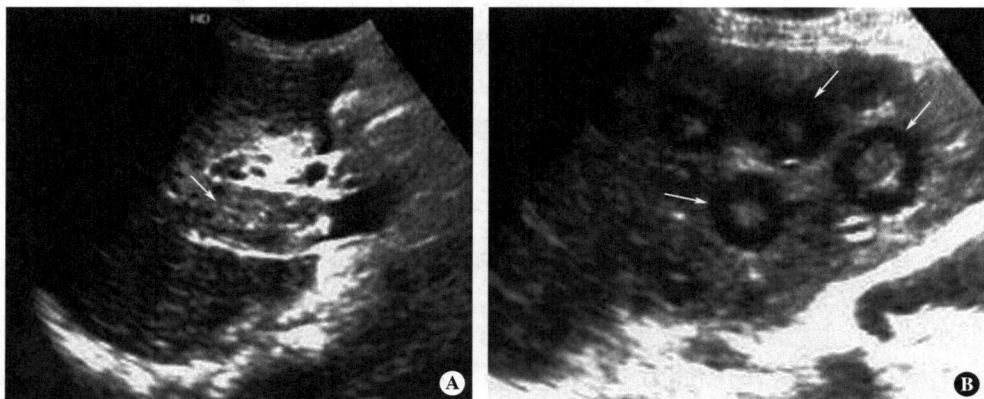

图 3-9 门静脉癌栓与转移性肝癌
A:↓示门静脉主干癌栓;B:↓示牛眼征

征象。彩色多普勒可显示肿块内部有少量血流信号存在,但检出率低于原发性肝癌。

超声造影 典型表现为动脉期大多数仅于周边出现增强,门脉期和实质期周围正常肝实质出现增强,于实质期达到增强的峰值,而病灶并无增强的表现。相对于增强的正常肝实质,病灶表现为低回声,感觉像回声缺失,被形象地称为"黑洞"。但少数血管丰富的肝转移癌的造影表现与肝细胞癌基本相同。

在肝外原发恶性肿瘤存在或有肝外恶性肿瘤手术病史的同时,肝脏出现多个肿块,而且其大小、形态及回声特点相似,应该考虑转移性肝癌的可能,如出现典型的"牛眼征"或"靶环征",则更进一步支持转移性肝癌的诊断。即便如此,仅凭超声表现并不能判断转移癌来源的器官。如果声像图不典型,尚需结合临床及其他影像学检查方法。

八、脂 肪 肝

正常肝脏的脂肪含量约占肝脏重量的 5%,如肝脏的脂肪含量超过肝脏重量的 5%,或者在组织学上有 50%的肝细胞脂肪变时,称为**脂肪肝(fatty liver)**。主要原因有肥胖、过度饮酒、营养性疾病、代谢性疾病、慢性肝病和药物毒性作用等。

【病理与临床】

脂肪肝是一种可逆的肝细胞反应。脂肪肝多数为脂肪弥漫分布于肝内,少数可按肝脏解剖的某一叶或段分布,部分病例脂肪在肝内呈团块状分布或在弥漫性脂肪分布的区域内残存大小不等的正常肝组织。轻度的脂肪肝在临床上无明显症状,较重者可有肝大、肝区疼痛及压痛,少数可出现轻度黄疸,严重的脂肪肝可最后可发展为肝硬化。

【超声诊断要点】

可以分为弥漫性和局限性两种。

1. 弥漫性脂肪肝

(1)肝脏体积均匀性增大,各径线测量都超过正常值。肝包膜多显示不清,肝下角变圆钝。

(2)肝实质呈增强的、密集的细小点状回声,被称为明亮肝。同时,肝脏实质回声沿声束方向逐渐衰减。回声增强是由于脂肪颗粒产生的弥漫性散射所致,脂肪堆积越多,回声越强。脂肪颗粒使超声声波能量明显衰减,重者深部肝实质回声明显减弱,甚至为无回声。

(3) 肝内脂肪的浸润程度与肝内管道的显示程度密切相关。轻者可以显示肝内管道结构,中度以上者肝内管道显示欠清楚,重者可完全不显示。

根据肝实质回声增强及肝内管道的显示程度,可将弥漫性脂肪肝分为轻、中、重度:①轻度:肝实质回声轻度增强,可显示肝内血管的边界和膈肌;②中度:肝实质回声中等度增强,肝内血管的边界和膈肌显示欠清晰;③重度:肝实质回声明显增强,肝内血管的边界、右叶后部及膈肌显示不清或基本不能显示。

2. 局限性脂肪肝

(1) 叶段型:脂肪浸润局限于肝脏解剖的叶与段,呈扇形或地图形高回声,以肝静脉为边界,肝内管道走行正常,而无脂肪浸润的肝组织回声正常(图 3-10A)。

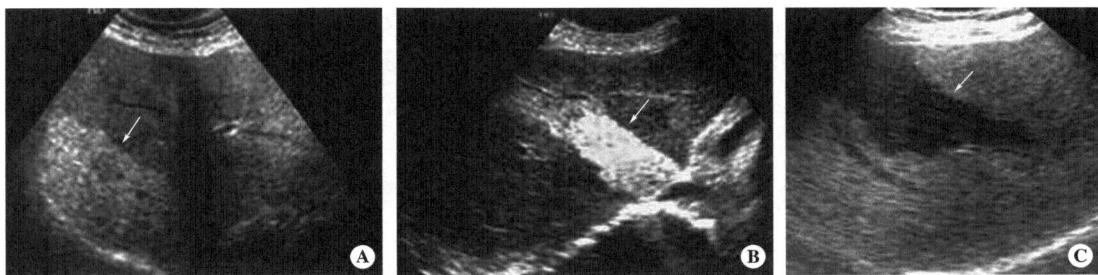

图 3-10 局限性脂肪肝
A:叶段型;B:局灶型;C:正常残留型

(2) 局灶型:脂肪浸润呈高回声团块,可单发或多发,形态欠规则,边界清晰,大小直径一般小于 5cm,其余肝组织回声正常(图 3-10B)。

(3) 正常残留型:该型大部分的肝实质被脂肪所浸润,但仍残存小部分正常肝组织。表现为在增强回声的背景中出现一处或多处大小不等的低回声区域,多呈片状,形态不规则,没有立体感,有的可见正常管道在其内走行,常分布于胆囊颈部靠前处、门静脉分叉处及肝左内叶紧邻左叶间裂处(图 3-10C)。目前国内学者对该型脂肪肝的分类尚存在不同意见,有的将之归为弥漫性脂肪肝,有的将之单独列为一型,该型脂肪肝在临床上比较常见,也需要与肝肿瘤进行鉴别诊断。脂肪肝的造影增强模式与正常肝实质相同,这对于局限性脂肪肝与肝癌、血管瘤的鉴别诊断帮助较大。

【鉴别诊断】

1. 原发性肝癌 主要是低回声型肝癌与正常残留型脂肪肝进行鉴别。肝癌的低回声结节内部回声不均匀,有立体感,外周可伴有声晕,彩色多普勒显示内部有血流信号。而脂肪肝残存的正常肝组织多呈片状,形态不规则,缺乏立体感,彩色多普勒显示除正常血管外无其他血流信号。超声造影可进行鉴别。

2. 肝血管瘤 主要是高回声型血管瘤与局灶型脂肪肝进行鉴别。血管瘤内部回声呈网络样改变,边界清楚,边缘处可有小血管进入瘤体。但有时回声不典型鉴别存在困难。超声造影对鉴别诊断有重要价值。

九、肝 硬 化

肝硬化（liver cirrhosis） 是由于肝细胞的变性、坏死、纤维组织增生以及肝细胞的结节状再生，这几种过程反复交错进行，最后致使肝脏变形、变硬的一种常见的慢性肝脏疾病。我国结合病因、病变特点以及临床表现常将肝硬化分为以下三类：门脉性肝硬化、坏死后性肝硬化及胆汁性肝硬化。其中门脉性肝硬化最常见，其常见的病因有：病毒性肝炎、慢性酒精中毒、营养不良、有毒物质的损伤作用。而病毒性肝炎是我国肝硬化的主要病因，以乙型和丙型肝炎为主。

【病理与临床】

门脉性肝硬化病理上肉眼表现为早期肝脏体积正常或略增大，失代偿期显著缩小，肝表面和切面可见弥漫分布的、大小相似的小结节。坏死后肝硬化的结节大小相差悬殊，最大结节直径可达 5~6cm。胆汁性肝硬化肝脏一般无明显缩小，表面较为光滑，可见细小结节或无明显结节。肝硬化代偿期常没有明显的临床症状。在失代偿期主要的临床表现为脾大、食管静脉曲张和腹水。晚期可表现为黄疸、呕血及肝昏迷。

【超声诊断要点】

1. 肝脏形态轮廓改变　肝硬化早期肝脏可正常大小或轻度肿大，形态正常，表面尚光滑。后期肝脏失去正常形态，表现为不同程度的萎缩，一般右叶萎缩较为明显。肝表面凹凸不平或呈锯齿状，在肝前有腹水时则更易显示（图 3-11A）。

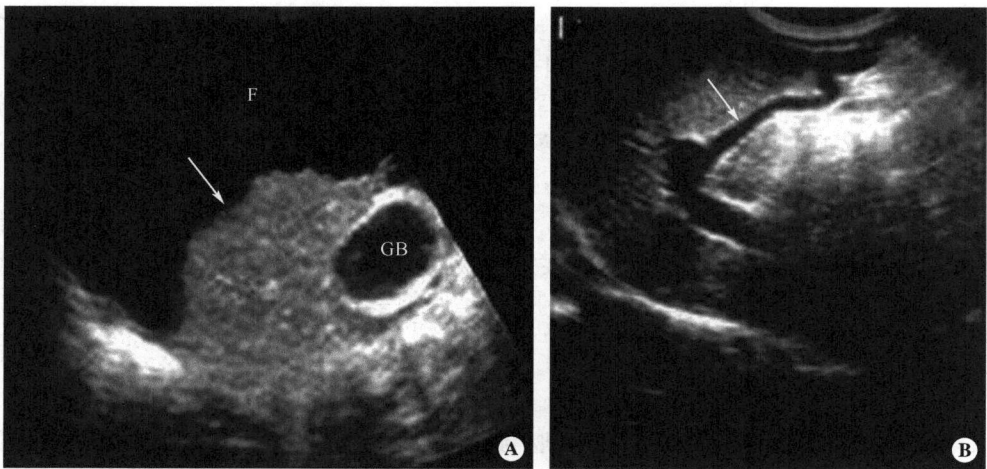

图 3-11　肝硬化
A：↓示肝右叶萎缩，肝表面不光滑；B：↓示脐静脉重新开放
图中 F：腹水　GB：胆囊

2. 肝实质回声改变　早期仅表现为肝实质回声增强和粗糙。后期肝实质回声更为粗糙，而且分布不均匀。有的可以显示肝再生结节，一般直径在 0.3~1.5cm 之间，绝大多数表现为近似圆形或椭圆形的低回声区，个别可呈高回声。再生结节可单发，与肿瘤回声相类似。

3. 肝内管道结构改变　早期肝硬化肝内管道结构无明显变化。后期可出现以下改变：

（1）门静脉：肝内门静脉各级分支管径扩张，严重时发生扭曲和走行失常。随着肝硬化、门脉高压的进展以及门静脉侧支循环的建立，门静脉管腔变细或显示不清。

（2）肝静脉：由于肝细胞的坏死及再生，重建的肝小叶挤压薄壁的静脉管腔，使管腔变小、走向不清，甚至引起部分肝静脉闭塞，许多小分支消失。

（3）肝动脉：肝硬化时肝内门静脉血流量减少，结果使肝动脉血流量相对增加，伴行在门静脉主干及左右支旁的肝动脉内径增宽，大于与之伴行的胆管内径，彩色多普勒可以显示血流及动脉频谱。

（4）肝内胆管：合并胆道梗阻时，因为肝硬化致使肝内胆管扩张受限，在早期即使出现黄疸，也可能不出现胆管扩张的改变，这在对阻塞性黄疸进行鉴别诊断时必须加以注意。

4. 门静脉高压征象

（1）脾肿大：脾脏厚径大于 4cm，长径大于 12cm。肝硬化的脾肿大多为中、重度。脾实质回声无明显变化或轻度增强。

（2）门静脉增宽：主干内径大于 1.4cm，重者可达 2cm。

（3）门静脉侧支交通循环的形成：主要为脐静脉开放。正常婴儿生后脐静脉闭合，形成肝圆韧带。门脉高压时脐静脉可开放增宽，肝圆韧带内出现无回声区，从门静脉左支囊部经前腹壁至脐部，宽 0.3~1cm。它被认为是诊断肝硬化合并门静脉高压的特异性征象（图 3-11B）。

（4）腹水：少量腹水时，无回声区仅出现于肝肾间隙、脾肾间隙、膀胱直肠窝或子宫直肠窝。中大量腹水时，除上述三部位，胆囊与膀胱周围、网膜囊、肠间隙、两侧腹部及肝前均有无回声区存在。

5. 胆囊改变　胆囊壁均匀性增厚，可达 0.5~1cm，呈均匀的高回声或"双边影"样改变。可因低蛋白血症、门静脉压力增高、淋巴回流受阻及腹水等多种原因所致。

6. 超声多普勒显像　彩色多普勒显示门静脉血流颜色变暗，有的呈蓝色反向血流；频谱多普勒显示门静脉血流速度减低，频谱受呼吸因素的影响减弱或消失；肝动脉血流信号增多，阻力指数增高（大于 0.7）；肝静脉血流变细，走行失常，频谱显示反向波消失，呈连续性频谱。

7. 超声造影　采用造影剂肝脏渡越（transit）时间测定方法，从周围静脉注入造影剂后，测定肝静脉中造影剂出现的时间，正常人为 40 秒之后出现。因为肝硬化存在门静脉血流回流受阻、肝动脉血供增多、肝内动-静脉分流等异常改变，所以，其造影增强主要表现为肝静脉造影剂出现时间提前，表现在时间-强度曲线上出现"左移"改变，肝实质增强的强度较正常减弱。再生结节的典型表现为各期与正常肝实质一致的增强，均为等回声。少数为动脉期增强呈低或高回声，门脉期和实质期表现为等回声。

【鉴别诊断】

1. 肝癌　需和弥漫性肝癌相鉴别。主要鉴别点为弥漫性肝癌多并发门静脉及其分支内癌栓。单发较大的肝再生性结节与结节型肝细胞癌的鉴别诊断多存在困难。在诊断困难时，可行超声引导下穿刺活检。

2. 脂肪肝、慢性肝炎和其他弥漫性肝实质性病变　早期肝硬化与上述疾病声像图改变相似，鉴别诊断主要靠肝穿刺活检。

在各型肝硬化的鉴别诊断中，需要结合临床和其他相关检查结果。但超声可以显示除肝硬化共性外的一些征象,如淤血性肝硬化可见肝静脉和下腔静脉扩张;原发性胆汁性肝硬化可见肝内散在的等号状回声,胆囊显示不清;继发性胆汁性肝硬化可见肝内外胆管扩张;坏死后性肝硬化表现为肝内粗大结节回声等。

肝硬化早期的超声表现缺乏特异性,超声对晚期肝硬化具有确定的诊断价值。但当高度怀疑肝硬化合并肝癌时,一定要结合其他影像学检查方法,必要时可行超声引导下经皮肝穿刺活检明确诊断。

十、肝血吸虫病

【病理与临床】

血吸虫病(schistosomiasis) 在我国以日本血吸虫感染为主,虫卵肉芽肿是其基本病变。早期肝脏可明显增大,肝表面及切面可见粟粒状虫卵结节,后期门静脉内的虫卵结节可导致肝脏发生广泛性纤维组织增生和肝细胞萎缩,肝脏缩小变硬,形成血吸虫病肝硬化。患者多有疫水接触史,急性期可表现为畏寒、发热、腹痛、腹泻及肝脾肿大。慢性期可无任何症状或表现为消瘦、贫血等。

【超声诊断要点】

1. 急性期　肝脏增大,肝表面尚光滑,肝内回声增高、增强,粗糙且分布不均匀。少数可见散在的小的低回声区,边界模糊不清。

2. 慢性期　肝内回声增粗、增强,形成高回声网络样改变,肝实质被网络样高回声分隔成大小不等的小区,呈"地图样"改变。该征象为慢性血吸虫病肝脏实质回声的特征性改变。如合并肝硬化,则出现肝硬化及门静脉高压的相应表现。

急性期血吸虫病超声无特异征象,与其他弥漫性肝病不易鉴别。对于慢性血吸虫病,超声诊断具有较高的诊断价值。

十一、淤 血 肝

淤血肝(congestive liver) 由于各种原因引起的心功能不全,尤其是右心功能不全后的肝静脉充血性改变,造成的肝脏淤血性肿大。

【病理与临床】

病理表现为肝窦扩张、肝细胞变性及坏死,最后可发生小叶中央区纤维化,破坏并改建小叶结构,形成肝硬化。临床上主要出现右心衰竭的表现,如肝大、右上腹不适、胀痛及胃肠道淤血引起的消化道症状等。

【超声诊断要点】

肝脏增大,肝实质回声比正常略显粗糙,三支肝静脉及下腔静脉内径均增宽,肝静脉内径常达 1cm 以上,严重者肝静脉内径可达 1.5cm 以上,管腔内可出现"云雾"状回声,系由于腔内血流缓慢所致。淤血肝发生肝硬化后,表现为肝脏缩小,肝实质回声增强,增粗,脾大,腹水等。

十二、肝　破　裂

【病理与临床】

肝破裂（hepatorrhexis）临床上分为两种：开放性和闭合性创伤。肝脏自发性破裂多由肿瘤引起，一般归于闭合性创伤。闭合性创伤又可以分为以下几种情况：①肝包膜下血肿，肝包膜完整，浅表部位受损，血液积聚在肝实质与包膜之间；②真性肝破裂，肝实质与肝包膜同时破裂，与腹腔相贯通；③中央型肝破裂，肝中央实质发生破裂，常伴有肝内血管及胆管的破裂，而肝表面无破裂或仅有小的裂口。肝包膜下血肿临床表现较轻，一般仅有右上腹疼痛及压痛，真性肝破裂可有明显的腹膜刺激症状，内出血严重可出现休克表现，中央型肝破裂如出现较大的肝内血肿或合并胆道出血，也可以出现上述表现。

【超声诊断要点】

1. 肝包膜下血肿　肝包膜与肝实质之间出现无回声区，一般呈梭形，边界清楚。其前缘可向肝表面膨出，后方肝实质受压呈凹陷状。陈旧性血肿内可见分隔光带及微小回声光点或低回声团块。

2. 真性肝破裂　肝包膜回声中断或不光滑，同时可见向肝实质延伸的无回声区或低回声区，形态不规则。于右膈下、肝肾之间、下腹及盆腔可见由出血所致的无回声区。

3. 中央型肝破裂　如肝实质挫伤未形成血肿，可表现为不规则的高回声区或正常回声；如有血肿形成，可见形态不规则的无回声区，也表现为低回声区，边界不清，形态不规则，内可见小的片状无回声区。

4. 有的肝破裂声像图可表现为正常，仅表现为肝脏周围及腹腔出现无回声区。

5. 多普勒超声　肝实质由于血肿所致的无回声或低回声区内不能探及血流信号。

6. 超声造影　表现为动脉期、门脉期和实质期均没有增强、为负性显影，可清楚地显示损伤区的部位、形态和范围，客观、准确地反应损伤程度，特别对于发现肝实质隐匿性损伤，具有较大的临床价值。

超声检查诊断肝创伤简便、迅速，对于绝大多数病例都能明确创伤的部位和类型，同时能非常敏感地发现腹腔内是否合并内出血，这都为临床诊断提供了有力的依据。

第四节　胆囊及胆道疾病

一、胆 囊 结 石

胆囊结石（gallstone）是最常见的胆囊疾病。

【病理与临床】

根据胆囊胆石所含化学组成成分的不同，将其分为三类：胆固醇结石、胆色素结石及混合性结石。胆囊结石主要为胆固醇结石或以胆固醇为主的混合性结石。约20%~40%胆囊结石患者可以终生没有临床症状，仅在体检时偶然发现，临床上称这种情况为静止性胆囊结石。胆囊结石常与慢性胆囊炎并存，可以表现为胆绞痛以及消化不良等胃肠道症状等。部分还可以引起胆囊积液、继发性胆管结石、胆源性胰腺炎等。

【超声诊断要点】

1. 典型声像图表现

（1）胆囊腔内出现形态稳定的团块状强回声：由于结石的形状和种类的不同，团块状强回声也存在差别；硬而光滑的结石多呈半圆形或新月形，软而松散的结石由于透声性好，可以显示结石的全貌，小结石可呈薄片状或点线状，多发的小结石可堆积于胆囊后壁，形成一强回声带。结石的强回声边界清楚，形态稳定，能在两个垂直方向的切面中得到证实（图3-12A）。

（2）团块状强回声后方伴有声影：声影为结石后方的无回声或低回声带，是结石吸收大量声能并形成折射效应所致。其形态稳定，边缘整齐，常称之为"干净"的声影。声影在结石的诊断上非常重要，在某种程度上，其比强回声更具特异性，根据声影可追踪出无明显强回声的结石和隐藏的结石。值得注意的是如果结石很小（直径2~3mm或更小），或者质地非常疏松，可能不出现声影，诊断常常存在困难，采用调整探头扫查方向使声束尽量垂直于结石界面，降低图像增益以及变换体位进行扫查等对于小结石的诊断有一定的帮助。

（3）团块状强回声可随体位改变而移动：除了太大的结石或结石发生嵌顿，大多数可随体位改变而移动。结石比重大于胆汁时，其往往沉积在胆囊后壁，变动体位时，结石发生移动，最终停于最低处。如结石比重小于或接近于胆汁，改变体位时，其往往缓慢地漂浮于胆汁内。可移动性对胆囊结石的诊断以及胆囊肿瘤的鉴别诊断都有重要的意义。

2. 非典型声像图表现

（1）充满型结石：胆囊失去正常的形态和轮廓，胆囊内胆汁的无回声区明显减少或消失，囊腔内充满团状强回声并伴有宽大的声影，因为声影的遮盖，多数胆囊后壁不能显示。是由于胆囊腔充满结石、慢性胆囊炎反复发作所造成的胆囊萎缩以及胆囊管阻塞后胆汁被吸收造成的。胆囊壁的回声紧贴着结石的强回声，在二者之间可有细薄层胆汁无回声存在，强回声后方伴有宽大的声影，这种声像图表现被称为"WES征"，即囊壁、结石、声影三合征（图3-12B）。充满型结石因为胆囊腔内无胆汁无回声区衬托，易将结石的声影误认为肠气的声影而发生漏诊；反之，因为胆囊萎缩或其他原因，正常的胆囊回声不能显示，而把胆囊旁的气体及声影误认为胆囊充满型结石，这需要在诊断中加以注意。

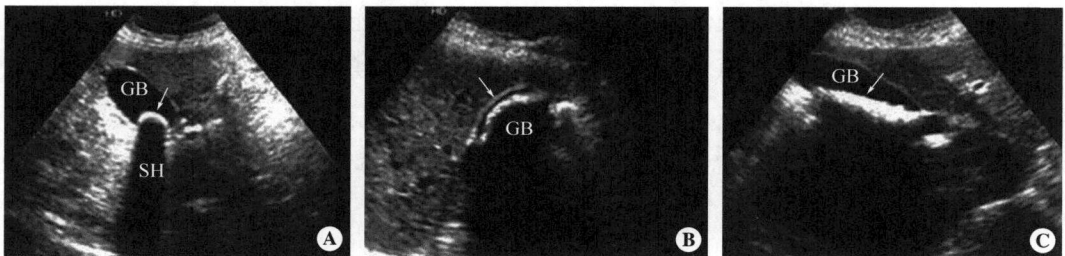

图3-12 胆囊结石
A：典型结石；B：充满型结石（WES征）；C：泥砂样结石
图中GB：胆囊；SH：声影

（2）胆囊颈部结石：由于颈部黏膜皱壁多，结石容易隐藏其中，且胆囊颈位置偏后，超声检查有时难于完全显示等原因，使胆囊颈部结石很容易漏诊。有胆汁衬托而且结石较大时，在颈部横切面上表现为靶环征。当结石在胆囊颈部发生嵌顿时，结石与胆囊壁紧贴，其团状强回声常不易显示，仅表现为胆囊肿大或颈部有声影。如颈部结石较小，可左侧卧位扫查,使之移至胆囊体部而被检出。

(3)泥砂样结石:指直径1~2mm左右的微小结石。一般表现为细小颗粒状或细小碎片状强回声,常堆积在胆囊后壁,出现条形或不规则形强回声带,该强回声带可随体位改变而发生形态变化,后方伴有声影(图3-12C)。如没有明显声影,易漏诊,可变换体位扫查,连续观察其是否移动对诊断有一定的帮助。

(4)胆囊壁内结石:胆囊壁增厚,壁内见单个或多个小强回声斑,一般直径数毫米,后方伴有"彗星尾征",不随体位改变而发生移动。

【鉴别诊断】

1. 胆囊内非结石性回声 主要是胆泥和胆囊肿瘤,其他的还有凝血块、黏稠的脓团等。胆泥可呈多种形状,如黏稠的细粒状、不规则的大颗粒状、不光滑的球状等,主要成分以胆色素颗粒为主并混有少量胆固醇结晶,形成的原因是长时间胆汁引流不畅或胆汁淤滞。它们均不伴有声影。胆囊息肉样病变附着于胆囊壁,不随体位改变而移动。其他有的可随体位改变而移动,但与结石相比,移动较为缓慢。结石有时与胆泥可以同时存在。

2. 胆囊旁的肠道气体回声 十二指肠或横结肠与胆囊部分重叠时,肠腔内的气体强回声及声影会造成结石的假象。但肠气的强回声团形态不稳定,可多切面并变换体位扫查及结合深吸气,可见其与胆囊分离或不随胆囊移动。此外肠气后方的声影与结石的声影有明显不同,不是"干净"的声影,其是由反射效应引起的,模糊而杂乱,形态不稳定。当由于各种原因不能显示正常胆囊回声时,对于其旁的气体及声影要仔细鉴别,以免误诊为胆囊充满型结石,除了上述气体强回声及声影的表现外,没有典型的"WES"征。

3. 胆囊内的回声伪像 多次反射、旁瓣声束以及部分容积效应可造成胆囊腔内的多种伪像,采用多切面改变体位进行扫查可鉴别。

4. 胆囊内的正常结构 胆囊颈部的粗大的黏膜皱襞可以表现为类似结石回声,多切面仔细扫查可鉴别。

超声检查对胆囊结石诊断的正确率可达95%以上,高分辨率的仪器可以检出2mm的结石,在临床上被公认为首选的检查方法。

二、胆 管 结 石

(一)肝外胆管结石

肝外胆管结石(**stone of extrahepatic duct**)多数为继发性结石,为胆囊或肝内胆管结石排入肝外胆管所致,多发生于胆总管下端。

【病理与临床】

肝外胆管结石往往引起不完全性胆道梗阻。如伴有继发感染时则可导致胆道的完全梗阻,形成梗阻性化脓性胆管炎。梗阻并感染可以引起胆源性肝脓肿和胰腺炎。一般可无明显症状,合并梗阻和感染,其典型的临床表现为Charcot三联征,即为腹痛、寒战高热和黄疸。

【超声诊断要点】

1. 肝外胆管呈不同程度的扩张,部分管壁增厚,回声增强。

2. 管腔内出现形态稳定的强回声团,多呈球形,个别为中等或低回声团,为松散的泥砂样结石(图 3-13A)。

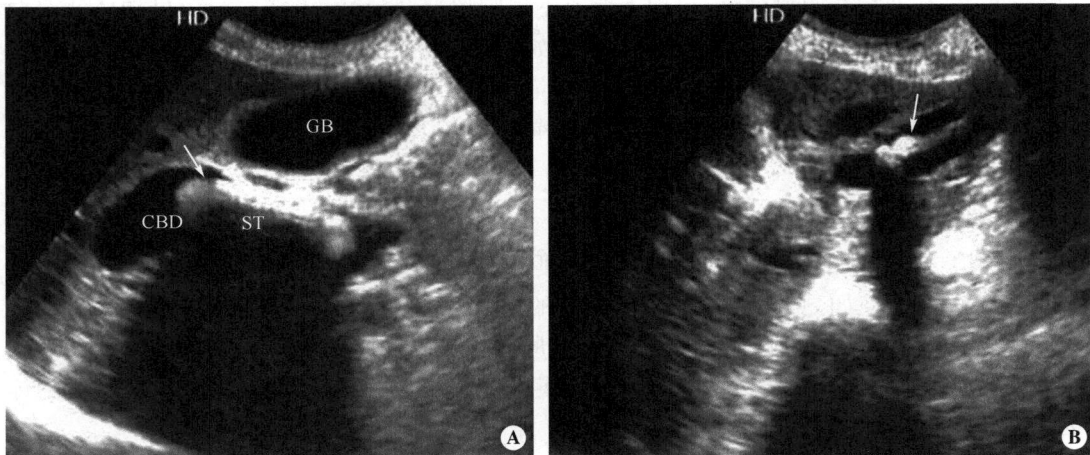

图 3-13 胆管结石

A:肝外胆管结石;B:肝内胆管结石

图中 GB:胆囊;CBD:胆总管;ST:结石

3. 强回声团与胆管壁间分界清楚,有时可见包绕强回声团的细窄无回声区。

4. 大多数强回声团后方伴有声影,这是诊断结石的重要依据。但部分结石声影较淡,甚至没有明显声影。

5. 如果胆管扩张明显,变动体位扫查或脂餐后,结石强回声团有的会发生位置变动。

【鉴别诊断】

肝外胆管结石需要与胆管周围肠腔的气体、胆囊颈部结石、胆管壁炎症性或手术瘢痕组织、肝门部肿大钙化淋巴结等进行鉴别。注意多切面,变换体位扫查,明确这些强回声并不位于胆管腔内,其周围并没有连续的胆管壁回声。

肝外胆管结石往往位于胆总管下段,其前方受胃肠道气体干扰常不易显示,同时肝外胆管管腔相对较细,走向迂曲,也使胆管下段显示较为困难。可以通过探头加压、改变体位、饮水、脂餐试验等方法来提高肝外胆管下段的显示率,但对于下段,尤其是壶腹周围的小结石的诊断仍非常困难。

(二)肝内胆管结石

肝内胆管结石(stone of intrahepatic duct) 以胆色素混合结石为多见,常常多发,可广泛分布于左右叶肝内胆管,也可局限于某叶胆管,左叶明显多于右叶。常合并肝外胆管结石。

【病理与临床】

主要病理改变有肝内胆管狭窄和胆管炎,严重者可致肝实质萎缩。临床上可长时间没有症状,或仅有肝区胀痛不适等表现。如发生梗阻和继发感染,可出现寒战或高热,一般不出现黄疸。

【超声诊断要点】

1. 肝内出现强回声团,沿肝内胆管分布,典型声像图表现为强回声团位于扩张的胆管内。不能显示胆管壁时,强回声团位于门静脉较大的分支旁(3-13B)。

2. 强回声团后方伴声影,有的声影较弱。

3. 可见强回声部位以上的小胆管扩张,可与伴行的门静脉分支形成"平行管征"。

4. 严重病变可造成相应肝叶的萎缩,肝脏形态失常。

【鉴别诊断】

1. 肝圆韧带 为肝内正常结构,表现为肝左叶内的强回声团,常伴有声影。其与门静脉的矢状部相连,较易鉴别。

2. 肝内钙化灶 声像图酷似肝内胆管结石,但常为单发,一般不伴有肝内胆管扩张,位置常远离肝内门静脉结构。

3. 肝内胆管积气 气体的强回声光团形态不稳定,边界模糊不清,有闪烁感,后方常伴多重气体反射,呈"彗星尾征"。连续动态观察,加之改变体位扫查,其分布、形态、数目可有较大变化。

超声检查对于肝内胆管结石的诊断的准确率可达95%以上,是首选的影像学检查方法。

三、胆 囊 炎

(一)急性胆囊炎

约95%的**急性胆囊炎(acute cholecystitis)**合并胆囊结石,称为结石性胆囊炎,不合并胆囊结石,称为非结石性胆囊炎。主要病因为结石引起的胆囊管梗阻以及细菌感染。

【病理与临床】

病理改变根据不同程度可分为三种类型:

1. 单纯性胆囊炎 胆囊管梗阻造成胆囊增大,黏膜充血水肿,壁呈不同程度地增厚。

2. 化脓性胆囊炎 病变累及胆囊壁全层,胆囊壁明显增厚,囊内有大量浓性渗出物。

3. 坏疽性胆囊炎 胆囊内压力持续增高,致使胆囊壁张力增高,血管受压引起血供障碍,使胆囊壁发生缺血坏疽,乃至穿孔。

急性非结石性胆囊炎可能与多种因素有关,胆囊缺乏节律性收缩而引起的胆汁淤积在发病中起重要作用。易在手术后或严重创伤、烧伤、脓毒血症、结节性多发性动脉炎、系统性红斑狼疮等危重患者中发生。病理改变与急性结石性胆囊炎相同。

临床表现为右上腹疼痛和压痛,常放射至右肩部和背部,墨菲(Murphy)征阳性,常伴有恶心、呕吐等消化道症状。急性非结石性胆囊炎症状常被原发病症状所掩盖,容易造成误诊并延误治疗。

【超声诊断要点】

急性单纯性胆囊炎可显示胆囊略增大,壁略厚,声像图往往缺乏特征性改变。形成化脓性胆囊炎后声像图出现特征性改变,主要表现如下:

1. 胆囊增大、饱满,在胆囊径线中,宽径较长径的增大更具诊断意义。

2. 胆囊壁弥漫性增厚,呈"双边影"改变,表现为高回声的胆囊壁中间出现间断或连续的低回声带,此系浆膜下组织充血、水肿以及炎细胞浸润所致。较重者可出现双层或多层低回声带(图 3-14A)。需要注意的是有时在疾病早期胆囊壁增厚较轻,有的不增厚,有的表现为非对称性增厚或局部增厚,此时需密切结合临床表现。

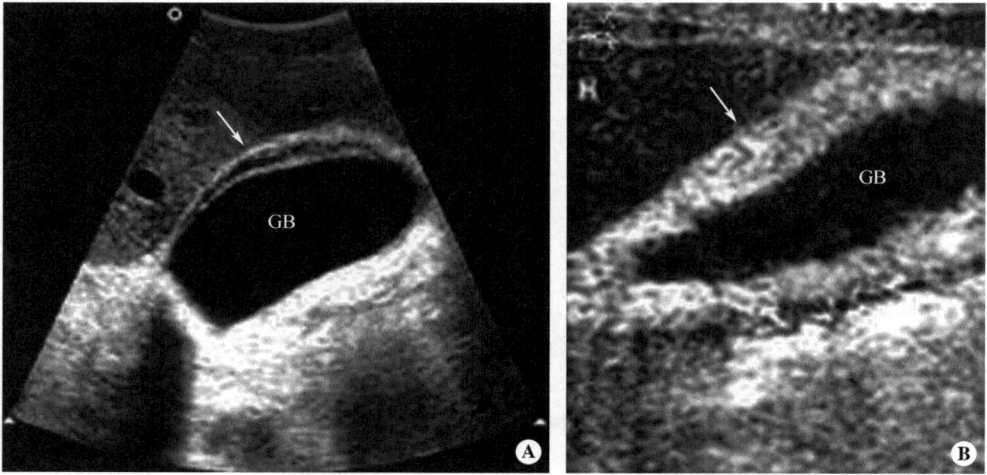

图 3-14　胆囊炎
A:急性胆囊炎;B:慢性胆囊炎
图中 GB:胆囊

3. 胆囊腔内回声改变,胆囊腔内出现密集或稀疏的点状或絮状回声,为胆囊蓄脓的表现。如胆囊腔内或壁内出现气体的强回声,后方可伴有不稳定的声影或出现"彗星尾征",这表明胆囊内有气体回声,是产气杆菌感染的证据。

4. 胆囊周围回声改变,可出现局限无回声区,为炎性渗出或胆囊壁穿孔所造成。

5. 多合并胆囊结石,要注意颈部结石的存在。

6. 超声墨菲征阳性,探头按压胆囊区嘱患者深吸气,触痛明显加重,严重者被迫屏气。

7. 可合并胆囊穿孔,胆囊壁不规则,可见局部连续中断。超声直接发现穿孔处的连续中断较为困难,但胆囊周围及腹腔内出现液性暗区为胆囊穿孔的重要间接征象。

【鉴别诊断】

1. 胆囊增大　结石、肿瘤、瘢痕等原因引起胆管阻塞,造成胆囊体积增大,但胆囊壁薄而光滑,无压痛。

2. 胆囊壁增厚　慢性胆囊炎和胆囊腺肌增生症都表现为胆囊壁增厚,但胆囊体积一般不增大,有时还缩小,同时超声墨菲征阴性。其他许多非胆囊疾病都可以引起胆囊壁增厚,比如急性肝炎、肝硬化、低蛋白血症、右心衰竭、肾功能衰竭、多发性骨髓瘤、腹水等,部分表现为"双边影"。一般根据各自的临床表现及其他检查结果较容易鉴别。

3. 胆汁回声的改变　长期禁食、酗酒、急性肝炎、急性胰腺炎、溶血性贫血等均可引起胆囊内胆汁回声的异常。主要表现为胆汁无回声内出现细点状或絮状回声,为胆汁浓缩淤积所致。

(二) 慢性胆囊炎

慢性胆囊炎(chronic cholecystitis)是急性胆囊炎反复发作的结果,大多数患者合并胆囊结石。

【病理与临床】

胆囊壁受炎症和结石的反复刺激出现炎细胞浸润、纤维组织增生、胆囊壁增厚。严重病变者可发生不同程度的胆囊萎缩,胆囊功能丧失。临床症状常不典型,多有胆绞痛病史,可伴有厌油腻、嗳气、腹胀等消化道症状,右上腹和肩背部隐痛。

【超声诊断要点】

轻型慢性胆囊炎胆囊的大小、形态以及胆汁回声可无明显变化,或仅表现为胆囊壁轻度增厚,或仅见有胆囊结石回声,缺乏特征性改变。脂餐试验可显示胆囊收缩功能下降。炎症进一步发展,胆囊壁增厚,毛糙,回声增强,胆汁无回声内出现片状、絮状或团块状回声,为胆汁淤积或炎性渗出物,多合并胆囊结石。病程较长者胆囊壁明显增厚(图3-14B),胆囊腔萎缩,胆汁无回声区消失,如果合并结石可以出现"WES"征。如果萎缩严重,胆囊仅残留一小块瘢痕组织,超声有时难以辨认,仅凭解剖关系进行推断。

慢性胆囊炎要注意与胆囊癌、胆囊腺肌症、先天性无胆囊等疾病进行鉴别。

四、胆囊息肉样病变

胆囊息肉样病变(polyoid lesions of gallbladder)是形态学上的名称,泛指来源于胆囊黏膜,向胆囊腔内突出或隆起的病变,形态呈球形或半球形,大小直径常在1.5cm以下,可有蒂或无蒂,大多数为良性病变,又称之为"胆囊小隆起性病变"。

【病理与临床】

在病理上分为肿瘤性息肉和非肿瘤性息肉,前者包括腺瘤、腺癌等,后者包括胆固醇性息肉、炎性息肉、腺肌增生症等。在所有类型中,胆固醇性息肉最常见,约占60%,是胆囊胆固醇沉着症的一种类型,是由于胆汁中胆固醇含量增高,引起胆囊黏膜下大量聚集吞噬有脂类物质的巨噬细胞,逐渐形成向黏膜表面突出的黄色小结节,如呈局限性分布即为胆固醇性息肉,如呈弥漫性分布,被称为"草莓状"胆囊,较为少见。炎性息肉是由于炎症刺激,造成组织间质的腺性上皮增生,伴有大量炎细胞浸润而形成。胆囊腺肌增生症是良性病变,其基本的病理改变是胆囊壁内罗阿氏窦增殖,从而造成胆囊壁局限性或弥漫性增厚,胆囊腔缩小,乃至闭合。根据病变的范围腺肌增生症分可为三型:局限型、节段型和弥漫型。其中局限型较常见,常发生在胆囊底部。

胆囊息肉样病变绝大多数是在体检中由超声检查发现,一般没有症状,有的有轻微的消化道症状,或类似慢性胆囊炎的症状。

【超声诊断要点】

虽然胆囊息肉样病变的病理类型不同,但声像图表现却相类似,除腺肌增生症外(腺肌增生症和胆囊癌将单独叙述),大多数声像图有以下共同表现:

1. 病变呈球形、桑甚状或乳头状,可单发或多发,附着于胆囊壁,可为强回声或中等回声,位置恒定,不随体位改变而移动(图3-15)。

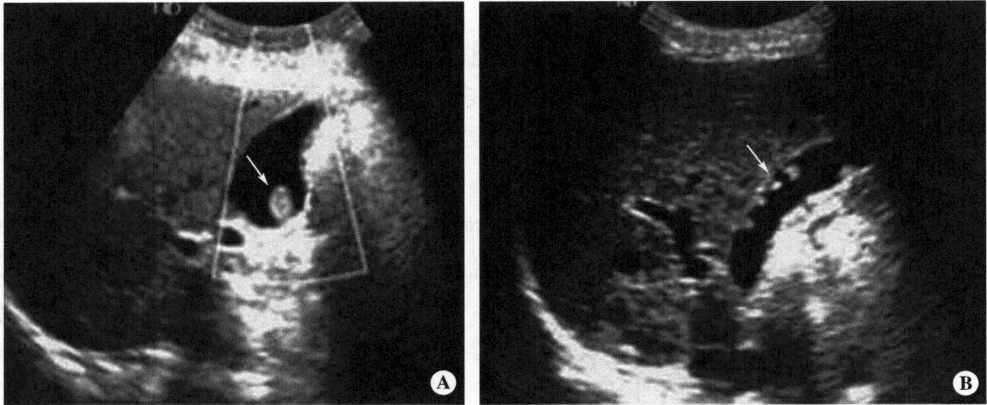

图 3-15 胆囊息肉样病变
A：↓单发；B：↓多发

2. 病变体积小，直径大多数在 1cm 以内，一般不超过 1.5cm。

3. 不伴有声影。

超声检查不容易具体区分胆囊息肉样变的具体病理类型。但是一般认为其大小和病变的性质有一定的关系，我国有学者认为直径小于 1cm 者以胆固醇性息肉最常见，直径在 1~1.3cm 之间倾向于胆囊腺瘤，但不能除外腺癌，大于 1.3cm 者应考虑恶性可能。病变大小并非良恶性的绝对标准，应该注意观察病变是否有蒂以及基底的宽窄，胆固醇性息肉可有蒂，基底较窄，小结节型胆囊癌直径较大，其基底也较宽。对于较大病灶，如多普勒超声显示其内可见血流信号，则高度提示肿瘤性息肉，如为动脉频谱，且为高速高阻型对于胆囊癌的诊断有一定帮助。动态观察病变大小变化也很重要，短时间内生长迅速应警惕其恶变的可能。

胆囊腺肌增生症：胆囊壁增厚，呈弥漫性、节段性或局限性。增厚的壁内可见小的圆形低或无回声区，为异常增殖的罗阿氏窦回声，合并小结石时可见强回声斑及后方的彗星尾征。弥漫型胆囊壁呈广泛性、向心性增厚，内壁凹凸不平，内腔狭窄。节段型表现为胆囊壁体部增厚，向腔内突出使胆囊腔变窄，呈"葫芦"状，甚至完全闭合。局限型表现为胆囊底部增厚，呈"锥帽状"。脂餐试验显示胆囊收缩功能亢进。明显增厚的胆囊壁内见小囊状结构是胆囊肌腺症的特异性表现，对本病的诊断具有较高价值。

【鉴别诊断】

应与附着于胆囊壁的小结石、胆泥、脓团、凝血块等进行鉴别。多切面、变换体位扫查，观察病变是否附着于胆囊壁，是否随体位改变而移动以及是否有声影等，一般较易进行鉴别。腺肌增生症声像图不典型时，需与慢性胆囊炎及胆囊癌进行鉴别。脂餐试验对与慢性胆囊炎的鉴别有一定的帮助，胆囊癌表现为黏膜层回声连续中断，病变内可见血流信号。

随着超声检查在临床上的普遍应用，尤其是健康体检的广泛开展，胆囊息肉样病变的检出率不断提高。超声检查可以清楚地显示病变的部位、数目、大小以及内部血流情况，同时能动态观察病变的变化，为临床确定治疗方案提供可靠的依据。对胆囊癌的早期诊断和治疗也具有重要的临床价值。

五、胆　囊　癌

胆囊癌(**carcinoma of gallbladder**)是胆道最常见的恶性病变,多为原发性,70%的胆囊癌合并有胆囊结石。女性较男性多见,发病年龄多在 50 岁以上。其发生原因可能是胆囊结石长期的物理刺激,以及慢性炎症等综合作用的结果。

【病理与临床】

多发生在胆囊体、底部,大部分为腺癌,癌组织多呈浸润性生长,致使胆囊壁弥漫性增厚、变硬,也可向胆囊腔内隆起性生长。早期可仅表现为原有的慢性胆囊炎和胆囊结石的症状,晚期可出现腹胀、消瘦、贫血、黄疸、腹水以及全身衰竭等表现。

【超声检查要点】

胆囊癌的声像图表现根据不同病理特点及发展阶段可分五种类型:

1. 小结节型　为胆囊癌的早期表现,病灶一般较小,约 1~2.5cm,好发于胆囊颈部,常合并胆囊结石。表现为乳头状中等回声团块,自囊壁向腔内突向,基底较宽,表面不光滑。

2. 蕈伞型　表现为低回声及中等回声,呈蕈伞形向胆囊腔内突出,基底部较宽,表面不光滑,多发者可连成一片(图 3-16A)。局部胆囊壁受破坏可见连续中断。肿块的周围常伴有胆汁淤积。

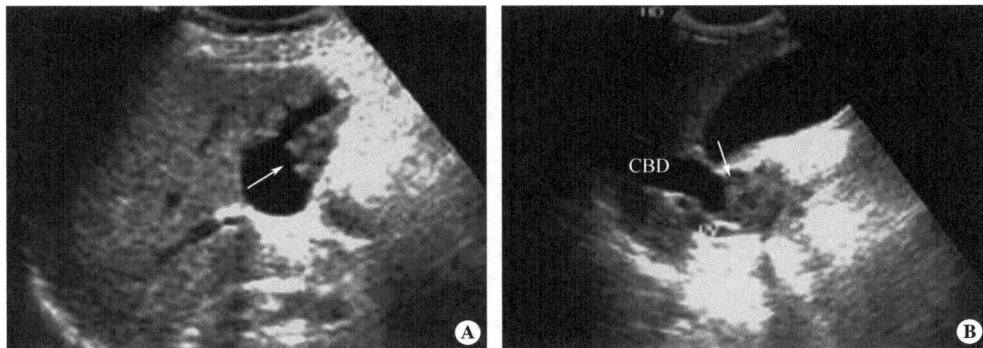

图 3-16　胆囊癌和胆管癌
A:↓胆囊癌;B:↓胆管癌
图中 CBD:胆总管

3. 壁增厚型　胆囊壁呈局限性或弥漫性不规则增厚,以颈、体部多见,浆膜及黏膜层欠光滑,不规则,连续回声中断,整个胆囊壁僵硬变形。但早期仅表现为胆囊壁轻度增厚,与慢性胆囊炎较难鉴别。

4. 混合型　为壁增厚型和蕈伞型的混合表现,此型较常见。

5. 实块型　胆囊腔内胆汁无回声区消失,内呈杂乱的低回声或中等回声实质性团块。部分病灶内可见结石的强回声及声影。由于癌肿向肝脏浸润,胆囊与肝脏间的正常高回声带被破坏,发生中断甚至消失。有时肝内可见浸润病灶。当肝门部胆管受压时,可见肝内胆管扩张征象。实块型易误诊为肝内肿瘤,若发现肿块内有结石的强回声和声影,有助于诊断。本型被认为是以上各型胆囊癌的晚期表现。

多普勒超声：肿块内血流信号增多，为动脉频谱，为高速高阻型，对胆囊癌的诊断具有重要价值。

间接征象：肝实质浸润和肝内转移灶；肝门部胆管受压引起胆管扩张；胆囊颈、肝门部、胰头周围淋巴结转移。

【鉴别诊断】

首先要与胆囊壁良性病变造成的增厚以及胆囊息肉样病变进行鉴别。慢性胆囊炎引起胆囊壁增厚多为对称性，浆膜和黏膜层连续光滑，回声均匀，无向周围浸润征象。胆囊腺肌增生症的特征性改变是胆囊壁内可见小无回声区，有助于鉴别。胆固醇性息肉和炎性息肉，一般直径小于1cm。其次要与胆囊腔内实质性团块进行鉴别，如无明显声影的泥砂样结石、胆泥、脓团、凝血块等。这些回声一般与胆囊壁有分界，变动体位扫查常可发生移动。实块型胆囊癌需要与肝脏肿瘤鉴别，前者胆囊壁回声中断，胆囊腔基本消失，但后者胆囊一般表现正常，即使胆囊受肝脏肿瘤压迫，在胆囊壁未被浸润时，胆囊壁回声也是连续存在的。正确识别胆囊的解剖标志有助于鉴别诊断，如肿块内出现结石的强回声及声影则基本确定为胆囊病变。

胆囊癌发病隐匿，出现症状较晚，以往很难在早期或术前做出诊断。超声诊断技术应用后大大提高了其诊断率。

六、胆 管 癌

胆管癌（carcinoma of bile duct）指发生于肝外胆管，即左右肝管至胆总管下端的恶性肿瘤，不包括肝内胆管细胞癌和壶腹部癌。根据肿瘤生长的部位，可分为上段、中段及下段胆管癌。上段胆管癌又被称为肝门部胆管癌，较常见，位于左右肝管至胆囊管开口以上的部位，中段胆管癌位于胆囊管开口至十二指肠上缘，下段胆管癌位于十二指肠上缘至十二指肠乳头。

【病理与临床】

组织学上以腺癌常见，呈乳头状、结节状生长并向胆管腔内突入，或呈弥漫性浸润性生长，致使胆管壁增厚、管腔狭窄或者完全阻塞。主要临床表现是无痛性黄疸，逐渐加深，同时伴有厌食、乏力及贫血等症状。晚期可出现胆系感染、肝大、腹水等表现。

【超声诊断要点】

根据肿瘤的大体病理形态特点不同，一般分为三种类型：

1. 乳头型 又称息肉型。肿块呈乳头状高回声，自胆管壁突向扩张的胆管腔内，边缘不整齐，不伴有声影。肿块一般较小，位置固定，肿瘤所在部位的胆管壁可见连续中断。

2. 结节型 又称截断型。肿块呈不规则结节状，多数为中等回声或高回声，与管壁界限不清，无声影，扩张的胆管远端突然被肿块截断，肿块与胆管壁呈近似直角（图3-16B）。

3. 狭窄型 又称硬化型。肿块呈弥漫性浸润生长，管壁不均匀增厚，呈中等回声或高回声带，有时与周围组织分界不清，管腔逐渐狭窄或闭塞，呈鼠尾样改变。

多普勒超声：于肿块内可见点状或线状的血流信号，如显示为动脉血流频谱，有助于诊断。

胆管癌的间接征象：肝门部胆管癌表现为肝脏增大，肝内胆管显著扩张，呈放射状向肝门部汇集并突然狭窄或截断,一般胆囊缩小或不充盈,肝外胆管不扩张;位于中下段的胆管癌出现病灶以上肝内外胆管扩张,胆囊增大。肝脏、胰腺可见浸润病灶,肝门、腹膜后可见肿大淋巴结。

【鉴别诊断】

1. 肝外胆管结石　典型的肝外胆管结石与胆管癌较容易鉴别。如果结石发生嵌顿,而且没有声影,与胆管癌鉴别存在困难。此时应注意胆管壁的回声改变,结石周围的胆管壁光滑连续,胆管癌则不规则增厚,缺乏连续性。

2. 胰头癌　胰头肿大,可见实质性肿块回声,可伴有胰管和胆管的扩张,而胆管癌一般伴有胆管扩张而胰管不扩张。但当胆管末端癌侵犯胰头时鉴别存在困难。

超声检查能确定肿瘤的发生部位,并能够估计其程度以及侵犯周围组织的情况,对于肝门部胆管癌有较高的诊断率,但因为消化道气体的影响,对下段胆管癌的诊断率相对较低。

七、胆道蛔虫病

胆道蛔虫病(biliary ascariasis)是较常见的急腹症,青少年和儿童多发,农村发病率较高,由蛔虫经十二指肠乳头开口钻入胆道所致。

【病理与临床】

蛔虫大多数位于肝外胆管,也可进入胆囊和肝内胆管。虫体致使胆管阻塞,造成胆管扩张和胆道感染。死蛔虫体可以成为结石形成的核心。临床表现为突发性上腹部钻顶样剧烈绞痛,可同时伴有恶心、呕吐,为阵发性,可以突然缓解。因其引起的胆管梗阻多为不完全性,较少出现黄疸。

【超声诊断要点】

1. 肝外胆管呈不同程度扩张。

2. 长轴切面胆管内可见中等或高回声带,是由虫体所形成,宽数毫米,中间的无回声带为蛔虫假体腔,横切面呈"同心圆"状。如有多条蛔虫,可显示多条平行光带,胆管扩张明显(图 3-17B)。

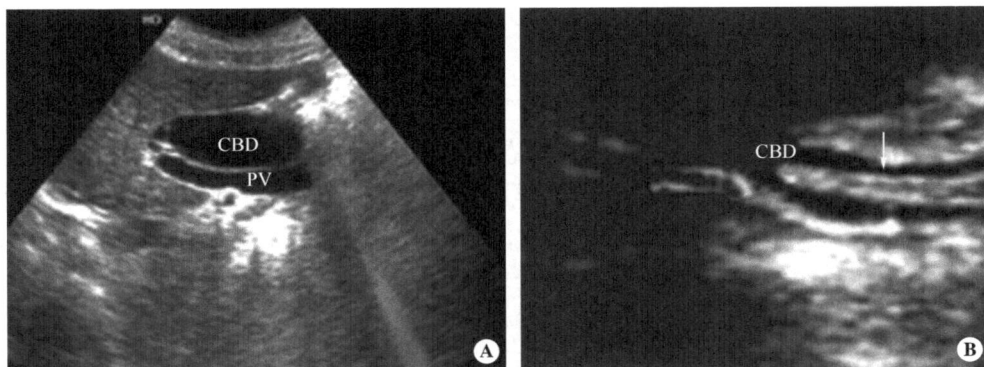

图 3-17　先天性胆道囊状扩张症与胆道蛔虫
A:先天性胆总管囊状扩张症;B:↓示胆道蛔虫
图中 CBD:胆总管;PV:门静脉

3. 如果蛔虫存活,超声可实时显示蛔虫在胆管内蠕动,此为具有诊断意义的特征性表现。

4. 蛔虫死亡后,蛔虫体逐渐发生断裂、破碎、溶解,双线状平行光带变得模糊或者消失,有的最终形成结石核心,其声像图表现与结石相似。

5. 胆囊蛔虫时,胆囊腔内呈双线状高回声平行带,常呈弧形或蜷曲状。

超声检查诊断胆道蛔虫的准确率可达95%以上,是临床上首选的检查方法。

八、胆 道 积 气

胆道积气(gas accumulation of bile duct)为肝内、外胆管及胆囊内的气体聚集。

【病理与临床】

常常继发于胆道手术如胆肠吻合术、胆道内瘘、T 型管引流等,胆道积气也可由胆道内瘘及胆道产气菌感染所引起。其主要发生于肝内外胆管,尤其以肝内胆管为多见。主要的临床症状是上腹部疼痛、发热。

【超声诊断要点】

肝实质内出现强回声,多位于左内叶和右前叶二、三级胆管分支,呈点、线或树枝状,沿胆管走向分布,后方声影模糊或不稳定,可伴有"彗星尾"状多重回声,改变体位扫查,强回声的形态和位置出现一定的变化,即为"闪烁感"表现。

【鉴别诊断】

主要与肝内胆管结石进行鉴别,但当结石和胆管积气并存时,鉴别常较困难。严重肠道坏疽合并产气菌感染时,门静脉内可以偶尔见到气体回声,根据解剖关系并应用 CDFI 技术可较容易进行鉴别。

九、先天性胆道囊状扩张症

先天性胆道囊状扩张症(congenital cystiform dilatation of bile duct)可发生于肝内、外胆管的任何部分,好发于胆总管。胆管壁先天性发育不良以及胆管末端狭窄或闭锁是其发病的基本因素。

【病理与临床】

病理上根据胆管扩张的部位、范围及形态分为 5 种类型:Ⅰ 型:囊性扩张,最常见,累及肝总管、胆总管的全部或部分;Ⅱ 型:憩室样扩张,少见;Ⅲ 型:胆总管开口部囊性脱垂;Ⅳ 型:肝内外胆管扩张;Ⅴ 型:肝内胆管扩张(Caroli 氏病)。临床表现有腹痛、腹部包块和黄疸。晚期可以出现胆汁性肝硬化和门静脉高压的临床表现。

【超声诊断要点】

1. 先天性胆总管囊状扩张症　在肝门胆总管部位显示局限性囊性无回声区,多呈球形、椭圆形或梭形,可延及肝门或胰头,囊壁薄而清晰,囊肿的大小和张力状态常有改变(图 3-17A)。近端胆管可不扩张或轻度扩张,无回声区与近端胆管相通连是重要诊断依据。内可有结石回声。肝内胆管正常或轻度扩张。胆囊常被推挤向前移动,贴近前腹壁。

2. 先天性肝内胆管囊状扩张(Caroli 氏病)　肝内出现节段性的囊性无回声区,与肝内胆管走行一致,与门静脉的分支相伴行,与邻近的肝管相通,囊壁较薄,边界清晰。囊性无回声区之间的肝实质和管道结构正常,肝外肝管不扩张。囊性无回声区的数目和大小相差很大,严重者可形成蜂窝状无回声区。内部有时可见结石回声,继发感染后内出现细密点状回声。

【鉴别诊断】

先天性胆总管囊状扩张症应注意与肝囊肿、胆囊畸形、胰腺囊肿、右肾囊肿等进行鉴别诊断。先天性肝内胆管囊状扩张应与多囊肝、肝内胆管扩张、多发性肝脓肿进行鉴别。

超声检查可准确了解胆管扩张的部位、范围和程度,并能发现有无合并结石、继发感染等情况,为临床选择合理治疗方案提供可靠依据。

十、阻塞性黄疸的鉴别诊断

阻塞性黄疸(obstructive jaundice) 是因为胆道梗阻,肝内胆管压力增高,胆汁淤积导致微胆管破裂致使胆汁进入血液而引起的黄疸。超声检查要从以下三个方面来对阻塞性黄疸进行诊断:

(一) 阻塞性黄疸的判断

1. 肝内胆管扩张　正常左右肝管的内径小于 0.2cm 或小于伴行门静脉内径的 1/3,大于 0.3cm 提示扩张。二级以上的正常肝内胆管常不能被显示,若管腔扩张,与伴行的门静脉支形成小"平行管征",此为肝内胆管轻、中度扩张的表现(图 3-18A)。重度扩张时,胆管极度扩张呈树杈状,内径明显超过与之伴行的门静脉,门静脉受压而显示不清,应用彩色多普勒超声可以容易地区分扩张的胆管和门静脉。肝内胆管扩张是超声判断阻塞性黄疸存在的可靠指标

2. 肝外胆管扩张　如肝外胆管下段发生梗阻时,肝外胆管出现扩张,肝外胆管扩张常为均匀性扩张,其正常内径不超过 0.6cm,0.7~1cm 为轻度扩张,大于 1cm 为显著扩张。当扩张的肝外胆管内径与之伴行的门静脉相似时,即形成"双筒猎枪"征,为诊断肝外胆管扩张较为特异的征象(图 3-18B)。尽管肝外胆管扩张是超声判断阻塞性黄疸的重要征象,但如果梗阻部位位于肝门部,肝外胆管并不扩张。此外,老年人、胆囊切除术后的患者,肝外胆管也会出现不同程度的扩张,有的可以超过 1cm。所以不能仅依靠肝外胆管是否扩张来判定阻塞性黄疸是否存在,需要结合肝内胆管的情况进行判断。

(二) 阻塞部位的判断

1. 肝内胆管或左右肝管的一支或二支均扩张,肝外胆管正常或不显示,提示肝门部梗阻。

2. 胆总管扩张是胆道下段阻塞的证据。

3. 多数情况下胆囊与胆总管的张力状态是一致的,既胆囊扩大,为下端梗阻,胆囊不大为上端梗阻。

4. 胆囊与胆总管处于矛盾的张力状态时,提示胆囊颈部梗阻或胆囊本身有病变。因此不能仅根据胆囊是否增大来判断阻塞部位。

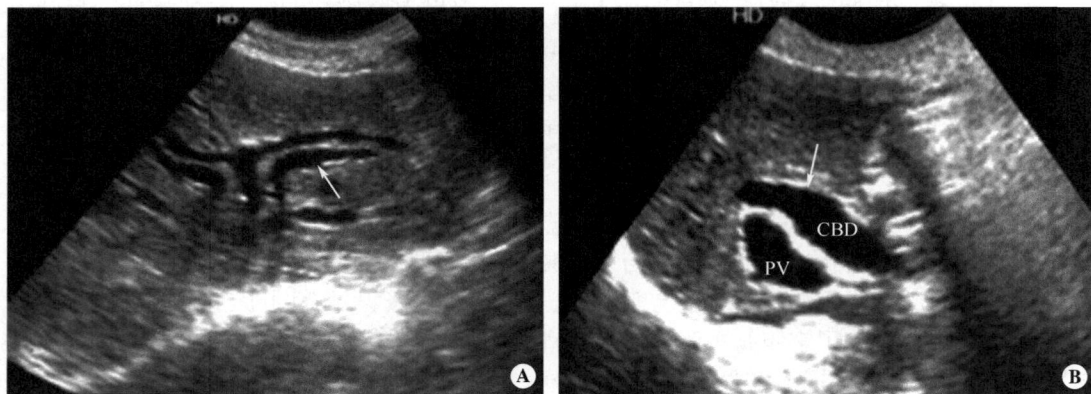

图 3-18　胆管扩张
A:肝内胆管扩张;B:肝外胆管扩张
图中 CBD:胆总管;PV:门静脉

5. 肝内肝管、胆总管、胆囊及胰管同时扩张时,提示阻塞部位位于 Vater 壶腹。

（三）阻塞病因的判断

引起肝外胆管阻塞的病因中,胆道结石、胆管癌、胰头癌占 90% 以上,故鉴别结石和肿瘤是病因诊断的主要环节。胆管结石多呈形态稳定的强回声,后方有声影,与胆管壁之间分界清楚,胆管壁回声完整。胆管癌多为中、高回声团块,形态不规则,后方无声影,与胆管壁分界不清,胆管壁的高回声线连续中断。但因为胃肠道气体的干扰或病变较小难以显示等原因,超声检查对于肝外胆管下段阻塞病因的诊断往往存在困难,对阻塞性黄疸病因的诊断符合率仅为 70%~80%。

超声检查可以敏感地发现胆管扩张,并且可以判断阻塞的部位及部分病因,对肝外阻塞性黄疸的定性诊断具有重要的临床意义,是临床上公认的鉴别阻塞性黄疸的首选方法。

第五节　胰腺疾病

一、胰　腺　炎

（一）急性胰腺炎

急性胰腺炎(acute pancreatitis) 是一种常见的急腹症,其病因很多,我国以胆道疾病为常见病因,西方国家以酗酒为主要病因。

【病理与临床】

急性胰腺炎病理类型有:1.急性水肿性胰腺炎:病变较轻,常局限于体尾部。胰腺肿大变硬、充血,镜下见间质水肿、充血和炎性细胞浸润,可见少量腺泡坏死,血管变化不明显。

2. 急性出血性胰腺炎:胰腺肿大,呈暗紫色,坏死灶呈灰黑色,镜下可见腺泡和脂肪坏死,本型以胰腺实质坏死、出血为主要特征,可有脓肿、假性囊肿和瘘管等并发症。

病变程度不同,临床表现有较大差异,主要症状有腹痛、腹胀以及恶心呕吐。急性出血坏死性胰腺炎可伴有腹膜刺激征、发热、黄疸及休克等表现。

【超声诊断要点】

1. 胰腺弥漫性肿大，以前后径为主，急性出血性胰腺炎更为严重，前后径可达正常的3～4倍。偶尔可见局限性肿大，与肿瘤相似，有时鉴别较为困难。

2. 急性水肿性胰腺炎多数边缘光滑清楚，而急性出血性胰腺炎常常边缘模糊，欠规则。胰腺形态肿胀饱满，重者可呈球形或椭圆形。

3. 急性水肿型胰腺炎胰腺实质呈典型的低回声型，部分水肿严重的胰腺实质可呈无回声区，似囊肿声像图。也有部分表现为高回声型。急性出血性胰腺炎因为有出血、坏死等改变，大多数胰腺实质呈分布不均、较粗的不规则高回声。由于病变的程度不同，部分亦可表现为高、低回声相间型或合并无回声区的混合回声型（图3-19A）。

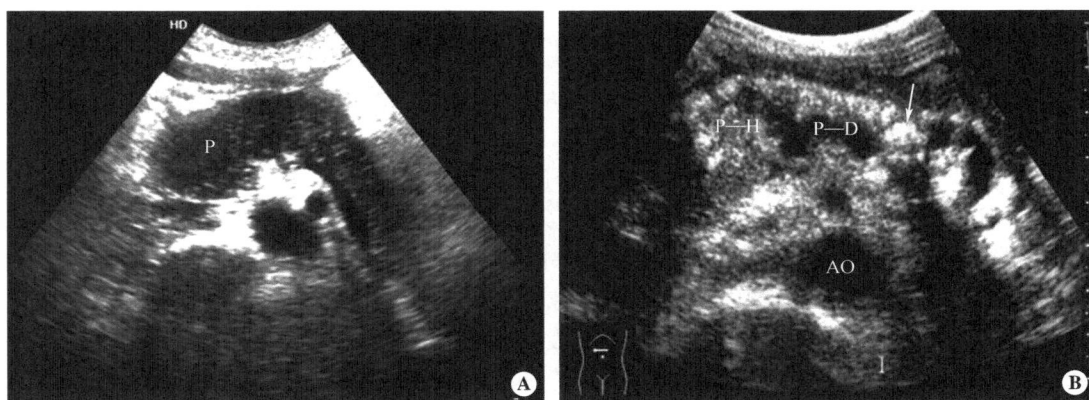

图 3-19　胰腺炎
A：急性胰腺炎；B：慢性胰腺炎↓胰管结石
图中 P—H：胰头；P—D：胰管；AO：主动脉；P：胰腺

4. 大多数主胰管无明显改变，少数轻度扩张，一般管壁回声正常。

5. 胰腺周围可见无回声区，为胰腺周围的炎性和血性渗出所致，是重要的间接表现。

6. 急性出血性胰腺炎常伴有肠麻痹、胃肠道内积气，使胰腺显示不清。

7. 出现腹水、胸腔积液，腹水量一般较少，有时急性出血性胰腺炎的腹水量较多，部分可出现胸腔积液。

此外，尚有部分急性胰腺炎的声像图可以正常，故正常声像图不能排除急性胰腺炎的诊断。

急性胰腺炎在发病初期常因肠胀气而影响超声显示胰腺，如果胰腺显示清楚并出现典型的声像图改变，结合临床表现以及实验室检查结果，明确诊断并不困难。如因胃肠胀气重不能清楚显示胰腺，应选用其他影像学方法，比如 CT 来明确诊断。在临床诊断确定后，超声检查还可以动态观察病情变化，及时发现胰周积液、假性囊肿等并发症的出现，并观察其演变情况。

（二）慢性胰腺炎

慢性胰腺炎（chronic pancreatitis）是由多种原因导致的胰腺实质和胰管不可逆的慢性炎症。可以由急性胰腺炎反复发作，经久迁延所致，有的与胆道炎症、胆道结石、慢性酒精中毒、饮食失调、蛋白质和脂肪代谢紊乱等有关。

【病理与临床】

病理上肉眼观胰腺变小,质硬,常呈结节状,切面可见弥漫性纤维化,胰管扩张,胰管内有的可见结石,可伴有大小不等的假性囊肿。临床表现有腹痛、体重下降、脂肪泻,有的可并发糖尿病。

【超声诊断要点】

1. 早期胰腺大小可正常,轻度肿大或局限性肿大。后期胰腺体积可缩小。

2. 胰腺边缘不整齐,轮廓欠清楚,与周围组织分界不清楚,但有的边缘清楚,形态规则。

3. 胰腺实质回声增强,呈粗大斑点状或者条状,分布欠均匀。如伴有钙化时可见局灶性强回声,较大者后方伴有声影。有的可见低回声区,常由慢性胰腺炎急性发作所致。少数胰腺实质回声无明显异常改变。

4. 主胰管不规则扩张,呈囊状或串珠状。如伴有胰管内结石,可见强回声斑,呈圆形或椭圆形,后方可见声影(图 3-19B),小结石后方常常伴有彗星尾征。胰管内结石对确诊慢性胰腺炎有重要价值。

5. 并发胰腺假性囊肿(声像图表现详见"胰腺囊肿"部分)。

6. 部分慢性胰腺炎可在胰头、体或尾部形成局限性炎性肿块。低回声多由慢性胰腺炎急性发作引起,而回声增强大多数由胰腺局部的纤维化引起。

如果能够直接显示胰腺钙化、胰管扩张、胰管结石等典型改变,超声检查对慢性胰腺炎的诊断具有一定的价值,同时可以较准确地发现假性囊肿,可以发现胆管梗阻征象以及是否合并胆囊结石等。但因患者肥胖、腹部胀气、胰腺萎缩等原因,超声检查显示胰腺较为困难,而少数慢性胰腺炎的声像图并没有异常改变,此时应依靠其他检查方法来明确诊断,如CT、ERCP 及实验室检查等。

二、胰 腺 囊 肿

【病理与临床】

胰腺囊肿(cyst of pancreas) 病理上可分为真性囊肿、假性囊肿二类,真性囊肿又分为先天性囊肿、潴留性囊肿、寄生虫性囊肿。临床上假性囊肿较多见,是急、慢性胰腺炎的并发症,也可由腹部外伤及手术所引起。假性囊肿的形成是胰管破裂,胰液流出而汇集在网膜囊内,周围组织和器官的浆膜受到胰液刺激后形成纤维包膜,其多位于胰腺体、尾部。先天性囊肿罕见,其病因是胰导管、腺泡发育异常,常合并多囊肝、多囊肾。较小的假性囊肿常没有临床症状,较大者可压迫胃肠道引起恶心、呕吐等症状,如合并感染可有发热、压痛等表现,部分患者在上腹部可触及肿块。

【超声诊断要点】

1. 真性囊肿

(1)先天性囊肿:胰腺实质内见单发或多发的无回声区,一般较小,呈圆形或椭圆形,单房或多房,边缘清晰,后方回声增强,常合并多囊肝和多囊肾。

(2)潴留性囊肿:在胰腺实质内,一般在胰管附近见无回声区,多为单发,一般较小,边缘清晰,后方回声增强,有时见其与扩张的胰管相通,胰腺实质表现为慢性胰腺炎改变。

（3）寄生虫性囊肿：胰腺实质内见无回声区，呈圆形，壁增厚，边界清楚，有时囊内可见子囊回声以及由头节造成的强回声光斑。

2. 假性囊肿

（1）多于体、尾部见大小不等的无回声区，单发多见。

（2）囊壁呈增强回声，壁可轻度增厚，多数边界清楚，囊肿后壁及后方回声增强。

（3）大多数为单房，少数内可见分隔，如有出血、感染可见散在、不均匀的点状低、中强度回声。

（4）巨大的假性囊肿可以压迫周围组织，使之移位、变形。

【鉴别诊断】

要与胰腺本身的含液性病变进行鉴别，如胰腺脓肿、血肿、囊腺瘤（癌）、假性动脉瘤等。胰头部囊肿应与肝及右肾囊肿、先天性肝外胆管囊性扩张、十二指肠积液、腹部包裹性积液等进行鉴别；胰体部囊肿应与胃内积液、网膜囊积液、腹主动脉瘤等进行鉴别；胰尾部囊肿应与脾、左肾、左肾上腺囊肿进行鉴别。女性患者应与巨大卵巢囊肿鉴别。腹膜及腹膜后实性均质肿瘤，如淋巴瘤、平滑肌肉瘤等也表现与胰腺假性囊肿相似的回声改变，也需要进行鉴别诊断。

超声检查诊断胰腺囊肿敏感而准确，而且可以反复检查，动态观察其变化，必要时可以进行超声引导下穿刺抽液以达到诊断与治疗的目的。

三、胰腺肿瘤

（一）胰腺癌

胰腺癌（carcinoma of pancreas）是胰腺最常见的恶性肿瘤，男性多见，40 岁以上好发。包括胰头癌、胰体尾部癌，也可累及整个胰腺，其中胰头癌最常见。

【病理与临床】

常见的组织学类型有导管腺癌、囊腺癌、黏液癌及实性癌。胰腺癌的临床表现与癌肿部位、病程长短及是否累及邻近组织有密切关系。胰头癌出现症状比胰体尾癌早，最常见的临床表现为腹痛、黄疸和消瘦。

【超声诊断要点】

1. 直接征象

（1）肿块较大时，肿块所在部位的胰腺局限性肿大，呈不规则的团块状（图 3-20A），弥漫性胰腺癌表现为胰腺弥漫性肿大，形态失常。直径小于 2cm 的胰腺癌多不引起胰腺大小和形态的改变，容易漏诊。

（2）肿块轮廓不整齐，呈蟹足样向周围浸润，与周围组织边界不清楚。小胰腺癌一般轮廓规则，边缘清晰。

（3）肿块内回声以低回声为主，少数为高回声和混合回声，小胰腺癌以低回声为主，较大肿块可表现为多种回声：多数为低回声，部分如合并出血、坏死、液化或合并炎症/结石等改变可呈不均匀高回声或混合回声以及边界不规则的较大的无回声区。少数弥漫性胰腺癌表现为不均匀、不规则的粗大斑点状高回声。

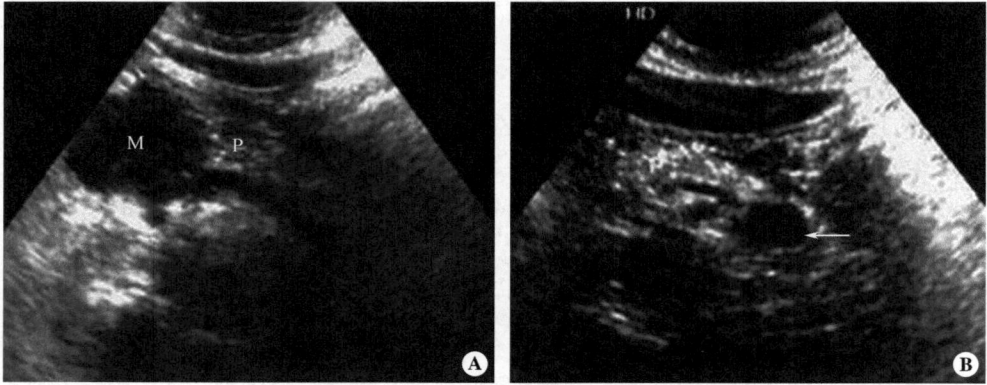

图 3-20　胰头癌和胰岛细胞瘤
A:胰头癌;B:胰岛细胞瘤

（4）肿块后方回声常有衰减,但小胰腺癌后方回声衰减不明显。

（5）多普勒超声:肿块内血流信号一般较少,可见星点状或短线状血流信号,频谱为动脉或静脉血流频谱。

2. 间接征象

（1）胆道扩张:大多数胰头癌可压迫或浸润胆总管,引起梗阻以上部位的肝内外胆管和胆囊扩张,而且胆管扩张早于临床黄疸的出现。因此,超声在黄疸出现前发现胆道扩张有助于胰头癌的早期诊断。肿块较小或因位置关系不压迫胆总管时,不引起胆道扩张。

（2）主胰管扩张:多数胰头肿块可以压迫并阻塞主胰管,致使主胰管均匀性或串珠样扩张。胰体、尾部癌则很少造成胰管扩张,小胰腺癌不累及胰管时,不引起胰管扩张。

（3）胰腺周围血管和脏器受压现象:较大肿块可使周围脏器受压、移位,如胰头癌可引起下腔静脉移位、变形甚至被阻断、远端扩张。体、尾部癌可使胃、左肾、脾脏受压移位,其周围肠系膜上动脉和脾静脉受压移位、变形。

（4）转移征象:常有肝脏及周围淋巴结转移,后者常位于胰腺、腹主动脉和下腔静脉周围,以及肝门、脾门附近,表现为圆形、椭圆形或分叶状的低回声,多发者可相互融合。部分可出现腹水征象。

【鉴别诊断】

胰头癌与壶腹癌、胆管癌、胆总管结石、胆总管或壶腹狭窄的鉴别诊断见表 3-2。

表 3-2　胰腺癌的鉴别诊断

	胰头癌	壶腹癌	胆管癌	胆总管结石	胆总管或壶腹狭窄
胰腺增大	多有	无	无	无	无
胰头肿块	有	无	无	无	无
肿块回声	多低	多低	多增高	强回声伴声影	
		有时难见		有时无法显示	
胰管扩张	多见、严重	轻度	无	无	轻度
胆总管扩张	明显	明显	明显	轻度	中度
胆管壁形态	正常	正常	僵硬或浸润	正常	正常
下腔静脉受压	多有	无	无	无	无

超声检查对胰腺癌具有较高的正确诊断率,具有重要的临床价值。超声检查可早于黄疸出现而灵敏地发现胆道扩张,这有助于提高早期胰腺癌的诊断率。彩色多普勒、自然组织谐波以及超声内镜等新技术的应用也提高了诊断率。但由于肥胖、胃肠道气体干扰等原因,超声有时难以显示胰腺,尤其是胰尾的显示率明显低于 CT。联合应用超声、CT 以及 ERCP 可以明显提高胰腺癌的诊断率。

(二) 胰岛素瘤

胰岛素瘤(insulinoma) 发生于胰岛 B 细胞,多数为良性肿瘤,较罕见。

【病理与临床】

肿瘤直径一般为 1~2.5cm,多见于胰体、尾部,单发多见。典型临床表现是胰岛素分泌亢进引起的 Whipple 三联征:阵发性低血糖或昏迷;发作时血糖低于 2.8mmol/L ;经静脉注射或口服葡萄糖或进食后症状缓解。

【超声诊断要点】

1. 肿块多位于胰体、尾部,较小,呈圆形或椭圆形,边界清楚、光滑。

2. 肿块内部多呈均匀的低回声(图 3-20B)。少数为强回声或等回声。较大肿瘤内可见形态不规则的无回声区。

3. 一般不出现胆管、胰管的扩张。

4. 恶性肿瘤体积大,形态欠规则,内可见出血、坏死征象,可见淋巴结及肝脏转移征象。

四、壶腹周围癌

壶腹周围癌(periampullary carcinoma) 是指发生在壶腹部、胆总管末段以及十二指肠乳头附近的癌肿。

【病理与临床】

病理类型以腺癌最多见,大体上可呈息肉状、结节状。肿块呈浸润性生长,易发生溃烂、坏死。早期易发生胆总管和主胰管浸润阻塞,引起黄疸。其淋巴结及远处转移均出现较晚,预后较胰头癌好。临床上较早出现黄疸,呈进行性加重。常有上腹痛、上消化道出血、发热、贫血、消瘦等症状。

【超声诊断要点】

1. 肿块位于扩张的胆总管末端,右前方为十二指肠,胰头位于其左侧。部分肿块可突入胆总管或十二指肠腔内。

2. 肿块一般体积较小,直径常在 1.5~3cm。

3. 肿块多为低回声,边缘不规则,后方回声衰减一般不明显。

4. 伴有肝内外胆管扩张、胆囊增大、主胰管扩张。

第六节　脾脏疾病

一、脾脏弥漫性肿大

【病理与临床】

　　脾脏弥漫性肿大(splenomegaly)由全身性疾病引起,如感染性脾肿大、淤血性脾肿大、血液病性脾肿大等。临床表现因不同全身性疾病而异。

【超声诊断要点】

　　有以下异常声像图之一者可考虑为脾肿大:①厚径超过4cm。②长径超过12cm。③在无脾下垂的情况下,脾下极超过肋下,或脾上极达到腹主动脉前缘。在脾肿大时,脾实质回声常无明显改变,可以表现为轻度增强。可以将脾肿大分为轻、中、重度。轻度:脾测值超过正常,但仰卧位时深吸气脾下极不超过肋弓下缘3cm。中度:脾脏明显肿大,但下极不超过脐水平线。重度:脾下极超过脐水平线,脾周围脏器受压移位。

二、脾脏肿瘤

【病理与临床】

　　脾脏肿瘤(tumor of spleen)较为少见,可原发于脾脏内的组织细胞,可为其他恶性肿瘤的浸润或转移。原发性肿瘤又有良恶性之分,其中恶性肿瘤以恶性淋巴瘤最多见,良性肿瘤以血管瘤最多见。原发良性肿瘤一般无临床症状。恶性肿瘤可表现为左上腹钝性疼痛,可伴恶心、全身乏力,继而出现脾大或可触及肿块。

【超声诊断要点】

　　1. 血管瘤　大多数为高回声团块,边界清晰,无声晕,内部回声可略有不均匀,与肝脏高回声型血管瘤相似。少数也可表现为混合性回声或低回声团块。

　　2. 淋巴瘤　因生长形式不同具有不同的声像图表现。肿瘤呈局限性生长时,脾脏增大,脾实质内显示单个或多个境界清楚的类圆形低回声区,无包膜,后方回声无增强。内部可发生液化,形成无回声区。呈小结节弥漫分布时,脾实质内见弥漫分布的小低回声区,可见高回声分隔,呈蜂窝状改变。呈弥散性浸润生长时,仅表现为脾脏增大,内回声减低,无确切的占位病变显示。

三、脾脏破裂

【病理与临床】

　　脾脏破裂(splenic rupture)绝大多数为腹部外伤所致。根据损伤范围和程度可分为三种类型:①真性破裂;②中央型破裂;③包膜下破裂。真性破裂最常见。脾脏破裂临床表现不一,严重程度与破裂类型、失血量和速度以及并发症有关。

【超声诊断要点】

　　1. 真性破裂　大多数表现为脾包膜连续中断,局部回声模糊,有的可见局限性无回声区。严重破裂者脾脏失去正常轮廓。小的破裂或发生于上极的破裂,脾脏声像图可能无明显异常。在脾脏周围或腹腔内显示异常无回声区,为重要的间接征象。

2. 中央型破裂　脾脏不同程度地增大,轮廓清楚、光滑,实质内回声不均匀,可见不规则的回声增强或减低区,形态不规则。有血肿形成者,脾实质内可见不规则无回声区。

3. 包膜下破裂　脾包膜下见局限性无回声区,多呈月牙状,其间可有细点状回声。出血时间较长者,可有凝血块形成的高回声团块或机化形成的高回声条索。

根据上述征象超声检查可以判断脾脏破裂的类型、程度以及是否合并腹腔内出血,对于行保守治疗的患者进行动态观察,为临床制定治疗方案提供依据。有时超声对于直接显示破裂口较为困难,特别是小的破裂口,但可以及时地发现脾周围乃至腹腔内的出血,因此,在没有发现脾脏声像图异常时,必须探查脾脏周围及腹腔内是否出现异常无回声区。采用超声造影技术可以弥补常规检查的不足。

四、脾　梗　死

【病理与临床】

脾梗死(infarction of spleen)多由脾动脉分支栓塞所引起,如左心及瓣膜的血栓脱落。也可由一些伴有脾肿大的疾病使部分脾脏发生缺血、坏死而形成梗死,如白血病、真性红细胞增多症、淤血性脾肿大等。

【超声诊断要点】

脾脏多增大,病变常位于前缘靠近脾切迹处,病灶呈尖端朝向脾门部的楔形或不规则形回声异常区,边界清楚。内部回声为均质性低回声。随着病程的延长,内部回声逐渐增强,而且不均匀。当梗塞区坏死液化时,形成不规则无回声区,局部钙化后,出现伴有声影的强回声。

(张宇虹)

第四章　消化道及腹膜腔疾病超声诊断

随着超声仪器的不断改进及检查者经验的不断积累,超声已经成为消化道疾病的常规检查手段,特别是在判断病变浸润深度及邻近脏器受侵情况方面有着重要作用。

第一节　解剖生理概要

一、胃

胃是消化道最膨大的部分,上接食管,称贲门,下续十二指肠处称幽门。胃右内侧缘凹向右上方,为胃小弯,其最低点称为角切迹;左外侧缘大部分凸向左下方,为胃大弯。以大、小弯为界,靠近腹前壁之胃壁为胃前壁,对侧为后壁。胃底为贲门平面以上,向左上方膨出的部分;胃体介于胃底与胃窦之间;胃窦为角切迹与幽门之间的部分。

二、小　　肠

小肠包括十二指肠、空肠和回肠。十二指肠长约 25～30cm,起始于胃幽门末端,呈"C"形包绕胰头,可分为球部、降部、水平部和升部。空肠与回肠介于十二指肠与盲肠之间,全部为腹膜包裹,以小肠系膜连于腹后壁,空肠与回肠无明显分界,一般认为近端 2/5 为空肠,远端 3/5 为回肠。

三、大　　肠

大肠分为盲肠、阑尾、结肠、直肠。盲肠是大肠的起始段,一般位于右髂窝,其下端为膨大的盲端,向上延续为升结肠。阑尾为一细长盲管,其长短粗细变异很大,根部较固定,连于盲肠后内侧壁,尖端为游离的盲端,位置不固定。结肠分为升结肠、横结肠、降结肠和乙状结肠。升结肠起自盲肠上端,从右侧腰部上升至右季肋部肝下,转折向左前下方移行于横结肠,转折处称结肠肝曲。横结肠位于胃大弯下、大网膜后方,至左季肋,在脾的脏面处折转成结肠脾曲,向下续于降结肠。降结肠沿左肾与腰大肌前面下行,在左髂嵴处与呈"乙"字形的乙状结肠相连。乙状结肠至第三骶椎平面续于直肠。

第二节　超声检查方法与正常声像图

一、胃

（一）检查前准备

胃的超声检查宜安排在胃肠透视及胃镜检查前进行。检查前日晚餐不宜过饱,禁食产气食品,如牛奶、豆制品等。晚餐后禁食、检查前 8h 内禁饮水。

（二）显像剂

检查胃时先空腹扫查,然后充盈显像剂再次扫查。胃显像剂分为无回声型与有回声型。无回声显像剂分为含气类(主要是含碳酸氢钠的饮料,如汽水等)和无气类(温开水、矿泉水等);有回声型显像剂一般是由谷物加工的粉剂加水调和而成。

（三）基本断面及扫查方法

1. 食管下段及贲门断面　仰卧位,探头沿左侧肋缘探查,在肝左外叶后下方可见食管下段及贲门长轴断面,为倒置漏斗状,其上端呈尖端向后上的鸟嘴状。探头旋转 90°,即可在肝左外叶及腹主动脉间或偏左侧获得靶环状图像,为食管下段及贲门短轴断面。

2. 胃底断面　左侧卧位,探头斜置于左肋弓下,向左上方倾斜扫查,可显示胃底。

3. 胃体断面　仰卧位、右侧卧位或坐位,上腹部纵、横切移动扫查可显示胃体长轴和短轴断面,在胃体短轴断面可观察胃的前后壁及胃大弯和胃小弯。

4. 胃角横断面　右侧卧位,由胃体向右移动横向扫查,可获得类似"∞"形的胃角部声像图,"∞"形的连接处即为胃角切迹,图像右侧为胃体,左侧为胃窦。

5. 胃窦断面　右侧卧位,探头斜置右上腹,获取该部位最长的胃腔声像图,即为胃窦长轴。沿幽门管方向扫查,可显示胃窦、幽门与十二指肠球部,并可见幽门周期性开放。探头旋转 90°扫查,即可获得胃窦短轴声像图。

（四）正常声像图

空腹状态下,胃内气体、黏液等形成中心的强回声,胃壁表现为外周均匀的低回声。充盈状态下,正常胃壁由内向外依次为"高—低—高—低—高"回声。关于胃壁的超声层次与组织学的关系尚有争议,第一层多数学者认为是黏膜层,也有学者认为是黏膜层与胃内容物的界面回声;第二层为黏膜肌层;第三层为黏膜下层;第四层为肌层;第五层一般认为是浆膜层,另有学者认为是浆膜层与浆膜外组织的界面回声。正常胃壁厚度受充盈量影响,未充盈时厚度一般不超过 5mm,充盈 500~600ml 时,厚度一般不超过 3mm。

二、十 二 指 肠

（一）检查前准备及方法

检查前准备与胃相同。检查时,探头在右肋缘与右侧乳中线相交处斜向下内侧扫查,可显示十二指肠球部与胃窦部紧连。

（二）正常声像图

空腹时十二指肠球部呈椭圆形或圆形,位于胆囊的内下方,充盈后十二指肠球部一般呈倒三角形,其形态大小随幽门开放而发生变化。十二指肠降部位于胰头外侧,水平部位于胰头下方,正常情况下很少充盈。升部较短,超声扫查显示常欠理想。

三、结　肠

（一）检查前准备及方法

检查应安排在 X 线钡灌肠及肠镜检查前,在空腹状态下进行。检查者前一日晚餐进流食,睡前服轻泻剂,检查当日排净大便,必要时清洁灌肠。充盈结肠采用灌肠法,经肛门灌入生理盐水或温开水 1000~1500ml,并同时进行检查。检查乙状结肠者可适当充盈膀胱。

（二）正常声像图

沿结肠走行扫查,可见肠腔内气体及粪块形成的弧形强回声,充盈时表现为管状无回声区,并可见到结肠袋。高频超声检查可显示与胃壁相似的肠壁 5 层结构。正常结肠内径一般小于 4cm,肠壁厚度在肠腔未充盈时≤5mm,充盈时≤3mm。

第三节　消化道疾病

一、胃　癌

胃癌(gastric carcinoma)是我国最常见的恶性肿瘤之一,多发生于 40~60 岁之间,其好发部位依次为胃窦、胃体和贲门。

【病理与临床】

早期胃癌指病变仅侵及黏膜或黏膜下层。病变深度超过黏膜下层而达到肌层或浆膜层称进展期胃癌。进展期胃癌按 Borrmann 分型分为:隆起型(Ⅰ 型)、局限溃疡型(Ⅱ 型)、浸润溃疡型(Ⅲ 型)、弥漫浸润型(Ⅳ 型)。

早期胃癌多数无症状。大多数进展期胃癌的首发症状为上腹痛,可伴有食欲减退、消瘦、乏力,还可有恶心、呕吐等梗阻症状,当癌瘤发生糜烂、破溃时可有消化道出血,多表现为黑粪,呕血较少见,有些患者可因肝脏或腹膜转移出现腹水。

【超声诊断要点】

1. 早期胃癌　早期胃癌因病变较小,经腹壁探查显示困难,超声内镜检查有重要价值。

2. 进展期胃癌　进展期胃癌声像图主要表现为胃壁增厚,厚度常>1.5cm,胃腔狭窄,胃壁结构层次紊乱。病变局部多可见较丰富的彩色血流。根据进展期胃癌的声像图表现不同,可分为三种类型:

(1) 隆起型:胃壁局限性增厚,呈不规则低回声肿块突向胃腔内,表面不平整,内部回声可不均匀。

(2) 溃疡型:增厚胃壁表面可出现不规则凹陷,凹底不平滑,其周边可见不规则隆起,呈"火山口"征(crater sign)。

(3) 弥漫型:胃壁弥漫性不均匀增厚,黏膜面不光滑,胃腔变窄(图 4-1),胃蠕动减慢或消失。

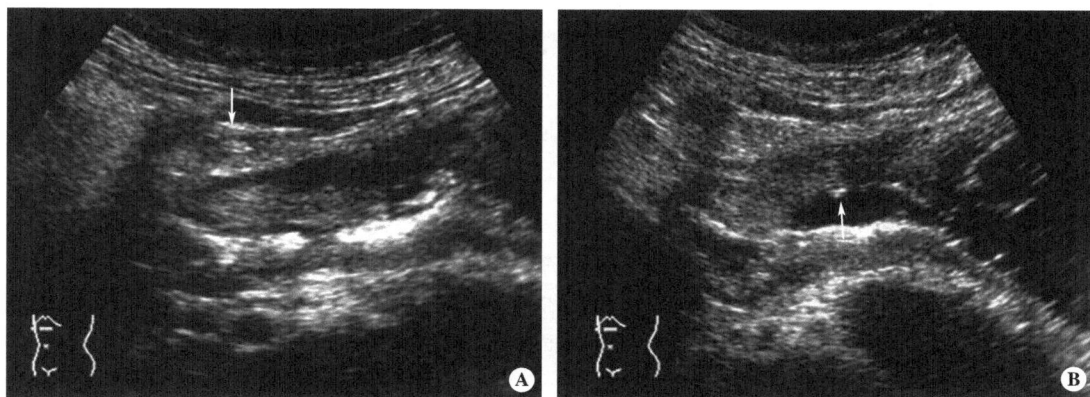

图 4-1　胃癌
A:空腹扫查↓示胃窦部胃壁增厚,呈低回声;B:饮水后显示胃腔变窄,↑示黏膜面不光滑

【鉴别诊断】

1. 其他胃隆起性病变　隆起型胃癌需与胃息肉、胃平滑肌瘤、胃腺瘤等其他胃隆起性病变相鉴别。胃息肉多为等回声或高回声,肿物基底较窄,常有蒂,平滑肌瘤和胃腺瘤多为低回声,形态较规则、界限清晰,一般内部回声均匀,黏膜层光滑完整。

2. 胃溃疡　溃疡型胃癌需要与良性胃溃疡鉴别。后者胃壁局限性增厚,厚度常<1.5cm,溃疡底部光滑,口底大小一致,周围隆起坡度小,局部胃壁层次结构可显示。

二、肠　套　叠

一段肠管进入与其相连的肠管腔内称为**肠套叠(intestinal intussusception)**。分为原发性和继发性,前者多见。小儿肠套叠多为原发性,成人则多继发于肠道息肉、肿瘤等器质性疾病。

【病理与临床】

肠套叠按照病理发生部位可分为回-结肠型、回肠盲肠-结肠型、小肠-小肠型及结肠-结肠型。套叠处可形成三层肠壁,最外层为鞘部,中间为套入部反折壁,里层为最内壁。小儿肠套叠的三大典型症状是腹痛、血便及腹部肿块。成人肠套叠多呈不完全性肠梗阻表现。

【超声诊断要点】

横断面呈"同心圆"(donut sign)或"靶环征"(target sign),外层低回声层为肠套叠的鞘部,其内侧较厚的环状低回声为水肿增厚的反折壁及最内壁,中心区高回声由肠黏膜与肠腔内气体构成。纵断面上为多层平行的回声带,高低相间呈"套筒征"(cover tube-shaped sign)。肠套叠的近端肠管常可见梗阻征象。

【鉴别诊断】

肠道肿瘤:肠道肿瘤也可出现"假肾征"(pseudo-kidney sign)或"靶环征",但形态多不规则,肠壁厚薄不一,中心部气体强回声可随体位改变发生明显的变化,而肠套叠的中心强回声区则较稳定。

三、肠 梗 阻

肠内容物不能正常运行或顺利通过肠道时称为**肠梗阻**（intestinal obstruction），是外科常见的急腹症。

【病理与临床】

肠梗阻按发生原因可分为三类：机械性肠梗阻、动力性肠梗阻和血运性肠梗阻。机械性肠梗阻最常见，主要病因有结石、肿瘤、嵌顿疝等；动力性肠梗阻常继发于急性弥漫性腹膜炎、腹部大手术、腹膜后血肿等；血运性肠梗阻是由于肠系膜血管栓塞或血栓形成所致。肠梗阻又可按肠壁有无血运障碍分为单纯性和绞窄性两类。肠梗阻典型临床表现为：腹痛、腹胀、呕吐、肛门停止排气排便。

【超声诊断要点】

肠管扩张，小肠内径>3cm，结肠内径>5cm。扩张的肠管可伴有积气或积液，积气呈形态不定的强回声团，积液及肠内容物表现为无回声或杂乱回声，其内可见漂浮的强回声光点。肠黏膜皱襞显示清晰，呈高回声，不同节段及切面有不同形态，如扩张小肠纵切呈"琴键征"或"鱼刺征"。梗阻早期肠蠕动亢进，并见逆蠕动，肠内容物呈"钟摆样"运动，晚期出现肠麻痹时蠕动减弱或消失。腹腔可见积液。

【鉴别诊断】

典型肠梗阻一般不难诊断，但要注意区别单纯性与绞窄性肠梗阻。若肠管明显扩张、蠕动迅速减弱或消失、短期内腹腔积液迅速增加，则要考虑绞窄性肠梗阻的可能。另外还要注意与腹水、较大的囊性病变鉴别。

四、急性阑尾炎

急性阑尾炎（acute appendicitis）是常见的外科急腹症。阑尾管腔阻塞及细菌入侵是其最常见的病因。

【病理与临床】

按其病理形态学改变可分为：急性单纯性阑尾炎、急性化脓性阑尾炎、坏疽及穿孔性阑尾炎、阑尾周围脓肿。临床表现多种多样，典型表现为转移性右下腹痛；其次为发烧、恶心、呕吐、腹泻、便秘等。

【超声诊断要点】

患者仰卧位，先用低频探头以右下腹最痛处或麦氏点为中心进行扫查，适当加压以消除肠气干扰，找到阑尾后，再改用中高频探头仔细观察。受患者肠腔气体、肥胖、阑尾位置深等因素影响，有时超声不易清楚显示阑尾，因此，超声诊断急性阑尾炎有一定的局限性。

1. 急性单纯性阑尾炎　阑尾轻度肿胀，成人直径≥7mm，儿童≥6mm；管壁增厚，层次欠清晰，浆膜层高回声完整但不光滑。

2. 急性化脓性阑尾炎　阑尾明显肿胀，直径（11.8±1.0）mm；管壁不均匀增厚，层次不清晰；管腔内呈无回声或低回声，伴粪石时可见强回声，后有声影；横切面呈"靶环征"，纵切面似腊肠形(图4-2)。

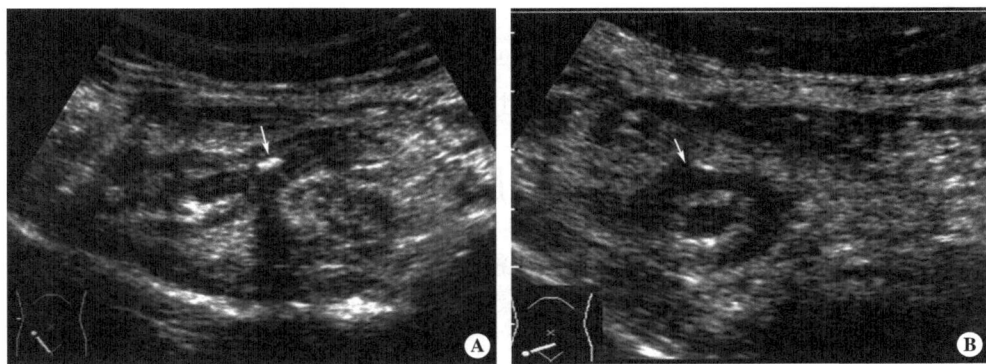

图4-2　急性阑尾炎
A:纵切面似腊肠形,其内可见粪石(↓);B:横切面呈"靶环征"

3. 坏疽及穿孔性阑尾炎　阑尾轮廓不清,管壁可因坏死而形成不规则的无回声或低回声区。发生穿孔时浆膜层高回声中断,周围可见炎症渗出的无回声区。

4. 阑尾周围脓肿　阑尾区出现混合性肿块,内部可见不规则的无回声或低回声,产气杆菌感染时可见气体强回声。

【鉴别诊断】

1. 右侧宫外孕　多有停经史,无转移性右下腹痛,右侧附件区探及肿块,有时可见妊娠囊及胎心搏动。

2. 阑尾肿瘤　阑尾实质性肿瘤较少见,一般呈低回声,内部回声较阑尾炎形成的包块均匀,周围一般无渗出物回声。阑尾肿瘤有时可伴发急性阑尾炎,所以超声在诊断急性阑尾炎时要注意合并阑尾肿瘤的可能。

第四节　腹膜腔疾病

一、腹 腔 积 液

正常状态下,人体腹膜腔内有少量液体,起润滑作用。腹腔积液为病理状态下腹膜腔内集聚的过多液体,包括腹水、腹腔积血等。

【病理与临床】

腹水(ascites) 可分为漏出液和渗出液两种,前者为非炎性积液,多因循环障碍引起,后者多为炎症性积液。腹腔积血多见于腹部创伤、腹主动脉瘤破裂、异位妊娠破裂等。腹腔积液患者主要表现为腹胀、腹部增大。腹部叩诊移动性浊音阳性。

【超声诊断要点】

少量腹水时,于膈下、肝肾间隙、脾肾间隙或盆腔探及较局限的无回声区,腹水较多时,腹腔内无回声弥漫分布,可见肠管固定或漂浮其中。游离性腹水无回声随体位改变而移动、变形。包裹性积液多由大网膜、肠襻或周围脏器所包裹,形态不甚规则,其内有时可见肠管蠕动。腹腔积血声像图表现取决于出血时间的长短。新鲜出血表现为无回声或无回声内伴点状回声,大量出血可以形成血肿,表现为混合性回声包块。

【鉴别诊断】

腹腔内囊肿　腹腔内包裹性积液有时需与囊肿相鉴别。囊肿多为圆形或椭圆形,壁光滑,挤压邻近结构,其内回声较清晰。而包裹性积液形态不规则,其内有时可见肠管蠕动。

二、腹膜肿瘤

腹膜肿瘤包括腹膜原发性肿瘤和腹膜转移癌,后者多见。

【病理与临床】

腹膜原发性肿瘤以间皮瘤较常见,多为恶性,侵袭性强,累及全腹膜。腹膜转移癌常常由卵巢癌、消化道恶性肿瘤转移所致。腹膜肿瘤患者常以腹胀、腹部包块就诊,伴消瘦,查体可发现腹水。

【超声诊断要点】

1. 腹膜转移癌(peritoneal metastatic carcinoma)　壁层或脏层腹膜受累时,可在相应部位发现低回声结节或不规则肿块。腹膜转移癌最易出现的部位为大网膜,超声表现为大网膜增厚,形成网膜饼,内部多呈高回声,常伴有多发低回声结节或者融合成块(图4-3A)。

2. 腹膜间皮瘤(peritonial mesothelioma)　根据肿瘤侵犯的部位不同,声像图可分为三种类型:

(1)病变侵犯壁层腹膜:壁层腹膜弥漫性增厚,呈凸凹不平的低回声区或低回声结节,突向腹腔内,在腹水衬托下类似胎儿胎盘。

(2)病变侵犯脏层腹膜:增厚的腹膜包裹肠管,周边为低回声,中心为气体强回声,形成"假肾征",受累肠祥粘连固定,活动度差。

(3)病变侵及大网膜和肠系膜:网膜增厚,形成饼样包块,肠系膜增厚固定。

【鉴别诊断】

腹膜转移癌多有原发灶,超声扫查可以发现原发肿瘤及远处转移,如肝脏、腹膜后淋巴结转移等,多累及大网膜,在增厚网膜内可见多发低回声结节,多融合成块。腹膜间皮瘤多表现为壁层腹膜弥漫性增厚,有时可伴有大网膜增厚。超声引导下增厚腹膜穿刺活检可以明确诊断。

三、结核性腹膜炎

结核性腹膜炎(tuberculotic peritonitis)是由结核分枝杆菌引起的慢性、弥漫性腹膜炎症。

【病理与临床】

病理改变有三种类型:渗出型、粘连型、包裹型。典型临床表现为低热、盗汗等结核毒血症,还可有腹痛、腹泻、腹胀等消化道症状。查体腹壁有柔韧感,移动性浊音阳性。

【超声诊断要点】

1. 大网膜增厚　增厚网膜回声可分为三种类型:

(1)高回声型:声像图表现为高回声,内部回声不均匀。

（2）高低回声间杂型:声像图表现为高回声,内部间杂条状、片状不规则分布的低回声,高频超声扫查典型者类似"大脑沟回"状(图 4-3B)。

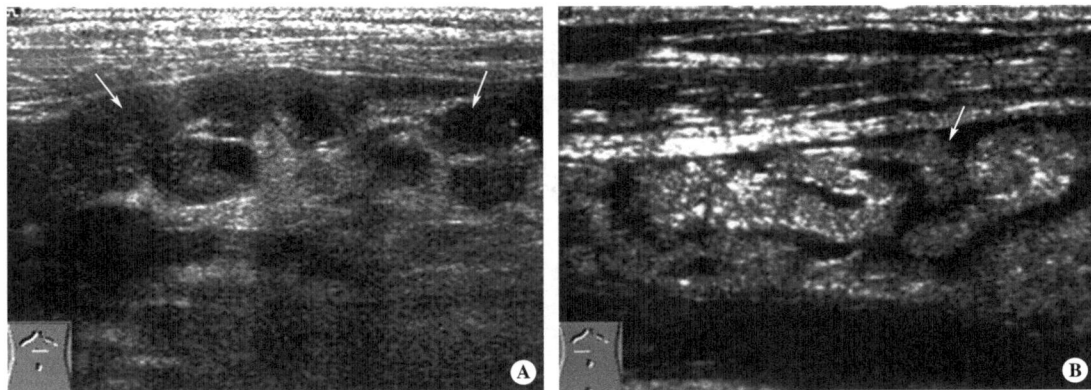

图 4-3 腹膜疾病

A:腹膜转移癌,高频扫查显示大网膜增厚,内见多发低回声结节;B:结核性腹膜炎,高频扫查显示大网膜增厚,呈"大脑沟回"状改变

（3）结节型:声像图表现为高回声或高低间杂回声内见低回声结节,结节多数较小,散在分布,无融合。

2. 壁层腹膜增厚 声像图表现为片状均匀的低回声,一般厚度在 0.1～0.6cm 左右。

3. 腹水内分隔 多数患者腹水中见纤细的条状强回声,可固定也可呈漂浮状,交织成分隔。

4. 肠管聚集 多数患者肠袢缠结在一起不能自由漂浮于腹水内,肠管不能触及前腹壁,呈**"肠管束缚征"**(tethered bowel sign)。

【鉴别诊断】

引起腹水的常见原因为结核性腹膜炎与腹膜转移癌,两者鉴别十分重要,超声观察增厚大网膜的回声改变有助于两者的鉴别。结核性腹膜炎增厚的大网膜典型声像图呈"大脑沟回"状,有结节者少见,且结节以少发的小结节为主;腹膜转移癌典型声像图为增厚的大网膜内伴大小不等的多发结节,且互相融合,另外腹膜转移癌常可发现原发灶。声像图不典型者进行超声引导下穿刺活检可以鉴别。

（王学梅）

第五章　泌尿系统及前列腺疾病的超声诊断

泌尿系统由肾、输尿管、膀胱和尿道组成。其主要功能是排出机体新陈代谢中产生的废物和多余的水,保持内环境的平衡和稳定。超声以其方便、经济、无创伤等特点是泌尿系统首选的影像学检查方法。

第一节　解剖生理概要

一、肾　　脏

1. 位置与形态　肾脏为成对的腹膜后实质性器官,形如蚕豆。位于腹膜后脊柱两旁肾窝内。相当于第 11 胸椎与第 3 腰椎之间,右肾较左肾约低半个椎体。呼吸运动时,肾脏位置移动不超过一个椎体范围。正常成人肾长径约 10~12cm,宽径 5~7cm,厚径 3~5cm。男性略大于女性。

2. 肾实质和肾窦　肾纵剖面观,肾脏分为肾实质和肾窦两部分。肾实质浅层为皮质,厚 0.5~0.7cm,部分伸展到髓质的锥体之间称为肾柱。深层为髓质,由 8~15 个肾锥体构成。其底部连接皮质,尖端凸向肾窦称为肾乳头。从肾门深入到肾内,由肾实质所围成的腔隙称为肾窦。肾窦的组成有肾盂、肾大盏、肾小盏构成的集合系统和周围包绕的神经、血管、淋巴、脂肪及其他间质(图 5-1,彩图 5-1)。

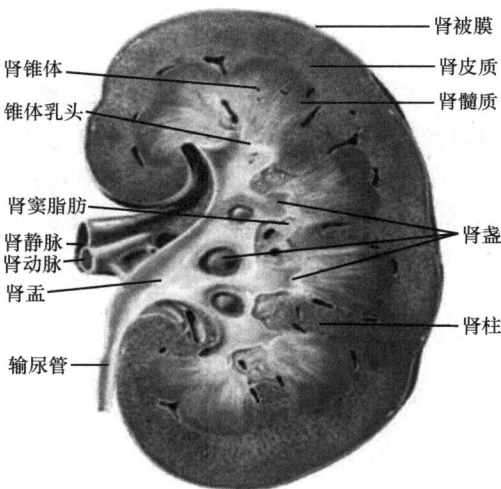

图 5-1　肾脏解剖示意图

（图中标注：肾被膜、肾皮质、肾髓质、肾锥体、锥体乳头、肾窦脂肪、肾静脉、肾动脉、肾盂、肾盏、肾柱、输尿管）

3. 肾门及肾血管　肾外缘为凸面,内缘为凹面、凹面中部的切迹为肾门。肾门部从前向后顺序排列着肾静脉、肾动脉、输尿管,以及神经、淋巴管。肾静脉系在肾门附近汇合而成,右肾静脉直接汇入下腔静脉,左肾静脉横跨脊柱、在腹主动脉和肠系膜上动脉之间穿过汇入下腔静脉。肾动脉起源于腹主动脉。肾动脉进入肾实质后依次分为段动脉、叶间动脉、弓状动脉、小叶间动脉。

4. 肾脏被膜　肾脏及其内上方的肾上腺由肾脂肪囊包绕。肾脂肪囊外层的筋膜称肾周筋膜。肾实质表面有肾纤维膜,为肾的固有膜,也称肾包膜。

肾脏除具有排泄代谢产物、药物、毒物和解毒产物,以及调节体内水、电解质、酸碱平衡的功能外,还具有内分泌功能,产生促红细胞生成素、对血压有重要影响的肾素以及能调控钙和维生素 D 衍生物代谢的羟胆钙化醇 1,25 等物质,借以调节机体的重要生理功能。

二、输　尿　管

输尿管是一对肌性管状结构,全长约 30cm,内径 5~7mm。输尿管下行在跨越髂动脉之前为其腹段(上段)输尿管;此后进入盆腔的输尿管称盆段(中段);输尿管末端斜穿膀胱壁终止于膀胱三角区的输尿管口处,称为膀胱壁间段(下段)。输尿管有三个狭窄部,第一狭窄位于肾盂和输尿管移行处;第二狭窄在跨越髂总动脉或髂外动脉处;第三狭窄为膀胱壁间段。结石容易滞留于这些狭窄部位。

三、膀　　胱

膀胱是储存尿液的囊性器官,其形态、大小、壁厚度、位置随充盈程度变化很大。正常成人平均膀胱容量为 350~500ml,壁厚约 1~3mm。膀胱外面观,前上方是膀胱尖,后下方为膀胱底,两者之间为膀胱体,膀胱的最下部为膀胱颈。内侧观除与外面观对应部位外,还有位于后下部的三角区,三角区为两侧输尿管口和前下方尿道内口之间的区域,为肿瘤和结核的好发区。膀胱壁由黏膜层、黏膜下层、肌层和浆膜层构成。

四、前　列　腺

1. 前列腺形态及毗邻　前列腺位于耻骨联合后、直肠前、尿生殖膈之上,膀胱颈部下方并围绕尿道。整体呈倒置的栗子形。是由腺体和纤维肌肉组成的人体最大的性附属器官,外层有包膜。其上端较宽大为前列腺底,下端尖细为前列腺尖,底与尖之间的部分为前列腺体。中央有一浅行纵沟,为前列腺沟。

2. 前列腺内部结构　前列腺一般分 5 叶:前叶、中叶、后叶和两侧叶。左、右侧叶分别位于尿道前列腺部和中叶的两侧。前列腺肥大常发生于中叶和侧叶,后叶位于中叶和侧叶的后方,是前列腺肿瘤的易发部位。

第二节　超声检查方法与正常声像图

随着科学技术的进步,超声仪器日趋完善,尤其三维超声和造影技术的出现,大大提高了对泌尿系疾病的诊断率。泌尿系统的声像图表现与其解剖形态相一致,不同切面、不同角度扫查,其声像图上的形态变化是多种多样的。

一、肾

常用肾脏的探查方法有:经腹部、经背及经侧腰部冠状切面,其中经侧腰切面为最常用。

1. **肾被膜与脂肪囊**　肾被膜通常呈一条明亮的光带围绕整个肾脏,它实际上是由两层界面回声重合而成。一层是肾周围脂肪与肾包膜之间的界面;另一层是肾周围脂肪与肝、脾等肾脏邻近器官和组织之间的界面。在肾脏下部纤维膜与肾筋膜之间的脂肪很厚,容易显示。

2. 肾实质回声　可分为两个部分。

（1）肾髓质回声：又称肾锥体回声，呈放射状排列在肾窦回声周围。

（2）肾皮质回声：包围在肾髓质回声的外层，其回声略高于肾髓质回声。肾柱为肾皮质深入肾锥体之间的部分，个别突出增大，为肾柱肥大，易与肾占位病变混淆。

3. 肾窦回声　包括肾盏、肾盂、血管、淋巴和脂肪等组织的回声，故又称为集合系统回声。肾窦回声为一片椭圆型高回声区，边界毛糙不整齐。一般其宽度约占肾的1/3～1/2。

4. 肾血管回声　肾内血管的超声检查主要采用彩色多普勒技术，直观的观察五支肾段动脉及分支在肾柱中的叶间动脉，皮髓质间的弓状动脉，甚至小叶间动脉。彩色多普勒能量图的血流分布可清楚地显示血流的灌注状态。三维立体图像则更直观、更形象。肾动脉血流频谱示迅速上升的收缩期单峰，随之为缓慢下降的舒张期平坦延长段，阻力指数小于0.7。

肾外血管用二维超声结合彩色多普勒可显示，①右肾静脉：右肋缘下经肝脏斜切扫查能探到右肾静脉的长轴，其向内侧汇入下腔静脉。②右肾动脉：位于右肾静脉后方，从腹主动脉的起始点直至肾门进入肾脏。③左肾静脉：在腹主动脉前方的一段往往被压扁，位于腹主动脉近侧段直径可大于等于1cm。立位时，左肾静脉横断面和纵断面明显增宽。④左肾动脉：位于左肾静脉的后方，管径同右肾动脉或稍粗，有搏动。

正常参数：正常肾脏的参考测值为，长径：10～12cm；宽径：5～6cm；厚径：4～5cm；肾窦宽径约为整个肾脏宽径的1/2。一般男性肾脏大于女性，左肾大于右肾。在实际超声诊断中只有当肾脏过分巨大或过分缩小时才能有诊断意义。

二、输 尿 管

常用的输尿管检查方法为经腹、侧腰及经背部途径。

正常人输尿管由于部位深、管腔细、受胃肠道气体干扰明显，不易显示。当发生病变如结石、肿瘤、输尿管梗阻、积水扩张时方可显示。

三、膀 胱

检查前应饮水充盈膀胱。具体的探查途径：耻骨上经腹途径、经尿道途径和经直肠途径。

膀胱充盈后横断面呈圆形或椭圆形；纵断面略呈三角形。膀胱壁为光滑完整的强回声光带。膀胱容量正常为350～500ml左右。排尿后基本无尿液残留。残余尿量测量方法为 $V = 1/2d_1d_2d_3$，其中 V 为残余尿量，d_1 为膀胱最大上下径，d_2 为左右径，d_3 为前后径。

四、前 列 腺

可于耻骨上经腹途径、经直肠途径及经会阴途径探查。第一种方法最常用，不要求过分充盈膀胱。经直肠三维超声可以较准确测量前列腺的大小。

正常前列腺内部回声为散在的细小光点，均匀分布。正常参数：大致为长径3cm，宽径4cm，厚径2cm。

第三节　肾　脏　疾　病

诊断肾脏疾病的方法很多,如 X 线、CT 等,但超声成像以其实时、方便、经济等特点成为首选的方法。

一、肾　囊　肿

肾囊肿(renal cyst)是最常见的肾脏疾病,发生率随年龄增长而增加,50 岁以上者可达 50%,肾囊肿的病因不清,但通常认为囊肿来自原本就存在的肾小管。

【病理与临床】

肾囊肿的形成与先天性或后天性因素有关,其种类很多。仅见一个囊肿者称孤立性肾囊肿;如不伴出血或感染则称单纯性肾囊肿;两个以上则称为多发性肾囊肿;囊肿内有分隔,形成互不相通的小房者称多房性肾囊肿。内出血者称出血性肾囊肿;合并感染者称感染性肾囊肿;内容物黏稠呈胶胨状者称胶胨样肾囊肿。来源于肾窦内淋巴管的囊肿称肾盂旁囊肿;与肾盂肾盏相沟通的囊肿(即肾盏憩室)称肾盂源性囊肿。肾髓质的集合管扩张形成无数小囊肿称肾髓质囊肿,又称海绵肾。

【超声诊断要点】

1. 孤立性肾囊肿　呈圆形或椭圆球形,位于肾实质部,可向肾表面突出。壁薄,光滑,整齐,内部呈无回声。囊肿后壁回声增强(图 5-2A)。

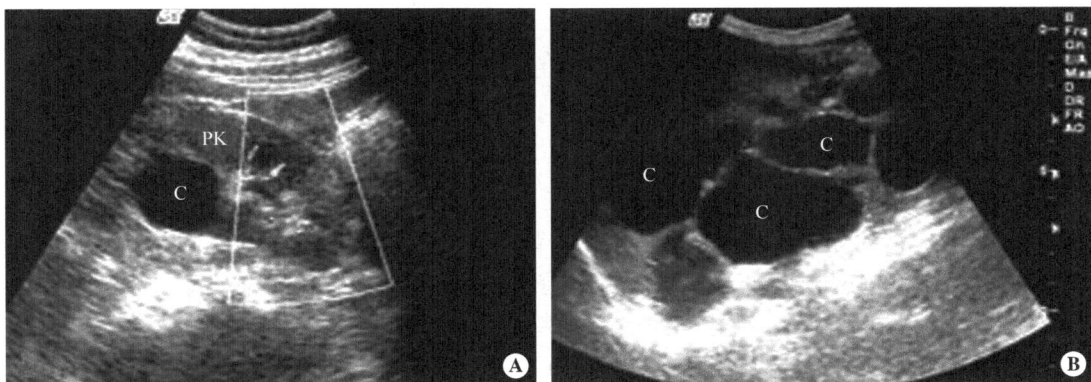

图 5-2　肾囊肿与多囊肾
A:孤立性肾囊肿;B:多囊肾
图中 C:囊肿;PK:右肾

2. 多发性肾囊肿　声像图与孤立性肾囊肿相同。但肾内多个囊肿可相互挤压重叠、形态变形,无囊肿的肾实质部分与正常肾完全相同。

3. 多房性肾囊肿　肾实质内囊性病变,体积较大,在圆形无回声内可见完整或不完整的线状分隔回声,各房间可以相通。

4. 出血性肾囊肿　内回声可因出血时间及出血量不同而有较大差别。既可表现为单纯囊肿,也可在囊内出现细小回声或絮状回声,后方回声增强不明显,病程久的声像图为囊实混合性。

5. 感染性肾囊肿　与出血性肾囊肿相似。

6. 肾盂源性囊肿　也称肾盏憩室。囊肿与肾盂或肾盏相通连。表现为紧贴肾窦回声的圆形无回声区，直径多为1~2cm。如内有结石则称为钙乳症。

7. 肾盂旁囊肿　指来源于肾窦内淋巴管的囊肿。表现为肾窦内的无回声区，酷似肾盂或肾盏积水，仅限于肾窦一部分，不与各肾盏或整个肾盂相通。

8. 肾髓质囊肿　肾髓质的集合管扩张形成无数小囊肿，又称海绵肾。由于其病理改变为扩张的集合管囊腔较小呈海绵状，内可有小结石形成，故超声显示为与肾锥体分布一致的高回声团呈放射状排列。

肾盏积水，肾盂旁囊肿，肾盂源性囊肿之间的鉴别诊断见表5-1。此外，肾囊肿应与多囊肾进行鉴别诊断，参见"多囊肾"部分。

表5-1　肾盏积水、肾盂旁囊肿、肾盂源性囊肿鉴别诊断

	病　因	部　位	大　小	声　像　图
肾盏积水	结石、肿瘤、炎症引起肾盏的漏斗部阻	肾窦回声边缘偏心	大	常见引起积水的结石、肿瘤等病因
肾盂旁囊肿	淋巴管囊肿	肾窦回声内部	较大	单纯囊肿或伴有肾盂积水内可见结石回声。囊肿大小可随膀胱充盈程度而变化
肾盂源性囊肿	肾盏憩室	肾窦回声外周	1~2cm 小	

二、多　囊　肾

多囊肾（polycystic kidney）是一种较常见的先天性遗传性疾病。可分为成人型和婴儿型。婴儿型多囊肾属常染色体隐性遗传，少见，发病率为1/10 000。成人型多囊肾属常染色体显性遗传，常见，发病率为1/1 250。

【病理与临床】

多囊肾多为双侧性。肾体积常显著增大，肾内布满无数大小不等的囊肿，囊肿之间、囊肿与肾盏肾盂之间均不相通。常并有肝、脾、胰腺等实质器官的多囊性病变。本病发展缓慢，较轻者可无明显症状，典型者主要表现为腰痛、血尿、腹部包块、高血压和肾功能不全。

【超声诊断要点】

1. 双肾体积增大，可达正常肾的5~6倍。

2. 双肾外形失去常态、包膜凹凸不平，表面极不规则，常呈分叶状。

3. 肾内为大小不等的囊状结构充填，广泛、弥漫。肾内几乎无正常肾组织（图5-2B）。

4. 肾窦区回声常被挤压变形。声像图可见肾窦局部或多处有弧形压迹、形态不规则，甚至显示不清。

5. 多囊肾合并结石时，不规则肾窦区域内可见点状或团状强回声，后方伴声影。合并感染或囊内出血时，其无回声区内可见云雾状或散点状回声。

【鉴别诊断】

多囊肾与多发性肾囊肿鉴别要点：

1. 前者肾普遍性增大,后者多为局限性肿大。

2. 前者肾内的无回声区呈弥漫分布,多为双侧性。后者无回声区呈散在分布,且多为单侧性。

3. 前者中的轻型或早期多囊肾可见肾实质,但肾实质回声增强,而重型或晚期多囊肾正常肾组织已不复存在。后者肾实质回声仍属正常。

三、肾　结　石

肾结石(renal calculi)是一种常见病。多见于 20~40 岁,男女比例为 4~5：1。肾结石的形成是指一些晶体物质(如钙,尿酸,草酸等)和有机基质(如基质 A,酸性黏多糖等)在肾脏的异常聚积。

【病理与临床】

肾结石主要位于肾盂或肾盏中,多单侧,双侧少见。腰痛和血尿是肾结石的主要症状。结石可引起肾脏充血,水肿,可因结石梗阻伴发肾积水,多伴有感染。

【超声诊断要点】

1. 在肾盂或肾盏内可见到大小不等的强回声光团。小结石可表现为强光点,较小的结石可无声影,而中等及大结石后方伴有声影。

2. 结石伴有肾积水者,在积水的远端能发现嵌顿的结石回声和声影(图 5-3)。

【鉴别诊断】

1. 肾内钙化灶　位于肾皮质或肾包膜下的强回声多为钙化灶,而结石见于肾窦中,即结石一定发生在集合系统内。

2. 肾窦灶性纤维化　与小结石不易鉴别。改变体位及变换角度扫查,如强回声消失或呈短线状,提示为肾窦灶性纤维化,如强回声位置固定不变,则为结石回声。

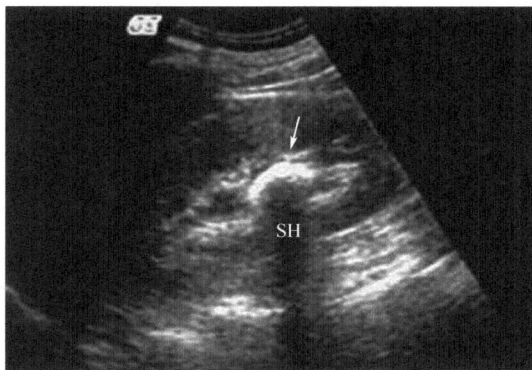

图 5-3　肾结石
图中↓示结石　SH 为声影

四、肾　积　水

肾积水(hydronephrosis)是尿路梗阻后肾盂肾盏内尿液滞留致肾脏扩大及肾实质萎缩。病变常为单侧性,也可以为双侧。小儿肾积水主要原因为先天性尿路畸形,成人肾积水的主要原因为尿路结石,发病一般男性多于女性。

【病理与临床】

由肾脏至尿道外口任何部位管腔狭窄或其相邻各种病变引起尿路梗阻,最终都可造成肾积水。先天性病变,如肾盂输尿管连接部狭窄,肾下极异位血管或纤维束压迫输尿管等均可引起肾积水。泌尿系各部位的结石、肿瘤、炎症和结核均可引起继发性肾积水。肾积水有时呈间歇性发作,称间歇性肾积水。长时间梗阻所引起的肾积水,终将导致肾功能减退。主要临床表现为肾区胀痛、腹部可及囊性肿块,并发感染者可有发热、尿频、尿痛、血尿等症状。

【超声诊断要点】

1. 肾盏和肾盂积水后,其内滞留的尿液使肾窦回声分离,出现无回声区的大小、形态与肾积水的容量、类型和严重程度密切相关。轻度肾积水肾外形无明显改变,肾窦分离扩张宽径小于2cm。中度以上肾积水,肾体积不同程度增大,分离成液性的肾盏与扩张的输尿管所组成的外形类似"烟斗"状或"手套"状。重度肾积水时各断面均呈巨大囊状,呈现"调色碟"状(图5-4)。

2. 轻、中度肾积水肾实质无明显改变,重度肾积水肾实质变薄。

3. 梗阻部位在输尿管或输尿管以下者可以探测到输尿管积水回声。

【鉴别诊断】

1. 在做出肾积水诊断前需排除引起正常肾窦分离的原因 ①大量饮水。②膀胱过度充盈。③妊娠期。④应用利尿剂和解痉药。这些现象没有病理意义,应与肾积水区别。

2. 生理性与病理性肾窦分离的鉴别点 ①前者无回声区常呈平行带状,而后者常有饱满感。②前者分离一般不超过1.5cm,分离达2.0cm或以上者可确定为肾积水。低于0.6cm可认为是生理性分离,分离在0.8~2.0cm之间需排除可能导致生理性分离的因素。③排尿后复查对判断生理性与病理性肾窦分离很有价值,排尿后15分钟后复查,生理性肾窦分离可减少或消失。

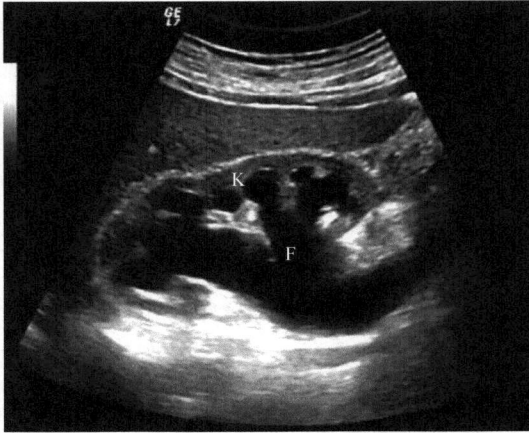

图5-4 肾盂积水
图中 K:肾 F:积水

3. 肾积水与多囊肾或多发性肾囊肿的鉴别点 ①肾积水的无回声区互相通连,肾囊肿的无回声区互相不通连。②多发性肾囊肿的无回声区大小差别悬殊,分隔完整,互相不通连,并可见到被挤压的肾窦回声,而重度肾积水扩张的肾盏无回声区大小相似,排列有序,分隔不完整,互相通连。③肾积水可以找到不完全分隔和漏斗状或鸟嘴样突起。

五、肾 肿 瘤

肾脏肿瘤为泌尿系统仅次于膀胱肿瘤的第二位肿瘤,其中恶性肿瘤约占90%以上。以肾细胞癌最常见,占85%,肾盂癌占7%~8%,Wilms瘤占5%~6%,肾肉瘤占3%。

(一)肾细胞癌

【病理与临床】

肾细胞癌又称**肾癌(renal carcinoma)**,约占肾恶性肿瘤的85%。肾癌可发生于肾脏任何部分,多为单发、单侧,15%为肾内多发病灶。肿瘤有假包膜,大的肿瘤中心可有灶性液化坏死和囊腔形成。肿瘤侵及肾静脉时,可形成癌栓。肾癌主要经血行转移至肺、肝、脑和骨骼等。最常见的临床表现为血尿、腰疼、腰部肿物。

【超声诊断要点】

1. 肿瘤较小时,肾轮廓可无明显改变。较大肿瘤肾形态失常,轮廓局限性增大,表面凹凸不平。

2. 肾肿块形态多为规则的圆形或类圆形,也可能不规则,有球体感。小的肾癌最常表现为高回声团块,中等大肾癌多呈低回声。较大肿瘤内部有出血、坏死、液化时,局部显示不规则的无回声。如肿瘤向内生长时,可引起肾窦局部变形、移位和中断,少数可伴肾盂、肾盏积水。

3. 晚期时,于肾静脉和下腔静脉内可探及不规则的低、中等回声的团块。

4. 肾癌的彩色血流图表现 ①抱球型:肿块周围血管弯曲、绕行,内部散在点、条状血流。②星点型:肿块周边彩色血流不多,仅肿瘤内部有少量星点状彩色血流。③丰富血流型:肿瘤内部血流丰富,呈五彩火球样血流图。④少血流型:肿瘤内部很少彩色血流,甚至未见彩色血流。以上四种类型不能截然分开,其间有过渡型。

5. 肾癌的超声造影 随着第二代造影剂 SonoVue 的应用,提供了更多的诊断信息,提高了超声诊断的准确性。虽然目前超声造影还未发现恶性肿瘤特征性表现,但造影剂在以下几方面还是有帮助的。①造影剂早期出现肿瘤周边并持续高增强,对恶性肿瘤(透明细胞癌)的诊断有帮助。②造影剂使肾肿瘤的中央疤(无造影剂进入)易显示,有助于区别肿瘤的坏死、出血或囊性变。③肾静脉、下腔静脉内癌栓造影后增强,而血栓不增强,有助于肿瘤的分期。④超声造影可显示肾盂肿瘤的血管,而血块无血管不增强,容易区别。⑤超声造影可鉴别假性肾柱肥大和肾肿瘤。

【鉴别诊断】

1. 肾柱肥大 肥大的肾柱表现为圆形或椭圆形的低回声区,突入髓质间,与肾窦分界清楚,横断面显示与肾皮质相连续,且无球体感。超声造影显示该处为正常肾组织。

2. 肝肿瘤 较大肾上极肿瘤与肝右叶重叠或突向肝内者,可误诊为肝肿瘤。实时超声显示肝包膜虽然有凹陷或压迹,当肾肿瘤未侵及肝包膜时,肝包膜完整有较好的连续性,呼吸时,肿瘤的移动与肝脏不同步。

3. 肾脓肿 早期肾脓肿边界不清、边缘不规则,呈低回声区。形成脓肿时,呈无回声区,内可见稀疏分布的点状回声。这与较小的肾癌容易鉴别。较大的肾肿瘤内伴出血、坏死、液化时,出现无回声区,两者不易鉴别。鉴别困难可行超声导向下经皮肾穿刺抽液或活检。

(二) 肾母细胞瘤

【病理与临床】

肾母细胞瘤又称**肾胚细胞瘤(nephroblastoma)**或 Wilms 瘤。是小儿最常见的恶性肿瘤。大多数为单侧性。肿瘤一般为鸡蛋至儿头大,与肾组织境界分明。较大的肿瘤可有内部出血、坏死或形成多个小囊。经淋巴道和血行可转移到肾门淋巴结、肺、肝等处,也可直接侵犯肾包膜向肾周围组织扩延。

【超声诊断要点】

1. 肾脏增大失去正常轮廓,肿瘤较大,直径多在 5cm 以上,呈圆形或椭圆形。

2. 局部可见被挤压的小部分不规则的肾实质和肾窦回声。

3. 肿瘤内部往往回声粗糙,不均匀,靠近外周常有低或无回声带。

4. 肾门淋巴结转移者在肾门部显示低回声团块。

（三）肾血管平滑肌脂肪瘤

【病理与临床】

肾血管平滑肌脂肪瘤（renal angiomyolipoma）又称良性间叶瘤，**错构瘤**（renal hamar-toma）。由血管、平滑肌和脂肪组织混合构成。切面上肿瘤与正常肾组织有明显界限，但无真正的包膜。常无临床症状，瘤体过大时出现腰疼或腰部不适。

【超声诊断要点】

1. 小肿瘤表现为边界清楚的高回声，均匀分布。单发或多发，肾脏大小、形态、结构无大变化。

2. 大肿瘤内部组织界面较大，表现为高、低回声相间的杂乱回声，有的呈层状分布，呈"洋葱样"改变。

（四）肾盂肿瘤

【病理与临床】

肾盂肿瘤（tumor of renal pelvis）发病率远较肾实质肿瘤为低，是发生于肾盂、肾盏的肿瘤。大多数为移行上皮细胞癌，其80%为乳头状，20%为实性结节。分为两类，一类常有短蒂，常以瘤细胞脱落种植的形式向输尿管和膀胱转移；另一类为浸润型，肿瘤广泛浸润生长，首先向肾门部淋巴结转移。肾盂肿瘤使肾盏漏斗部或肾盂输尿管部发生梗阻可以形成积水。临床表现为无症状、间歇性肉眼全程血尿。

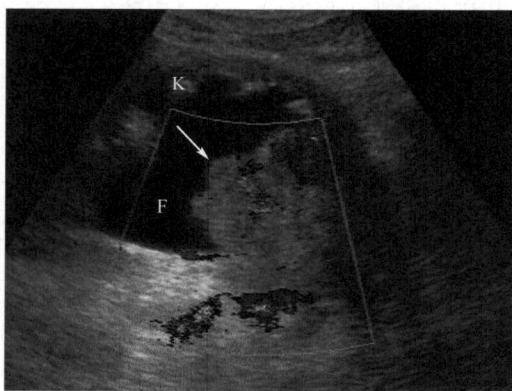

图 5-5 肾盂肿瘤
图中↓示肾盂肿瘤；K：肾；F：肾盂积水

【超声诊断要点】

肾盂肿瘤直径大于 1cm 时，肾窦回声分离，其内显示低回声肿块。肿瘤越大，显示越清楚。但对小的平坦浸润型肿瘤显示较为困难。彩色多普勒检查多表现为少血流类型。

【鉴别诊断】

1. 肾盂积水合并感染　肾盂积水合并感染者因无回声区内有点状低回声，同较小的肾盂肿瘤不易鉴别，仔细多个切面观察，前者肾盂积水按解剖形态分离扩张，点状低回声呈稀疏分布，后者肾盂内低回声团块较为局限，有球体感，内有彩色血流显示（图5-5，彩图5-2）。

2. 肾盂内血块　二者声像图类似，不易区别。应结合病史及定期复查来明确诊断。合并肾积水可变动体位观察肾盂内回声的移动与否做出鉴别。另外超声造影时肾盂肿瘤增强，血块无血管不增强，可以鉴别。

六、肾 结 核

肾结核（renal tuberculosis）是全身结核病的一部分，约占肺外结核的15%，多见于成人,多在原发结核感染后5~20年才发病。

【病理与临床】

肾结核原发灶多在肺部,结核菌在体内经血行播散而达肾脏。由于病灶在肾内蔓延和对肾脏的破坏程度不同,肾的病理改变也各不相同,具有坏死、空洞、高度纤维化以及钙化的特点。这些特点在声像图上可以得到相应的显示。结核病灶经过肾乳头引起感染时,可产生干酪样溃疡,进一步破坏形成髓质空洞和肾盏积脓。严重者可见整个肾脏成为无数个空洞的囊状物。肾盂和输尿管受累时,可引起肾积水或结核性肾积脓。临床上以尿频、尿痛、尿急和脓尿为主要表现。

【超声诊断要点】

多数肾结核均可由X线和化验室检查得到确诊。早期肾结核肾脏无明显破坏,声像图无改变。对中、晚期肾结核超声检查具有诊断价值。肾结核的声像图表现复杂而多样化,可将其声像图分为五型,与五种病理类型相对应,见表5-2。

表 5-2 肾结核病理分型与声像图对照

型 号	病理类型	声像图分型	声像图表现
Ⅰ型	肾盂扩张型	扩张回声型	被膜不规则,肾盂肾盏扩张,其内呈无回声
Ⅱ型	干酪空洞型	混合回声型	被膜不规则,内见不均匀强回声和囊状无回声区,伴光点
Ⅲ型	结核脓疡型	无回声型	被膜不规则,内见单个或多个囊状无回声区,伴散在光点
Ⅳ型	纤维硬化型	强回声型	肾失去常态,被膜极不规则,内为不均匀强回声区
Ⅴ型	钙化型	似结石型	被膜不规则,内为多个大小不等强光团,后方伴声影

七、肾发育异常

在泌尿系统疾病中,肾脏发育异常占有重要的位置。不但较为多见,而且种类繁多。这与泌尿系统胚胎发育过程复杂有关。其中包括肾的数目、大小、位置、形态、结构轴向、肾盂及血管等反常。超声检查则是确定泌尿系统先天性异常的主要手段。

(一)肾发育不全

【病理与临床】

肾发育不全(renal hypoplasia)由于胚胎期血液供应障碍或其他原因,使生肾组织未能充分发育形成原始幼稚型肾脏。常伴有泌尿系统的其他先天性异常,如异位肾,肾血管和输尿管畸形等。临床上可无症状或伴高血压、结石、感染等表现。

【超声诊断要点】

患侧肾区或较低位置显示大小仅为正常1/2左右的小肾脏,其皮质变薄,髓质多显示不清,可显示有一定比例的肾窦回声,肾血流减少。对侧肾脏代偿性增大。

(二)重复肾

【病理与临床】

重复肾(duplex kidney)并非肾脏数目增加的畸形,实际上是一种肾脏结构上的畸形改变。常合并重复输尿管。重复肾多数融合为一体,表面有一浅沟,但肾盂、输尿管上段及血管常各成体系。一般上部肾体积缩小,引流不畅易并发感染、积水和结石。在重复输尿管中,往往并发一个输尿管异位开口,且多见于上部肾的输尿管。异位开口的输尿管口常有狭窄,可造成输尿管积水和肾积水。男性患者因有尿道外括约肌而不会出现尿失禁。女性患者异位开口位于膀胱颈之下时,即伴有尿失禁。

【超声诊断要点】

1. 肾脏增大,主要长径增大。

2. 肾外侧缘轮廓发现切迹。

3. 肾窦回声分成上、下两个分离团块。

4. 肾窦回声中发现局限性肾积水,尤其是上部肾窦积水多见,此时常可追踪其下面的输尿管。

(三)异位肾

【病理与临床】

在胚胎时期,因肾血管有位置变异,肾脏也随之有位置的异常,形成**异位肾**(renal ectopia)。如血管位置低则形成盆腔肾,如血管位置过高或过长则肾脏位置也高或异位于对侧,形成胸腔肾或交叉异位肾。

【超声诊断要点】

在一侧肾区探测不到肾脏回声,而在髂腰部、盆腔、胸腔或对侧肾下方探到肾脏回声。肾脏不移动,不能还纳于肾窝。常小于正常肾,并可有积水等并发症。

【鉴别诊断】

肾脏位置异常还见于肾下垂和游走肾,应与异位肾鉴别。

1. 肾下垂　正常人在呼吸运动或改变体位时,因肾蒂肾周围筋膜和腹肌的支持,肾的上下移动度不超过一个椎体。若超过此范围,则称之为肾下垂。超声于俯卧位或仰卧位探查时,以肾下极为界定点,立位后肾下极向下移动大于3cm或超过一个椎体应考虑为肾下垂,其肾脏大小形态及内部回声均正常,并可还纳于肾窝。

2. 游走肾　多由于肾蒂过长松弛,肾脏可在腹腔内各个方向移动。超声于肾区探测不到肾回声,而在上腹部、脐周围或盆腔内、甚至跨越中线至对侧腹腔显示肾回声。推动肾脏或改变体位时,该肾可在较大范围内移动,并可还纳于肾窝。

(四)孤立肾

【病理与临床】

孤立肾(solitary kidney)为一侧肾缺如或缺失,只有对侧一个肾脏。一般无任何临床表现,多因体检或腹部影像检查时意外发现。

【超声诊断要点】

单侧肾缺如表现为一侧肾区探测不到肾脏回声。对侧肾代偿性增大。并排除异位肾、游走肾和肾萎缩。

（五）融合肾

【病理与临床】

融合肾（fused kidney）是指肾脏发育异常使两个肾互相融合，连成一体。因连接的形式不同，形成的形态也不同。如：马蹄形，S形，盘状或块状肾。一般无症状，多数因下腹发现包块就诊。

【超声诊断要点】

融合肾的声像图基于融合肾本身的形态改变而影像不同。肾脏形态失常、增大，肾脏位置改变，完全无肾脏显示或只显示部分上极，或肾窝处肾下极延伸连接另一肾脏。肾脏内部结构无大改变，被膜、肾皮质、肾髓质、肾窦回声仍正常。

八、移 植 肾

器官移植不仅是外科学的重大突破，而且促进了整个医学的发展。肾移植术在器官移植中被首先提出并广泛应用于临床。尤其是异体肾移植开展已成为挽救终末期肾功能衰竭患者生命的重要手段。

【病理与临床】

肾移植术是指将异体肾脏移植到患者一侧下腹部髂窝之内的手术。**移植肾**（transplanted kidney）位置表浅，其外缘贴近外侧前腹壁、肾门在内侧靠后，上极偏外，下极偏内。

【正常移植肾声像图要点】

正常移植肾的超声图像与普通肾脏相似，肾实质与集合系统两者回声界限分明。但移植肾的各径线随其移植时间有轻度和缓慢的增长，集合系统的宽度比较饱满。此乃移植肾负担双肾功能引起的代偿性肥大或功能负担增加所致，属于正常现象。彩色多普勒扫查容易显示动静脉血管，并可进行血流频谱分析。

【移植肾并发症超声诊断要点】

移植肾术后常发生多种并发症。移植肾位置表浅，没有胃肠气体和肋骨干扰，十分有利于超声扫查判断。

1. **肾排异**　仅有少数超急性或加速性肾排异可在术后48小时和第1周后发生之外，通常急性肾排异发生在术后6~8周。主要表现：①肾体积迅速增大，短时间内增加大于25%，厚径大于等于宽径，横断面呈球形。②肾皮质增厚，回声增强或不均匀以及肾包膜粗糙等。③肾锥体明显肿大，伴回声减低。④肾窦明显缩小，回声减低，肾窦与肾实质的宽度比例小于1/2。⑤肾血流异常，表现为彩色血流信号显著减少，肾动脉阻力指数显著增高（RI>0.8），舒张期血流可以消失。

2. **肾周围积液**　包括血肿、脓肿、尿液囊肿和淋巴囊肿。声像图可见移植肾周围包绕性无回声区和低回声区，容易做出诊断。超声定位穿刺进行液体抽吸检验为鉴别肾周围积液性质的可靠方法，并且有助于进一步的介入性治疗等必要处理。

3. **肾积水**　术后输尿管梗阻引起肾积水为常见的并发症。声像图显示移植肾内的肾盂、肾盏分离扩张征象与通常肾积水表现相似。需要提及移植肾常有轻微肾窦分离，不应视为病理性肾积水。

慢性肾排异一般在术后半年以后发生,主要表现为肾体积渐进性增大,随后减小,继而萎缩。肾锥体回声明显减低,肾内血流因血管阻塞而减少,晚期声像图中可见肾萎缩。

二维声像图和彩色多普勒检查对于肾移植的多种并发症的诊断和鉴别有很大的帮助。结合临床表现及实验室检查,可对绝大多数移植肾合并症做出诊断,但轻度的排异反应很难诊断。另外,与急性排异伴随的实时超声和多普勒改变不是特异的,可在多种情况下出现,如急性肾小管坏死。声像图有排异反应的表现也不能完全肯定就是排异反应,必须排除其他原因。当声像图表现不典型或数个并发症同时存在时,诊断更加困难。对此,采用超声导向穿刺检查,能够及时地抽吸积液或摄取组织活检,了解积液性质和组织病理变化,尽快鉴别和明确诊断,必要时还可作经皮肾穿刺、造瘘、引流治疗等,更有利于改善患者的肾功能。超声检查是移植肾后并发症的首选且非常有效的诊断方法。

九、肾 创 伤

肾创伤(renal trauma) 常为直接外力作用所致,包括闭合性创伤和开放性创伤。开放性创伤约占15%~20%,战争时多见,闭合性创伤最常见于交通事故和工伤事故。

【病理与临床】

肾创伤按照其病理分为四种类型:肾实质挫伤、肾实质裂伤、肾盏撕裂伤、肾广泛性撕裂伤。肾创伤可发生在肾实质内,也可发生于包膜下血肿;肾包膜破裂可引起腹膜后血肿。合并其他脏器损伤如肝脾破裂可伴腹腔血肿。常见症状为创伤侧腰腹部肿胀、疼痛及血尿。若内出血严重可引起失血性休克。

【超声诊断要点】

1. 肾实质挫伤 肾轮廓轻度肿大,实质内出现局限性带状高回声或较小片状低回声与无回声区,肾包膜完整。若在包膜下与肾实质之间出现新月形或梭形低回声区,即为包膜下血肿。

2. 肾实质裂伤 肾弥漫性或局限性肿大。裂伤处包膜外为无回声或低回声区包绕,大量出血时肾的大部分被无回声区包绕。肾破裂处可有包膜中断现象,局部肾实质内可见血肿引起的带状或新月状低回声区。肾窦局部可因血肿压迫而变形。

3. 肾盏撕裂伤 肾外形明显增大,但包膜完整。肾实质内可见不规则小无回声区。肾窦扩大、外形不规则,肾盂分离扩张积血呈均匀点状回声,当血块堵塞输尿管时,扩张的输尿管以及扩张的肾盂内无回声区可见血块形成的不规则低回声团块。

4. 肾广泛性撕裂伤 声像图除有肾实质裂伤和肾盏裂伤的表现外,甚至肾呈完全性断裂或破碎成数块,与肾周围血肿和血液凝块混杂在一起,导致断裂损伤的肾脏结构模糊不清。其中肾周大量积液(血液及尿液)征象十分突出。

第四节 输尿管疾病

输尿管超声检查是一项较难的工作,其最大障碍是肠气干扰。一般检查前一日,嘱患者禁食牛奶、土豆等产气食物。检查前应解净大便,禁食8小时,最好于检查前1小时大量饮水充盈膀胱。

一、输尿管结石

输尿管结石（ureteral calculi）大多数来自肾内结石。结石可仅是短期内经过输尿管排出，或长期嵌顿在输尿管某段。常见结石下移停留于输尿管解剖上的三个生理狭窄部，尤以输尿管下 1/3 段最为多见。

【病理与临床】

本病为泌尿系常见疾病之一，多为单侧，双侧结石仅占 2%~6%。输尿管结石可引起尿路梗阻，并可导致患侧肾脏不同程度积水，输尿管结石对管壁刺激，可导致局部黏膜损伤、水肿并发炎症，从而引起阵发性疼痛伴血尿，若并发尿路感染时可引起尿频、尿急、尿痛等症状。

【超声诊断要点】

1. 输尿管结石声像图表现　①肾窦分离扩张，输尿管积水扩张并突然中断，在其无回声管腔内显示小团块或斑点状强回声，边界清楚，后方伴声影。②较平滑致密或较大的结石仅能显示其表层，故呈弧形强回声，后方伴明显声影。③较粗糙疏松或中等大小、表面不光滑的结石则呈圆形或椭圆形强回声，其后方声影较弱或无明显声影。④多数较小结石呈点状强回声，无声影，很难与肠内容物区别，或不显影，以致漏诊。

输尿管结石的好发部位：输尿管结石多位于三个生理性狭窄处，即肾盂输尿管移行处，输尿管跨越髂血管处和输尿管膀胱壁间段。

2. 继发梗阻声像图　结石部位以上的输尿管及肾盂扩张积水呈无回声区，部分梗阻侧输尿管开口喷尿现象减弱，完全梗阻则无喷尿现象。

二、输尿管肿瘤

输尿管肿瘤（tumor of ureter）系泛指输尿管的肿物，包括原发的上皮性、良性的乳头状瘤，恶性的乳头状与非乳头状癌。非上皮性、良性的息肉，恶性的平滑肌肉瘤、淋巴肉瘤。继发性则指来自于泌尿系，邻近或远离器官的肿瘤。

【病理与临床】

输尿管肿瘤大多数为恶性（占 3/4），且主要是输尿管移行上皮癌，病理性质与肾盂和膀胱癌相同，但输尿管的管壁较薄，管腔又细，所以肿瘤易侵犯肌层，向内易于形成梗阻，向外易于浸润、转移。肿瘤多数发生于输尿管中下段。临床表现主要为血尿，感染时可以出现发热、脓尿、膀胱刺激症状。若输尿管梗阻，则出现输尿管积水扩张与肾积水。

【超声诊断要点】

1. 患侧输尿管有不同程度的积水扩张，患侧肾积水。

2. 输尿管积水扩张的末端管腔内可见异常团块。团块为等回声或低回声，团块的形态、边缘可以规则、清晰，也可以不规则，呈条块状。

3. 彩色多普勒超声检查可于肿瘤的异常回声中发现血流信号。CDFI 表现为细小的弱血流。CDE 表现为星点状彩色信号。

4. 对输尿管开口处的肿瘤，应高度怀疑输尿管病变。

5. 对输尿管壁的侵犯、破坏，有利于输尿管癌的诊断。

【鉴别诊断】

1. 输尿管开口周围的肿瘤与膀胱肿瘤在鉴别上较为困难，许多情况下把此处肿瘤误为膀胱肿瘤。这可能与虽系输尿管肿瘤，但输尿管改变不明显有关。所以输尿管口处肿瘤，一旦有输尿管积水扩张，则应更多考虑为输尿管肿瘤。

2. 输尿管管腔内的肿瘤在声像图上不存在与其他肿瘤的混淆，若肿瘤向外浸润输尿管，管壁破坏严重，则易与其他肿瘤混淆。

第五节 膀 胱 疾 病

膀胱是储尿排尿器官。具有良好弹性，膀胱壁内有平滑肌组织，收缩时可以产生排尿动力，如果缺乏则膀胱内尿液无法排出，形成残余尿。目前常用检查方法是经腹和经尿道。

一、膀 胱 结 石

膀胱结石（vesical calculi）多数发生在男性患者，10 岁以下儿童及 50 岁以上老年人多见。

【病理与临床】

膀胱结石常继发于下尿路梗阻，前列腺增生是最常见的发病原因。部分结石是由肾降落到膀胱内。临床表现主要有尿痛、血尿、尿流中断及排尿困难等。

【超声诊断要点】

1. 膀胱无回声区内可见致密的强光团或光斑。

2. 结石强光团随体位改变而移动。

3. 强光团后方伴声影。

4. 如为数毫米小结石则无声影（图 5-6A）。

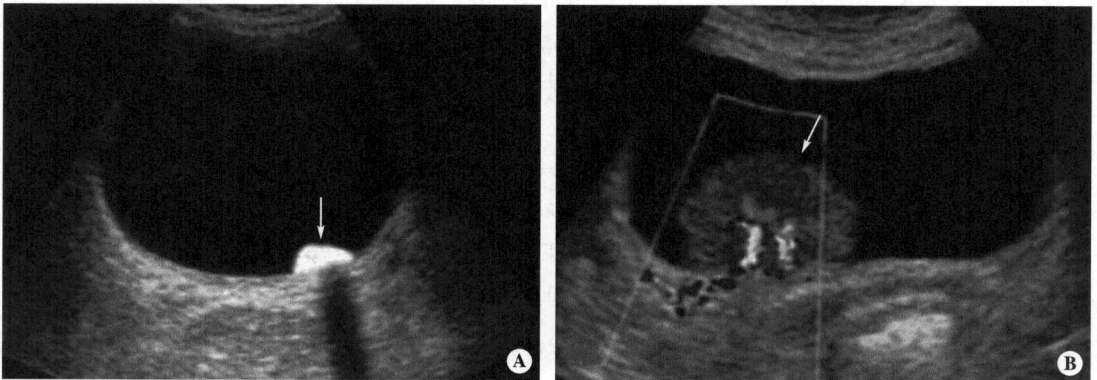

图 5-6 膀胱结石与膀胱肿瘤

A：膀胱结石；B：膀胱肿瘤

二、膀 胱 肿 瘤

膀胱肿瘤（tumor of bladder）居泌尿系肿瘤的首位，约占 60% 以上，病因尚未明确。

【病理与临床】

膀胱肿瘤中约有90%为移行上皮癌,好发于膀胱三角区。膀胱乳头状瘤属于良性,但常有癌变倾向。临床主要表现为间歇性或持续性全程无痛肉眼血尿及膀胱刺激症状。晚期可及包块,并有消瘦、贫血等症状。

【超声诊断要点】

1. 膀胱无回声区见菜花样或乳头状团块突出,边界清楚,表面不光滑,内回声不均匀(图5-6B,彩图5-3)。

2. 有蒂肿瘤在改变体位时有漂浮感,肿瘤会在尿液中晃动,但不移动。分化不良的肿瘤侵及肌层,膀胱壁回声连续性破坏,出现零乱不清或缺损现象。

3. 个别肿瘤表面附有小结石或钙化斑,后方可有声影。较大肿瘤后方可见声衰减。

4. 彩色多普勒可探及较大瘤体内或癌肿浸润部位血流信号。

5. 三维声像图在膀胱肿瘤诊断中有良好效果,可多角度、多方位显示肿瘤并显示肿瘤基底部的浸润状态。

三、膀 胱 憩 室

膀胱壁的一部分向外突出,形成一个具有狭小颈部的囊袋称为**膀胱憩室(deverticulum of bladder)**。有先天性和后天性两种。

【病理与临床】

先天性膀胱憩室的发生多来自多余的输尿管、未闭合的脐尿管以及局部膀胱壁发育缺陷,多发生于10岁以下儿童。后天性膀胱憩室多见,多由膀胱肌层菲薄并伴有慢性尿道机械性梗阻所致,如前列腺增生、尿道狭窄等,多发生于40~60岁中老年人。憩室好发于膀胱侧壁、三角区上部及输尿管开口附近。膀胱憩室一般没有症状。临床可表现为两段性排尿和尿液浑浊,合并感染时出现尿急、尿痛及尿频。

【超声诊断要点】

1. 在膀胱壁外周显示紧靠膀胱壁的囊性无回声区,与膀胱内无回声区相通连。其无回声区大小随膀胱充盈度而变化。

2. 膀胱憩室黏膜较光滑,其内尿液透声好。

【鉴别诊断】

主要与膀胱周围囊肿和输尿管囊肿鉴别。前者的大小不随膀胱的充盈度而改变。后者发生在输尿管口,有节律的舒缩。

第六节　前列腺疾病

目前,诊断前列腺疾病的常用方法有:经腹、经会阴、经直肠三种。其中经直肠三维扫查可以取得被检处的立体形态,准确测量体积,对病变的分析、判断非常有利。

一、前列腺增生

前列腺增生(benign prostatic hyperplasia)是老年男性的常见病,多发病。病因可能与人体雌雄激素平衡失调有关。

【病理与临床】

病变多发生于内腺,由腺体、平滑肌和间质组成。由于增生肿大的前列腺前区使尿道前列腺段受压、弯曲、变窄引起下尿路梗阻。一般 50 岁以后开始出现临床症状,据统计 50 岁以上男性平均半数有前列腺增生,约 1/3 有临床症状。临床主要表现为尿频、排尿困难、尿潴留三大症状。

【超声诊断要点】

1. 前列腺增大,变圆接近球形。被膜完整,无中断。

2. 内、外腺比例异常,内外腺比例为 2.5∶1 至 7∶1 或以上。

3. 出现增生结节,单个或多个,低或中等回声,边界整齐清晰。

另外,内外腺之间可见弧形强光团(前列腺结石)、前列腺内多发性滞留性囊肿,以及膀胱壁小梁小房形成,残余尿和尿潴留出现都有助于前列腺增生的诊断。

二、前　列　腺　癌

前列腺癌(carcinoma of prostate) 病因尚未查明,是老年男性常见的恶性肿瘤之一,以欧美等西方国家常见。可能与基因、种族、营养、环境、性激素等有关。

【病理与临床】

前列腺癌 90% 发生在外腺区。90% 以上为腺癌。肿瘤质地坚硬,形成单个或多个小结节。癌瘤向腺体浸润,也可穿破被膜向邻近器官浸润或向远处转移。

【超声诊断要点】

1. 早期前列腺增大不明显,进展期明显增大。内回声不均匀,出现强回声光点、光斑或光团,伴或不伴声影。可出现局灶性低回声,病灶形态不规则,左右不对称。

2. 早期前列腺包膜完整,进展期包膜不完整,可见回声连续中断。肿块边界回声不整齐,甚至缺落。若浸润精囊,膀胱、直肠壁,则出现相应的肿块回声。

3. 彩色多普勒显示病变区的血流信号增加,但并非特异性,确诊依靠经直肠超声引导活检。

4. 超声造影有助于前列腺癌的检出及评价预后和非手术治疗效果,但因检查时间长,价格贵不作为前列腺癌的一线诊断手段。

【鉴别诊断】

1. 与膀胱肿瘤鉴别　有一部分前列腺癌向膀胱颈浸润时,易与膀胱癌混淆。观察前者以前列腺为中心向周围生长,后者前列腺大小,包膜均正常。

2. 与前列腺增生鉴别　前列腺增生多发生于内腺,而癌多发生于外腺,增生结节具有形态规则,边缘清晰,回声均匀等特征,当结节难以明确时可经直肠活检。

(林　萍)

第六章 妇科疾病的超声诊断

超声检查以其安全性、可重复性、实时性和诊断快速可靠等优越性,已经成为子宫疾病检查的首选方法。超声检查技术包括经腹部超声检查和经阴道超声检查。经腹部超声检查适用于未婚女性及月经期妇女,但需患者充盈膀胱。经阴道超声检查适用于已婚妇女,可直接触及盆腔脏器,避免肠道气体的干扰及腹壁脂肪层的衰减,能够更清晰地显示子宫及附件。在实际检查工作中应注意正确选择检查方法及两者的结合应用。

第一节 解剖生理概要

子宫、卵巢、输卵管及阴道共同构成女性内生殖器官,卵巢、输卵管称为子宫附件。

一、子 宫

子宫(uterus)位于骨盆中央,形似倒梨形,成年子宫长 7~8cm,宽 4~5cm,厚 2~3cm,宫腔呈一上宽下窄三角形,容量约为 5ml。子宫上部较宽,为子宫体,其上端隆突部分,称子宫底。子宫底两侧为子宫角,与输卵管相通。子宫下部较窄,呈圆柱状,为子宫颈。宫体与宫颈之比,婴儿期为 1:2,生育期为 2:1。宫颈腔呈梭形,称子宫颈管,成年妇女长约 3cm,其下端与阴道顶端相连。

子宫体壁由三层组织构成,由外向内依次为浆膜层、肌层和黏膜层(子宫内膜)。浆膜层为覆盖子宫体部及前后面的腹膜,与肌层紧贴,向前反折覆盖膀胱,形成膀胱子宫陷凹,向后折向直肠,形成直肠子宫陷凹,也称道格拉斯腔。覆盖子宫前后壁的腹膜向两侧延展,形成阔韧带。子宫肌层为宫壁最厚的一层,主要由平滑肌组织组成。从青春期到更年期,子宫内膜受卵巢激素的影响,有周期性改变。

二、附 件

输卵管(oviduct)和**卵巢**(ovary)合称为**子宫附件**(uterine appendages)。

输卵管为一细长而弯曲的管道,自两侧宫角向外伸展,内侧与宫角相连,外侧游离,全长约 8~14cm。根据输卵管的形态可分为四部分:①间质部,为通入子宫壁内的部分,狭窄而短,长约 1cm。②峡部,为间质部外侧的一段,管腔直径约 2mm,长约 2~3cm。③壶腹部,在峡部的外侧,管腔较宽大,长约 5~8cm。④漏斗部或伞部,为输卵管的末端,开口于腹腔,游离端呈漏斗状。伞部长度不一,多为 1.0~1.5cm。

卵巢为一对性腺器官,呈扁椭圆形,位于子宫两侧的后上方,输卵管的后下方,以卵巢系膜与子宫阔韧带后叶相连。卵巢的表面为一层致密的纤维组织,称为白膜,白膜下的卵巢组织分为皮质和髓质。皮质中有数以万计的始基卵泡、发育程度不同的囊状卵泡及致密的结缔组织。髓质内无卵泡,含有疏松结缔组织及丰富的血管、神经、淋巴管及少量平滑肌纤维。成年女性卵巢大小约 4cm×3cm×1cm，重 5~6g，绝经后卵巢逐渐萎缩变小、变硬。

三、子宫及其附件的动脉供应

子宫及其附件的血液供应主要来自子宫动脉和卵巢动脉。子宫动脉为髂内动脉前干分支，沿盆腔侧壁向前内下行 4~5cm，经阔韧带基底部、子宫旁组织到达子宫外侧，至子宫颈内口水平外侧约 2cm 处横跨输尿管至子宫侧缘。之后子宫动脉分为上下两支，上支为主干，称宫体支，下支较细，称为宫颈-阴道支。宫体支沿子宫侧缘迂曲上行，沿途发出至子宫肌层内的弓状动脉和放射状分支到内膜层的螺旋动脉。这些血管在肌层和内膜内形成丰富的血管网并与对侧吻合。当主干上升至子宫角时，即分为三支，一支分布于宫底部，一支分布于输卵管，另一支与卵巢动脉末梢吻合。

卵巢具有双重血供，即卵巢动脉和子宫动脉宫体支分出的卵巢支。卵巢动脉自腹主动脉发出，沿腰大肌前下入盆腔与卵巢前缘平行，发出小支进入卵巢实质内，而子宫动脉的卵巢支则自内侧缘从卵巢门进入卵巢。

第二节　超声检查方法与正常声像图

子宫及其附件的检查方法包括经腹超声检查和经阴道超声检查。

一、检 查 方 法

（一）经腹超声检查

1. 检查前准备　检查应适度充盈膀胱，容量约为 400~500ml，标准以能够显示子宫底为宜，必要时可注射利尿药物。急危患者无法饮水者，可消毒外阴后经导尿管注射生理盐水 400ml 左右，但需注意避免将空气注入，影响图像质量。

2. 检查方法　患者常规取平卧位，选用凸阵探头或其他类型的探头进行纵向、横向和多角度的扫查。纵向扫查时自腹中线向左右两侧移动探头观察子宫矢状面，横向扫查时自宫底向宫颈连续扫查观察子宫横断面、双附件及两者的关系。

（二）经阴道超声检查

1. 检查前准备　检查前排空膀胱，用枕头垫高臀部，患者取膀胱截石位。在经阴道探头前端涂少量耦合剂后，装上乳胶套。未婚女性、已婚妇女月经期不适于经阴道超声检查。

2. 检查方法　将经阴道探头缓缓放入阴道内，直至探头前端到达宫颈部或阴道穹隆部，转动探头方位可以对子宫和双附件进行纵向、横向和多角度的检查。卵巢显示不清时，可用左手在腹壁向探头方向加压，使卵巢接近探头。

二、正常子宫声像图

子宫位于膀胱后方正中，也可略偏向一侧。子宫纵切面呈倒梨形，外部轮廓清晰，表面光滑,宫体呈均匀的中等回声,子宫内膜随月经周期的变化而有所不同。月经期子宫内膜薄,呈细线状高回声,宫腔内有时可见少量积液影像;增殖期子宫内膜逐渐增厚,内膜线逐渐变宽至10mm,回声稍减低,其周边常环绕低回声暗带;分泌期子宫内膜增厚,回声增强,厚度在10~13mm之间(图6-1A)。

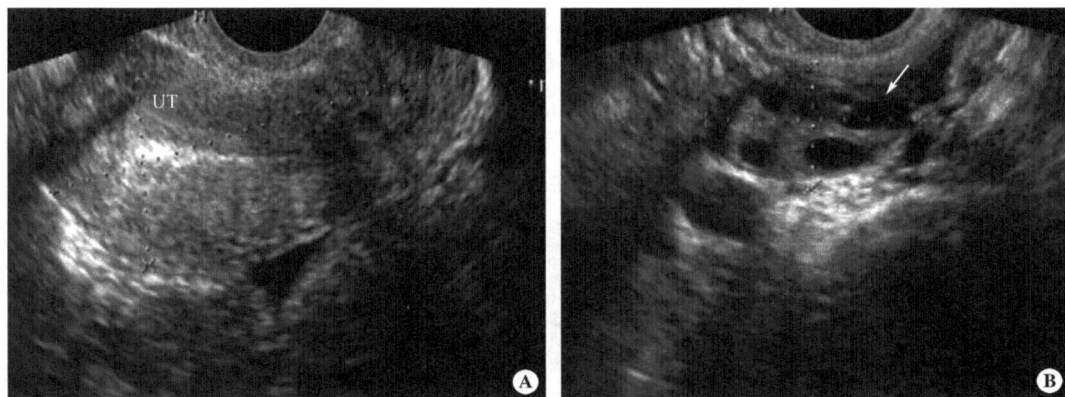

图6-1　经阴道超声正常子宫附件
A:UT子宫纵切面图像;B:↓卵巢

三、输卵管及卵巢声像图

输卵管自宫角向两侧延伸,为边缘呈高回声的管状无回声结构,常规超声检查很难显示完整的输卵管,经阴道超声检查有时可观察到与子宫角相连的间质部和峡部。卵巢多位于子宫两侧外上方,髂内动脉内侧,呈扁椭圆形,内部回声略高于子宫,卵巢内可见大小不等的液性暗区,边界清晰,为卵泡回声(图6-1B)。

第三节　子宫疾病
一、子宫肌瘤

子宫肌瘤是女性生殖器官中最常见的良性肿瘤,目前超声检查是诊断该疾病的首选方法,经阴道超声可以检查小于2cm的子宫小肌瘤,还可避免肠道气体的干扰及腹壁脂肪层的衰减;经腹部超声检查显示视野较大,可以显示大的子宫肌瘤以及其与子宫的关系。实际工作中应注意两种检查方法的联合应用。

【病理与临床】

子宫肌瘤(uterus myoma)由平滑肌及结缔组织组成,又称子宫平滑肌瘤。肌瘤外被覆一层假包膜,与周围肌层组织界限清楚。肌瘤多发生于宫体部,源于子宫肌层,根据肌瘤与子宫肌壁的关系可分为肌壁间肌瘤、浆膜下肌瘤和黏膜下肌瘤。其临床症状与肌瘤部位、生长速度及肌瘤变性关系密切。月经改变为最常见症状,黏膜下肌瘤和大的肌壁间肌瘤常造成经量增多,经期延长。浆膜下肌瘤及肌壁间小肌瘤常无明显月经改变。大的肌瘤可压迫周围器官引起尿频、排尿困难、排便困难等。

【超声诊断要点】

1. 子宫大小变化　子宫增大的程度与肌瘤的大小和数目有关,多发肌瘤及巨大的肌瘤可引起子宫明显增大,很小的肌瘤不引起子宫增大。

2. 子宫及宫腔形态改变　近浆膜面的肌瘤及较大的肌壁间肌瘤易引起子宫形态的改变。肌瘤向宫腔生长则造成子宫内膜线移位,使宫腔形态发生改变,黏膜下肌瘤可引起宫腔分离,呈"杯内球征"。

3. 肌瘤回声　肌瘤周围有假包膜,边界清楚。较小的肌瘤呈均匀的低回声,较大的肌瘤呈旋涡状杂乱回声和竖条状暗影,即中低混合回声,伴后方回声衰减(图 6-2A)。

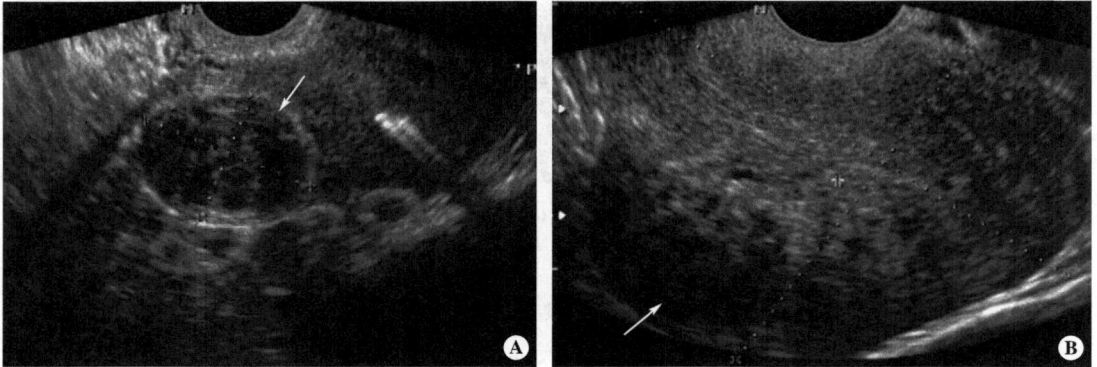

图 6-2　子宫肌瘤与子宫腺肌症
A:子宫肌瘤(↓);B:子宫腺肌症(↓)

4. 彩色多普勒表现　肌壁间肌瘤周边可见环状、半环状血流,内部见树枝状、星点状血流信号。浆膜下肌瘤基底部见血流信号与宫壁血流相连续,部分黏膜下肌瘤血流显示丰富。

5. 子宫肌瘤变性

(1)玻璃样变:多发生于直径 4cm 以上的肌瘤,瘤内回声减低或呈弱回声区。

(2)囊性变:玻璃样变进一步发展为囊性变性,瘤体内出现不规则的液性无回声区。

(3)钙化:肌瘤周围或内部见强回声光环或光带、光斑,后方伴声影。

(4)红色变性:瘤体增大,声像图表现为囊实混合的杂乱回声。为一种特殊的肌瘤坏死,常见于妊娠期或产褥期,临床表现为腹痛伴恶心、呕吐、发热。

(5)肉瘤样变性:肿瘤在短时期内迅速增大,边界不清,内部回声杂乱。

【鉴别诊断】

子宫肌瘤需与子宫腺肌瘤鉴别,腺肌瘤无假包膜,与子宫肌壁间无明显界限,后方衰减不明显,周边无环状彩色血流包绕。

二、子宫腺肌病

子宫腺肌病发病率有逐年上升趋势,常与子宫肌瘤合并存在。由于子宫腺肌病与子宫肌瘤的超声图像有相似之处,但在临床治疗上有一定差异,因此应注意二者的鉴别。

【病理与临床】

当具有生长功能的子宫内膜腺体及间质侵入子宫肌层时,称为**子宫腺肌病(adenomyo-**

sis）。子宫内病灶呈弥漫性生长，多累及后壁，子宫均匀性增大，呈球形。肌壁间见粗厚的肌纤维带和微囊腔，腔内有陈旧血液。少数腺肌病病灶在子宫肌层中呈局限性生长形成结节或团块，称**子宫腺肌瘤（adenomyoma）**。患者主要的症状有：继发性痛经，进行性加剧，经量增多和经期延长。30%的患者无明显临床症状。妇科检查子宫均匀性增大或局限性隆起，质硬且有压痛，经期压痛更明显。

【超声诊断要点】

1. 子宫大小变化　子宫增大，前后径增加较明显，使子宫呈球形。

2. 腺肌病子宫肌壁回声　子宫壁增厚，多以后壁明显，子宫壁局部回声粗糙不均匀，肌壁内可见散在分布的小无回声区（图6-2B）。

3. 腺肌瘤　可使子宫不规则增大，肿块呈瘤样团块，边界模糊，内部回声略增高，后方无明显回声衰减。

4. 彩色多普勒表现　病灶区血管可增粗紊乱，显示散在的短线状、斑点状血流信号。

三、子宫内膜癌

子宫内膜癌是女性生殖器官较常见的恶性肿瘤，多见于老年妇女。由于疾病早期图像无明显特异性，超声往往不易做出明确诊断。但是超声检查可以显示晚期癌的肌层浸润程度及远处转移，对判断临床分期及确定治疗方案具有较大价值。

【病理与临床】

子宫内膜癌（endometrial carcinoma）又称子宫体癌，是指发生于子宫内膜的上皮性恶性肿瘤，绝大多数为腺癌。子宫内膜癌依据病变形态和范围分为弥漫型和局限型：①弥漫型：癌组织侵犯子宫内膜大部分甚至全部，病变内膜明显增厚呈不规则隆起，癌组织表面有出血、坏死。②局限型：癌灶仅累及部分子宫内膜，呈息肉状或菜花状，表面可有溃疡，易出血。

临床表现：极早期无明显症状。出现症状时多表现为：阴道不规则流血，特别是绝经后阴道流血。部分患者有异常阴道排液，恶臭。癌灶侵犯宫颈，可导致宫腔积血、积脓。

【超声诊断要点】

早期子宫内膜癌多无明显的特异性声像图改变，部分病例可表现为局部子宫内膜增厚。

中、晚期子宫内膜癌可有如下改变：

1. 子宫外形　子宫体积增大，轮廓可无明显改变，病变累及浆膜层、附件和宫旁组织时，可出现子宫变形、轮廓模糊。

2. 宫腔回声　子宫内膜增厚，回声不均匀，宫腔内见杂乱分布的不规则高低混合回声，癌组织侵犯子宫肌层，可见内膜与肌层界限不清，或内膜边缘不整齐、连续性中断。

3. 宫腔积液　癌组织堵塞宫颈管时宫腔内可见不规则液性暗区，癌瘤坏死时，可见肿块内及宫腔内有不规则液性暗区（图6-3）。

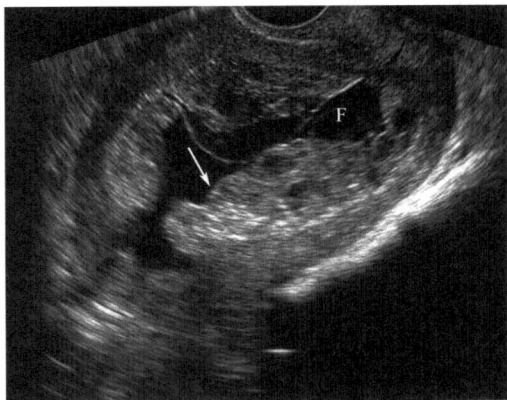

图6-3　子宫内膜癌

图中F：宫腔积液

↓示子宫内膜增厚，回声不均，边缘不整

4. 其他改变　晚期子宫内膜癌,肿瘤侵犯子宫以外的盆腔组织,子宫旁见肿块,并可见腹水及远处转移征象。

5. 彩色多普勒表现　子宫内膜癌肿块内部可检出条状、斑点状血流,呈高速低阻力型频谱。

【鉴别诊断】

子宫内膜癌声像图表现较为复杂,缺乏特征性,易与子宫肌瘤变性、滋养细胞疾病、子宫内膜增生性疾病等混淆,对于其鉴别应结合临床资料进行综合分析。

四、先天性子宫发育异常

女性生殖器官的发生:生殖嵴外侧的副中肾管是女性生殖器官的始基。两侧副中肾管上段形成两侧输卵管,下段融合构成子宫及阴道上段,融合之初有中隔,后来中隔消失,成为单一内腔。女性生殖器官在胚胎期形成、分化过程中,受到某些因素干扰可导致发育异常。常见的先天性子宫发育异常包括:

1. 先天性无子宫(congenital absence of uterus)　因双侧副中肾管未发育所致的畸形。常合并无阴道。双侧卵巢发育正常。

2. 双子宫(double uterus)　两侧副中肾管完全未融合,各自发育形成两个子宫。左右侧子宫各有单一的输卵管和卵巢。患者多无自觉症状。

3. 单角子宫(unicornuate uterus)　一侧副中肾管完全不发育,仅一侧副中肾管正常发育,形成单角子宫。临床上常表现为不孕,习惯性流产。

4. 双角子宫(bicornuate uterus)　由于双侧副中肾管融合不良所致。一般无特殊临床症状,但妊娠时易发生胎位异常。

5. 纵隔子宫(septal uterus)　双侧副中肾管融合后,中隔吸收不全,在宫腔内形成纵隔。纵隔从宫底至宫颈内口将宫腔完全分为两部分者为完全纵隔;纵隔止于宫颈内口之上为不全纵隔。纵隔子宫可致不孕,易发生流产、早产和胎位异常,若胎盘粘连在隔上,可出现产后胎盘滞留。

【超声诊断要点】

1. 先天性无子宫　膀胱充盈后,其后方探查不到子宫影像。

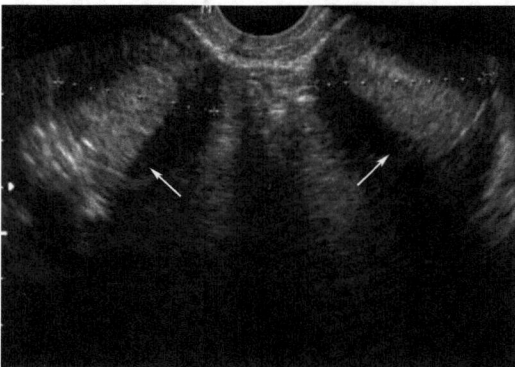

图6-4　双子宫图像

2. 双子宫　盆腔见两个子宫,两个宫腔内均有各自的子宫内膜,双宫颈影像(图6-4)。

3. 单角子宫　子宫横径较小,子宫内膜失去正常"倒三角形"形态,呈单一略弯曲的弧形,呈"半月形"。

4. 双角子宫　二维超声检查子宫横径增宽,宫底部中央可见凹陷,宫底部内膜分离,呈"蝶翅样"。三维超声冠状切面直观显示宫底中央凹陷,内膜呈"蝶翅样"。

5. 纵隔子宫　二维超声检查子宫外形正常,横径略增宽或正常,内膜回声分离,若左右两部分内膜延续至宫颈内口,为完全纵隔子宫,若左右两侧内膜在宫颈内口上方汇合为不全纵隔子宫。三维超声冠状切面直观显示子宫外形正常,完全纵隔子宫内膜从宫底延续至宫颈内口,不全纵隔子宫内膜呈"Y形",在宫颈内口上方中断(图6-5,彩图6-1)。

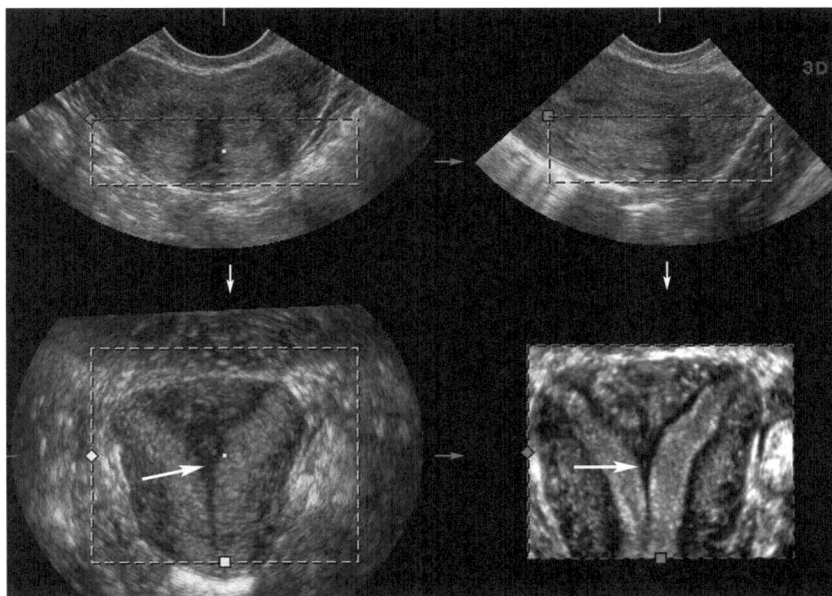

图6-5 纵隔子宫三维图像
↓示两子宫内膜中间的纵隔

第四节 卵巢肿瘤

卵巢是女性重要的内分泌器官,也是肿瘤的好发部位。卵巢肿瘤种类繁多,病理类型复杂,超声检查能够为卵巢肿瘤的诊断提供重要的信息。

一、卵巢囊性非赘生性疾病

卵巢囊性非赘生性疾病并非真正的卵巢肿瘤,而是一类特殊的囊性结构,一般体积较小,多能自行消退。例如,滤泡囊肿、黄素囊肿、多囊卵巢等。

(一)滤泡囊肿

滤泡囊肿是卵巢的生理性囊肿。一般无临床症状,多可逐渐吸收或自行破裂。

【病理与临床】

滤泡囊肿(follicular cyst)是由于卵泡不成熟或成熟后不排卵,卵泡未破裂或闭锁,卵泡腔内液体潴留而形成的。囊壁光滑,囊液清亮。

【超声诊断要点】

卵巢内出现囊状液性暗区,直径多在1~3cm之间,少数情况下可超过5cm,囊壁薄而光滑,边界清晰,内部呈无回声,后方回声增强。

（二）黄素囊肿

【病理与临床】

黄素囊肿（leuteivic cyst）是由于卵泡受绒毛膜促性腺激素刺激,过度黄素化引起的。多呈双侧性。黄素囊肿是在病理情况下发生的,与滋养细胞疾病伴发。

【超声诊断要点】

双侧卵巢增大,呈囊状结构,边界清晰,壁薄,内部呈无回声,内有多条间隔光带回声,整个卵巢呈多房样改变。

（三）多囊卵巢综合征

多囊卵巢综合征（polycystic ovarian syndrome）是与内分泌有关的疾病,由于月经调节机制失常所致。

【病理与临床】

双侧卵巢表现为明显增大为正常的3~5倍,包膜硬化增厚,较正常厚2~4倍,皮质层中见多个不成熟阶段的卵泡和闭锁的卵泡。患者常因月经失调、不孕就诊,多数患者有肥胖、多毛及痤疮。

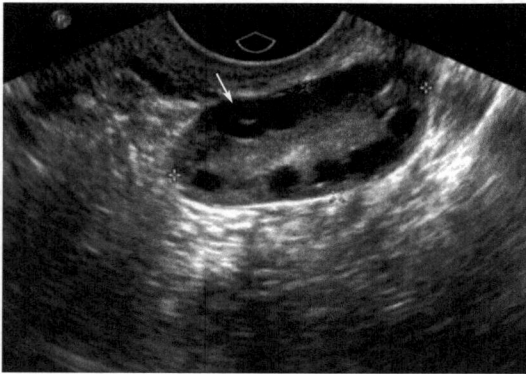

图6-6 多囊卵巢超声图像

↓示轮状排列卵泡

【超声诊断要点】

双侧卵巢增大,包膜回声增强。皮质增厚,面积增大,回声明显增强,卵泡被挤向卵巢周边。卵巢切面见多个大小不等的液性暗区,直径多小于6mm,数目在10个以上,呈轮状排列（图6-6）。连续检测无卵泡发育及排卵迹象。应用三维超声除可以显示双侧卵巢体积增大、卵泡数量增多外,还可定量测量卵巢、卵泡及皮质的体积。

二、卵巢囊性肿瘤

卵巢肿瘤90%以上为囊性,包括卵巢巧克力囊肿、囊性畸胎瘤、浆液性囊腺瘤及黏液性囊腺瘤,超声检查对其检出率较高。

（一）卵巢巧克力囊肿

卵巢巧克力囊肿（chocolate cyst of ovary）是异位的子宫内膜侵犯卵巢并在其内生长形成的。

【病理与临床】

异位的子宫内膜随卵巢的内分泌变化而周期性出血,形成单个或多个囊肿,囊内含巧克力样陈旧血液。临床上一般多有继发性痛经,有逐年加剧倾向。

【超声诊断要点】

附件区单侧或双侧发生的圆形、椭圆形或不规则形液性暗区,囊壁较厚内壁欠光滑,囊内可见密集细小光点反射,有的囊内出现团块状回声,为局部极稠厚囊液、血块或组织细胞碎片沉积物所致(图 6-7A)。囊肿易与子宫及周围组织粘连。部分病例动态观察在月经期较经前增大。

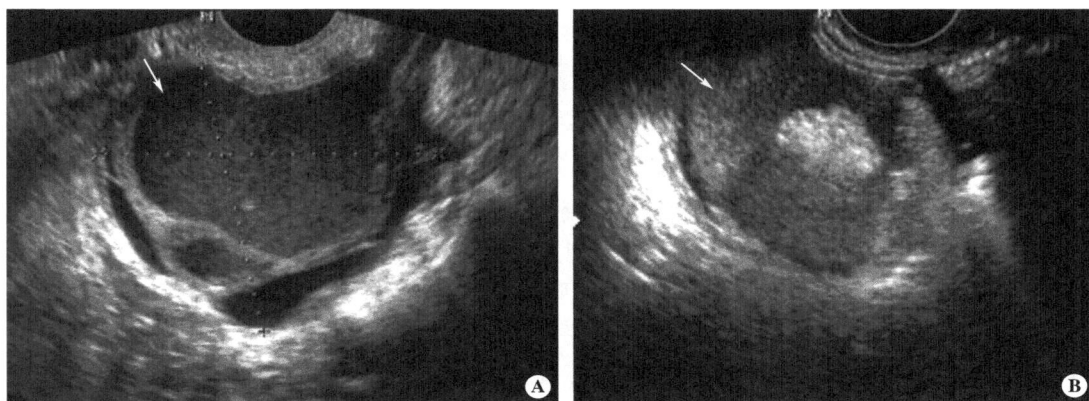

图 6-7　卵巢巧克力囊肿与卵巢囊性畸胎瘤
A:卵巢巧克力囊肿(↓)囊内见密集细小光点反射;
B:卵巢囊性畸胎瘤(↓)中心高回声为面团征

(二) 卵巢囊性畸胎瘤

卵巢囊性畸胎瘤(cystic teratoma of ovary)又称**皮样囊肿**(dermoid cyst),为来源于原始生殖细胞肿瘤。

【病理与临床】

肿瘤内含有二或三个胚层的多种成熟组织,以外胚层组织为主,包括皮肤,皮脂腺,毛发,部分有牙齿及神经组织。临床无明显症状,多于体检时发现,发生蒂扭转或恶变时出现症状。

【超声诊断要点】

卵巢囊性畸胎瘤病理组织的多样性使声像图表现复杂,特征性图像总结为以下几点:

1. 脂液分层征　肿瘤内有一水平分界线,在线上方为脂质成分,呈密集点状高回声,线下方为液性无回声区。

2. 面团征　肿瘤无回声区内含有光团,边界较清晰,附于囊壁一侧或浮于囊内。光团的组织学结构为脂质和毛发裹成的团块(图 6-7B)。

3. 瀑布征或垂柳征　肿瘤内含有实性强回声光团,后方回声衰减,渐次减弱,似瀑布状或垂柳状。

4. 壁立结节征　肿瘤囊壁可见到隆起的结节样强回声,似乳头状,后方可伴有声影。

5. 杂乱结构征　肿瘤内含有多种组织成分,无回声区内有明显增强的光点、光团、光斑,并伴有声衰减或声影。

6. 线条征　肿瘤无回声区可见多个短线状高回声,平行排列。

7. 其他　除以上特征外,还可以表现为囊内散在分布的星点状强回声光点(星花征),囊内无回声区囊中囊表现(多囊征)等。

(三)卵巢浆液性囊腺瘤

卵巢浆液性囊腺瘤(serous cystadenoma of ovary)属于上皮性肿瘤,占所有卵巢良性肿瘤的25%。

【病理与临床】

瘤体囊性,大小不等,表面光滑,囊壁薄,囊内充满淡黄色清澈液体。分为单纯性和乳头性两种,后者有多个乳头状突起,突起间常可见小的钙化。

【超声诊断要点】

1. 单纯性浆液性囊腺瘤　肿瘤边界清晰,呈圆形或椭圆形,囊壁薄而光滑,多为单房,多房者内部分隔纤细。肿瘤内部呈液性无回声,后方回声增强。

2. 乳头性浆液性囊腺瘤　瘤体为囊性,肿瘤边界清晰,呈圆形或椭圆形,可有多房或单房,内壁不平整,内壁及间隔上可见大小不一的乳头状突起,突起之间可有砂粒样钙化小体,呈明显强回声光点,相互聚集时后方可伴有声影。

(四)卵巢黏液性囊腺瘤

卵巢黏液性囊腺瘤(mucinous cystadenoma of ovary)属于上皮性肿瘤,约占卵巢良性肿瘤的20%,其恶变率为5%～10%。

【病理与临床】

多为单侧,表面光滑,体积较大,呈多房状,内含透明黏液,有时可见胶冻体。偶可自行破裂,破裂后外流的黏液上皮可种植在腹腔,继续生长,形成腹腔黏液瘤。

【超声诊断要点】

肿瘤多为单侧,边界清晰,呈圆形或椭圆性,囊壁增厚,囊内呈无回声,可伴有细弱光点及光带回声,呈多房结构,隔较厚,房腔大小不一。肿瘤体积较大,甚至可充满腹腔。少数肿瘤附壁可见乳头状物生长,向囊内或囊外突出。

三、卵巢实性肿瘤

卵巢实性肿瘤种类繁多,可分为良性和恶性。良性实性肿瘤有纤维瘤、卵泡膜细胞瘤、平滑肌瘤、纤维上皮瘤等。恶性实性肿瘤有卵巢腺癌、内胚窦瘤、无性细胞瘤、肉瘤、绒毛膜上皮癌等。

卵巢良性实性肿瘤的超声表现多形态规整,轮廓清晰,边缘光滑完整,内部回声多较均匀。卵巢恶性实性肿瘤的超声表现多为形态不规整,轮廓模糊,边缘回声不整或中断,内部回声强弱不均,肿物呈浸润性生长,与周围组织分界不清。

(一)卵巢纤维瘤(卵巢良性实性肿瘤)

卵巢纤维瘤(fibroma of ovary)为卵巢性索间质肿瘤,为良性肿瘤,无分泌功能,预后好。发病率占全部卵巢肿瘤的 4%,大部分发生于中老年人。

【病理与临床】

主要由纤维和成纤维细胞组成,多为单侧,少数为双侧。卵巢纤维瘤虽然是良性肿瘤,但可出现腹水或同时出现胸、腹水,卵巢纤维瘤合并胸、腹水即 Meigs 综合征,肿瘤切除后胸、腹水消失,预后好。

【超声诊断要点】

卵巢纤维瘤的声像图表现为卵巢肿物形态规则,边界清晰,内部回声均匀,呈低回声,伴后方回声衰减。彩色多普勒检查主要表现为无血流信号或少血流信号。有时在瘤内可探及钙化的强回声斑点或囊性变时的液性暗区。合并 Meigs 综合征时,可探及胸、腹腔积液的影像。

【鉴别诊断】

1. 浆膜下子宫肌瘤　卵巢纤维瘤与浆膜下子宫肌瘤均可有后方衰减,但浆膜下肌瘤内部回声多不均匀,而卵巢纤维瘤内部多呈均匀的低回声,后方衰减更明显,浆膜下肌瘤可探及双侧卵巢,而卵巢纤维瘤则不能显示同侧的卵巢。

2. 卵泡膜细胞瘤　卵巢卵泡膜细胞瘤也是性索间质来源的肿瘤,声像图上二者的表现相似,难以鉴别。主要区别为卵泡膜细胞瘤后方回声衰减程度较轻,纤维瘤衰减更明显。需结合临床加以诊断。

(二) 卵泡膜细胞瘤(卵巢良性实性肿瘤)

卵巢卵泡膜细胞瘤(theca cell tumor) 为卵巢性索间质肿瘤,约占全部卵巢肿瘤的 0.5%~1%,卵泡膜细胞瘤属良性病变,常与纤维瘤、颗粒细胞瘤合并存在。

【病理与临床】

肿瘤呈实性,圆形或椭圆形,包膜完整、质地坚硬。多为单侧发生。多发生于绝经前后的老年妇女。卵泡膜细胞瘤有分泌雌激素功能,临床呈现女性化症状,阴道出血,子宫内膜增生等。瘤体较大时,可出现腹水及 CA125 的显著升高。

【超声诊断要点】

卵巢卵泡膜细胞瘤的声像图改变为边界清楚,圆形或类圆形的卵巢实性肿物,内部呈低回声,回声可均匀或不均匀,部分肿瘤内部可见少许液性无回声区,可有后方回声衰减。彩色多普勒检查内部无或仅有少许血流信号。可伴有腹水。可伴有子宫增大,子宫内膜增厚等继发性改变。

(三) 卵巢内胚窦瘤(卵巢恶性实性肿瘤)

卵巢内胚窦瘤(endodermal sinus tumor of ovary) 为生殖细胞恶性肿瘤。多单侧发生,多发生于年轻女性。肿瘤生长迅速,恶性程度高,预后不佳。

【病理与临床】

肿瘤以实性为主,包膜完整,形态不规则,质脆,易出血坏死和囊性变。患者血清甲胎蛋白(AFP)升高。多数患者以盆腔肿物和腹痛就诊。

【超声诊断要点】

肿物形态不规整,以实性为主,呈较均匀的中低回声,内部可见散在分布的小囊腔,彩色多普勒检查血流信号显示丰富。

（四）卵巢无性细胞瘤（卵巢恶性实性肿瘤）

卵巢无性细胞瘤（dysgerminoma of ovary）为生殖细胞恶性肿瘤，占卵巢原发肿瘤的1%～2%。多单侧发生，多发生于30岁以下的年轻女性。

【病理与临床】

肿瘤包膜完整，实性，质韧，切面呈分叶状。肿瘤可含有滋养细胞成分，有血HCG升高。

【超声诊断要点】

肿瘤形态略不规整，多呈类圆形或分叶状，以实性为主，早期时可见完整包膜，内部呈不均质低回声。动态观察肿瘤生长较快。有时伴有腹水形成。彩色多普勒于肿瘤内部可检出血流信号。

第五节　盆腔炎症

女性内生殖器及其周围的结缔组织、盆腔腹膜发生炎症时称**盆腔炎**（pelvic inflammation），主要包括子宫内膜炎，子宫肌层、浆膜层，输卵管和卵巢的炎症及盆腔腹膜炎。炎症可以局限于一个部位，也可以累及几个部位，最常见的是输卵管炎及输卵管卵巢炎，单纯的子宫内膜炎或卵巢炎较少见。盆腔炎有急性和慢性两类。急性盆腔炎主要由产后或流产后感染，宫腔操作后感染，邻近器官炎症蔓延等原因引起，急性盆腔炎未彻底治疗病程迁延可致慢性盆腔炎。

一、盆腔脓肿

盆腔脓肿（pelvic abscess）包括输卵管积脓，卵巢积脓，急性盆腔结缔组织炎症所致的脓肿和急性盆腔腹膜炎所致的脓肿。急性输卵管炎主要由化脓菌引起，输卵管的管腔及伞端因炎症而粘连、闭锁，管腔内积脓。

【病理与临床】

卵巢受累时，与输卵管积脓粘连贯通形成输卵管卵巢脓肿。急性盆腔腹膜炎和急性盆腔结缔组织炎时，盆腔高度充血，组织水肿、纤维性渗出，脓性渗出物积聚于直肠子宫陷凹形成盆腔脓肿。盆腔脓肿患者临床多表现为腹痛、寒战、发热，阴道脓性分泌物增多，可有下腹部包块及局部压迫刺激症状。

【超声诊断要点】

1. 急性子宫内膜炎、宫体炎　急性子宫内膜炎子宫增大，内膜增厚，宫腔内积脓表现为无回声暗区伴有大量密集细小光点。急性宫体炎肌壁间形成脓肿时，肌层回声不均，其内可见弱回声小暗区。

2. 急性输卵管炎、输卵管积脓、卵巢积脓　输卵管肿大表现为一侧或双侧附件区见不规则条状或管状中、低回声区，边界模糊。管腔积脓时表现为一侧或双侧附件区条状或管状液性暗区，输卵管卵巢脓肿时表现为不规则中、低回声包块，边界不清，与周围组织粘连。

3. 急性结缔组织炎、盆腔腹膜炎脓肿形成 盆腹腔见游离液体,子宫周围见无回声区包绕,盆腔脓肿边界模糊,内有点片状回声,多位于直肠子宫陷凹。

二、盆腔静脉曲张症

盆腔静脉曲张症(pelvic varices) 又称盆腔淤血症,是由慢性盆腔静脉扩张、淤血引起的综合征,为妇科常见疾病之一。

【病理与临床】

盆腔静脉管壁薄,弹性差,缺乏静脉瓣,不能有效防止血液倒流;盆腔静脉呈丛样分布,血流缓慢;盆腔组织结构疏松,易受腹腔压力增高的影响等都是发生盆腔静脉曲张症的因素。盆腔静脉曲张症时子宫均匀性增大,宫体变软,子宫内膜及浆膜下静脉淤血、水肿,子宫静脉及卵巢静脉迂曲扩张,卵巢水肿。

【超声诊断要点】

子宫轻度均匀性增大,宫旁见串珠状或蜂窝状无回声区,彩色多普勒显示宫旁静脉迂曲扩张,被红蓝相间的彩色血流信号充填,增加腹压时血管增粗。严重者子宫壁内显示扩张的血窦。

第六节 宫内节育器

宫内节育器(intrauterine contraceptive device,ICD) 有多种形状,超声扫查可以判断节育环在子宫腔位置,形状,大小等。二维超声多利用子宫纵断面与横断面观察宫内节育器,而三维超声可以显示子宫冠状面,能够更加直观的显示节育器的位置和形态。

【超声诊断要点】

1. 正常宫内节育器 宫内节育器形状不同,因此声像图表现也不相同,包括 T 形、环形、点状等,多呈强回声伴"彗星尾征"。正常节育器应位于近宫底的宫腔内。

2. 节育器异位 节育器嵌入子宫肌层时,于肌层内可见嵌入的强回声节育器影像,三维超声的冠状面显示更为直观。脱入子宫外,可在盆腔显示节育器影像。判断宫内节育器的下移应以节育器离开子宫底部的内膜腔内距离为标准。下移明显者,节育器可达宫颈内口,甚至脱入宫颈管内。

(蔡爱露)

第七章　产科的超声检查

超声诊断是产前筛查、产前诊断的主要技术,超声显像不仅能对胎儿的形态结构进行观察,而且可以实时的观察胎儿在宫内的运动以及其血流动力学变化,为胎儿相关诊断及研究提供重要信息。

第一节　正常产科的超声诊断

妊娠是指胚胎和胎儿在母体内生长发育的过程。妊娠自卵子受精开始,至胎儿及其附属物从母体排出终止。妊娠12周末以前称早期妊娠,妊娠第13~27周末称中期妊娠,第28周及其后称晚期妊娠。

一、早 期 妊 娠

超声是诊断早期妊娠最快速、准确的方法。超声除能观察到妊娠囊、胎芽、胎儿等主要结构外,还能观察到胎儿的一些附属结构。早期妊娠时,超声检查可发现以下声像图改变(图7-1):

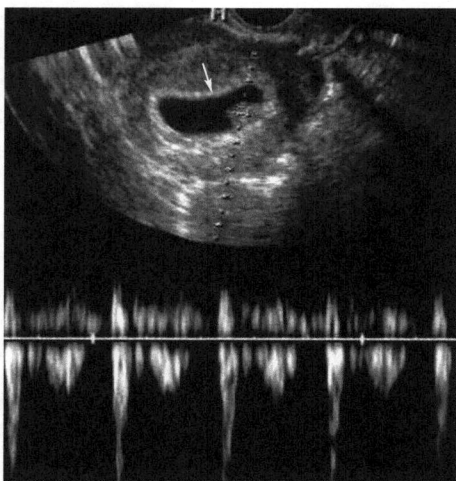

图7-1　早孕期妊娠
上图:↓示妊娠囊、胎芽、卵黄囊;
下图:示原始心管搏动频谱多普勒图

1. 子宫增大　子宫三条径线均增大,肌层肥厚。

2. 妊娠囊(gestation sac)　超声首先发现的妊娠标志就是妊娠囊,经腹超声一般在停经后5~6周可发现妊娠囊,而经阴道超声可发现2~3mm大的妊娠囊,较腹部超声诊断早孕可提前一周。妊娠6~7周时,宫腔内出现妊娠囊的几率达到100%。妊娠囊增长较快,每天约增长1mm。观察妊娠囊时,需要注意其形态、数目、位置、大小和回声等。随着妊娠囊的增大,可以形成特征性的"双环征",对诊断宫内妊娠更为有效。

3. 卵黄囊(yolk sac)　连于原始消化管腹侧的一个囊状结构,囊内有液体,在受精后第2周由胚盘的内胚层形成。在妊娠5周初,二维经阴道超声检查在妊娠囊内可观察到呈高回声光环,中间为无回声区。经腹壁超声检查7~9周可以显示。卵黄囊大小范围在3~6mm之间,约10周时开始消失,12周以后完全消失。超声发现卵黄囊可以确定为宫内妊娠,一般妊娠囊20mm左右时囊内均可见卵黄囊影像,如果动态观察妊娠囊20mm以上,一直无卵黄囊或胎芽出现,则需注意流产。此外,如果超声显示卵黄囊过大或过小,也可提示妊娠结果不良。

4. 胎芽(embryo bud)　妊娠初期在妊娠囊内可见分辨不出任何结构的致密光团,称为胎芽。经腹壁超声检查于妊娠第 6 周可以观察到胎芽,经阴道超声检查于妊娠第 5 周后可以观察到胎芽,表现为无回声妊娠囊内的高回声团,早期呈点状或棒状,没有头尾的区别,第 6 周后于其内可检出原始心管的搏动,至第 11 周完全具备人的特征,可以观察到眼、鼻、口,但内脏器官除胎心搏动外,具体结构还不能区分。第 11 周后,胚胎阶段结束,进入胎儿阶段。

5. 原始胎盘(placenta)　妊娠 6 周时,妊娠囊着床部位,叶状绒毛膜与底蜕膜已形成原始胎盘,在声像图中妊娠囊的局部增厚及回声增强。8 周时,超声可以辨认出胎盘。

二、中、晚期妊娠

妊娠中期以后,胎儿各部分及脏器虽然在继续发育,但基本的形态几乎没有变化。在一个断面内,已不能将整个胎儿完整显示,因此,需要进行分段检查,按照一定的顺序进行观察。

（一）胎头

妊娠 9 周胎头(**fetal head**)轮廓显示,妊娠 12 周颅骨光环更加清晰。多数情况下,由于胎儿体位的关系,胎儿颅脑横切面是最易获得的切面,而一系列的胎头横切面也是显示颅内结构最重要的切面。

1. 颅顶横断面　为一较小的近圆形光环,中间见大脑镰和大脑中央裂形成的中线穿过,中线两侧为大脑实质,孕晚期可见脑回形态。

2. 丘脑(thalamus)横切面　是头颅最大的横断面,也是双顶径测量的标准切面(图 7-2)。在此切面头颅呈规则的卵圆形,可以显示不连续的脑中线、透明隔腔、两侧对称的丘脑以及丘脑之间的第三脑室。**双顶径**(**biparietal diameter**,BPD)是在此切面测量垂直于中线从近侧颅骨外缘到对侧颅骨内缘之间的距离。**枕额径**(**occipitofrontal diameter**,OFD)则是测量垂直于双顶径的横线于两侧颅骨板中点之间的距离。双顶径测量是判断孕龄最常用指标。当胎儿头型为长头型或短头型时,则需要参考**头围**(**head circumference**,HC)测量值。头围测量方法有头围描记测量,或测径计算,公式为头围 = (双顶径+枕额径)/2×3.14。长

图 7-2　中孕期丘脑横切面(双顶径切面)
图中↓示透明隔腔

头型与短头型是根据双顶径与枕额径的比例来判定的。当 BPD/OFD 小于 75% 为长头型,BPD/OFD 大于 85% 为短头型。

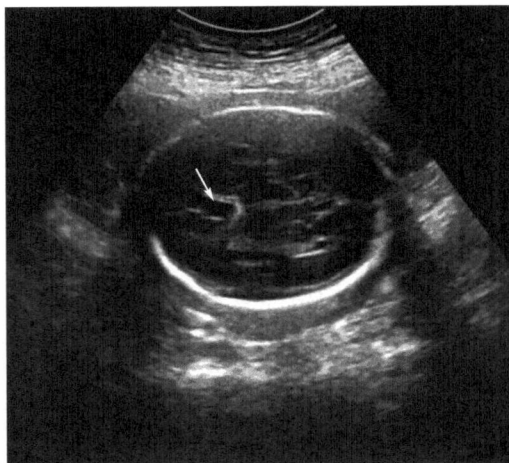

3. 侧脑室平面　获得丘脑横切面后,声束平面平行向胎儿头顶方向稍移动或由颅顶部向下方移动,即可获得此切面。在**侧脑室**(**lateral ventricle**)平面可见中间有连续中线贯穿,两侧有平行光带,为侧脑室体部外缘。侧脑室内的高回声结构为**脉络丛**(**choroid plexus**)。

4. 中脑平面　自丘脑平面向下,颅骨光环逐渐变小,在**中脑**(**midbrain**)平面中线两侧的蝶形回声为中脑,在该平面可显示基底动脉环,其中间的分支为大脑中动脉。

5. 小脑横切面　此切面的标准切面要求同时显示左右对称的小脑半球以及前方的透明隔腔。在妊娠 11 周时即可见**小脑（cerebellum）**，回声略高，呈哑铃型。小脑横径随孕周增大而增长，测量小脑横径时应注意测量最大径。

（二）脊柱

妊娠 10~12 周时胎儿脊柱能显示，13 周后已能清晰显示。**脊柱（vertebral column）**观察以纵切面为主，依次观察颈、胸、腰和骶尾椎。纵切面上胎儿脊椎呈两条平行排列整齐的串珠状光带，至尾椎合拢上翘。二条平行光带是两侧椎弓回声。横切时，显示由一个椎体两个椎弓形成的骨化中心，围成椎管呈三角型或"O"型。三维超声评价胎儿脊柱的正常结构及发育异常是非常有用的，比二维超声直观、形象，可以评价脊柱、肋骨骨架构造的立体空间关系，也为胎儿脊柱畸形诊断提供依据。

（三）胎儿颜面部

胎儿颜面部需通过矢状切面、冠状切面及横切面检查，三个切面的结合可提供胎儿面部的重要信息。超声检查可清晰显示胎儿眼眶、鼻、唇、面颊、下颌、耳等，并可以实时观察到胎儿在宫内的表情，张嘴、吸吮等动作。

（四）胸廓横断面

胎儿胸廓（thoracic cage）是由肋骨、脊柱、胸骨等组成，呈上窄下宽的筒状外形，胸廓内主要观察心脏与肺脏。肺脏因不含气，在心脏两侧呈中等回声。胸廓中显示最清楚的脏器是心脏，约占全横断面的 1/3。孕 12 周时即可显示四腔心结构，孕 20 周左右四腔心显示率明显提高。四腔心切面可以观察到大小近似相同的左右两心房和两心室。邻近前胸壁是右心室。对胎儿心脏应进行多切面扫查，其中最常用的扫查切面应是四腔心切面、左右心室流出道以及主动脉与肺动脉交叉切面。

（五）上腹部断面

四腔心断面稍向下移动探头横断面即是腹围测量切面，外形近圆形。此断面上也是肝脏脐静脉断面，脐静脉向门脉左支移行形成"C"字形。脊柱前方是腹主动脉，左侧胃泡显示。腹围=（左右径+前后径）/2×3.14。肝脏是胎儿腹部最大实质脏器，位于右上腹，呈均匀分布的中低回声，肝内可显示肝静脉、门静脉的管状回声，二者呈交叉状走行。胆囊位于胎儿右上腹，与肝脏相比邻，显示葫芦状的液性暗区。胃位于左上腹呈椭圆形的液性暗区。由于胃壁蠕动，其胃部暗区形态大小可发生变化。腹围计测断面探头稍下移，可以显示脊柱两侧的肾脏。

（六）下腹部横断面

腹围计测断面探头继续向下平行移动，显示出脐带与腹壁附着部位，此部位判断有无脐膨出，腹壁是否完整。再往下移动，显示肠管、膀胱，两腿间可显示外生殖器。

（七）胎儿肢体

妊娠中期羊水量适中，是检查四肢的最佳时期。四肢超声检查应遵循一定顺序，胎儿上肢可由肩部处扫查探及肱骨、尺骨、桡骨、掌骨及指骨。膀胱切面外侧扫查可显示股骨，进而扫查胫、腓骨、足趾等。常规检查应测量胎儿股骨长度，以估计其发育情况。**股骨长度**（**femur length**，FL）测量时应把股骨看做平行四边形，取两端中点连线。

（八）胎盘

胎盘（**placenta**）是胎儿与母体间进行物质交换的重要器官，由羊膜、叶状绒毛膜与底脱膜组成。胎盘呈均质性回声，从孕 8 周开始显示清晰，随着妊娠周数增加，可观察胎盘位置、大小、成熟度。胎盘厚度正常约为 2~4cm，一般不超过 5cm。正常胎盘可位于宫体任何部位，可在宫底部、前、后壁及侧壁。胎盘成熟度超声常根据绒毛膜、胎盘实质、基底层回声变化来判断。

（九）脐带

脐带（**umbilical cord**）是胚胎与胎盘之间相连接的条索状结构，胎儿通过脐带血循环与母体进行营养和代谢物的交换。超声显示脐带横切面为类圆形，其内包裹两条动脉和一条静脉，纵切面则显示三条血管呈螺旋状。彩色多普勒检查脐带呈红蓝相间的绳索状结构。

第二节 异 常 妊 娠

异常妊娠包括流产、异位妊娠、多胎妊娠、胎儿生长受限和胎盘脐带异常等。

一、流 产

妊娠不足 28 周而终止者称为**流产**（**abortion**）。孕 12 周前终止者称为早期流产，孕 12 周以后至 28 周前终止者称为晚期流产。根据流产发生的不同阶段，临床上将流产分为先兆流产、难免流产、不全流产和完全流产，还包括流产中的特殊情况如稽留流产，也称为过期流产。超声可以直观的显示早期妊娠胚胎在子宫的形态、位置以及发育情况，判断胚胎是否存活。

（一）先兆流产

【病理与临床】

先兆流产患者表现为轻微下腹痛和停经后阴道少量出血，但无妊娠物排出，宫口未开。早孕反应仍然存在，尿妊娠试验阳性。

【超声诊断要点】

妊娠囊位置多正常，其内可见胚胎或胎儿，大小与孕周相符，可见原始心管或胎心搏动，早孕期可见卵黄囊，妊娠囊周围可有液性暗区，为宫腔内出血。

（二）难免流产

【病理与临床】

难免流产又称为不可避免流产，临床表现为阴道出血量增多或有血块，超过正常月经量，腹痛加剧。妇科检查可见宫口扩张，甚至有羊水流出或胎囊膨出宫颈内口，继续妊娠已不可能。

【超声诊断要点】

妊娠囊位置下移,移向宫颈内口方向,甚至可排出至阴道内。妊娠囊变形、皱缩、边界模糊。妊娠囊周围无回声暗区增大。胚胎或胎儿多数死亡,无胎心搏动。

(三) 不全流产

【病理与临床】

不全流产是难免流产继续发展,部分妊娠物仍残存在宫腔内,亦可嵌顿于宫颈内口,影响子宫收缩,引起阴道大量流血,可引起腹痛及休克。

【超声诊断要点】

子宫小于相应孕周,宫颈内口可扩张,宫腔内回声不均匀,可见残留组织的团块状回声,并可见液性暗区。

(四) 完全流产

【病理与临床】

完全流产时,流产症状出现后,妊娠物完全排出,阴道流血逐渐减少至停止,宫颈内口关闭。

【超声诊断要点】

子宫接近正常大小,宫腔内完全无妊娠物影像,子宫内膜呈线状或有轻度分离,为宫腔内少量积血,宫颈内口关闭。

(五) 稽留流产(过期流产)

【病理与临床】

稽留流产又称过期流产,指胚胎或胎儿死亡后未能及时排出,较长时间存在于宫腔内,此后子宫不再长大或反而缩小,妊娠反应消失,有时可有反复性阴道出血,尿妊娠试验阴性。

【超声诊断要点】

子宫大小较同孕龄小,早期妊娠时,子宫内显示枯萎的妊娠囊,变小,形态不规则,其内无正常胚胎结构,可见团块状回声;中期妊娠时,胎儿变形,无胎心搏动,羊水减少甚至消失。

二、异位妊娠

当受精卵于子宫体腔以外着床时,称**异位妊娠(ectopic pregnancy)**,是妇产科常见的急腹症。异位妊娠包括输卵管妊娠、卵巢妊娠、腹腔妊娠、阔韧带妊娠以及宫颈妊娠等。

目前,超声检查已成为诊断异位妊娠的重要方法之一,彩色超声、三维超声及经阴道超声的发展,大大提高了诊断准确率。异位妊娠的超声表现随病程长短、出血多少及发生部位的不同而有所不同。检查时应注意结合临床表现及其他检查资料,综合进行评估。

（一）输卵管妊娠

【病理与临床】

输卵管妊娠为异位妊娠发生的最常见部位，占95%左右。输卵管妊娠多发生于壶腹部，其次为峡部，伞部及间质部妊娠少见。输卵管妊娠的变化与结局：

1. 输卵管妊娠流产　多见于输卵管壶腹部妊娠，多发生在妊娠8~12周，输卵管妊娠时由于管壁不能形成完整的蜕膜，囊胚向管腔突出，最终破裂出血，经输卵管伞端排入腹腔，完全流产出血一般不多，不全流产时，滋养细胞侵蚀输卵管壁，导致反复出血，形成输卵管或其周围血肿。

2. 输卵管妊娠破裂　输卵管峡部妊娠发病多发生在妊娠6周左右，间质部妊娠破裂较晚，但后果严重。输卵管妊娠破裂时由于短期内即可发生大量腹腔内出血，患者临床症状较重，表现为剧烈腹痛、晕厥甚至休克。

3. 继发性腹腔妊娠　输卵管妊娠流产或破裂后，囊胚偶尔有存活者继续生长发育形成腹腔妊娠。

【超声诊断要点】

1. 未流产未破裂输卵管妊娠　超声表现为子宫形态饱满，内膜增厚，宫内无胚囊。部分患者宫腔内见长圆形囊状结构，称假妊娠囊。一侧卵巢旁可见胚囊，中间有时可见胚芽，如探及原始心管搏动，可确诊为异位妊娠。应用彩色多普勒可于胚囊边缘探及低阻力的滋养层血流信号。

2. 流产或破裂型输卵管妊娠　常发生在妊娠6~12周，但间质部妊娠流产或破裂较晚。二维超声声像图表现为子宫形态饱满，内膜增厚，宫内无胚囊。子宫外见中低混合回声包块或胚囊，形态不规则，边界模糊，盆腹腔可见游离液体。

3. 陈旧性输卵管妊娠　声像图表现为子宫大小基本正常，盆腔内见混合回声包块，边界清晰或不清晰，血液机化使包块回声较强，包块内有时可见组织液化形成的无回声区。

（二）卵巢妊娠

【病理与临床】

卵巢妊娠较少见，受精卵在卵巢组织内种植和生长发育。卵巢妊娠的临床表现与输卵管妊娠相似，主要症状为停经、腹痛、阴道流血。

【超声诊断要点】

子宫增大，内膜增厚，未破裂时，表现为妊娠侧卵巢增大，其内见胚囊。如卵巢妊娠破裂形成混合回声包块与输卵管妊娠破裂较难鉴别。

（三）腹腔妊娠

【病理与临床】

原发腹腔妊娠极少见，继发腹腔妊娠见于输卵管妊娠破裂或流产后，胚囊在腹腔内继续生长发育。患者有停经及早孕反应，且有输卵管妊娠流产或破裂的腹痛及阴道流血症状等病史，之后阴道流血停止，腹部逐渐增大，胎动时，孕妇常感腹部疼痛。

【超声诊断要点】

子宫增大,常不在正常位置,多偏于一侧,子宫内膜增厚,呈蜕膜样改变,宫内无妊娠囊。子宫外可见胎儿影像,胎儿无子宫壁包绕,紧贴母体腹壁,甚至可在孕妇体表见到胎动。胎盘轮廓不清,且其后方无正常子宫肌层。

(四) 宫颈妊娠

【病理与临床】

宫颈妊娠时,孕卵在宫颈管内着床并生长、发育。患者有停经史及早孕反应,阴道反复流血,可突然发生阴道大量流血,病情危重,不伴腹痛是其特点。

【超声诊断要点】

子宫大小正常或稍大,宫腔内未见妊娠囊。子宫颈增大,宫颈内口关闭,宫颈管内见胚囊结构,宫颈管内妊娠破裂或胚胎死亡,可在宫颈部形成混合回声包块。

三、多 胎 妊 娠

在人类,一般一次妊娠仅有一个胎儿,因此多胎妊娠归属异常妊娠范畴,亦属高危妊娠。正常情况下多胎妊娠发生率较低,受遗传等多种因素影响。近年来,随人民生活水平的提高,由于促排卵药物及辅助生育技术的应用,多胎妊娠的发生率明显增高。超声可以确定多胎类型,了解胎盘位置及羊水情况,在指导临床处理方面有重要意义。

【病理与临床】

多胎妊娠(multiple pregnancy) 是指一次妊娠同时有多个胎儿在宫内生长,其中双胎最为多见。多胎妊娠可由两个或两个以上卵子同时受精,也可由一个受精卵分裂形成。以双胎妊娠为例分为**单卵双胎(enzygotic twins)、双卵双胎(dizygotic twins)**。

1. 单卵双胎 即由一个受精卵分裂而成的双胎妊娠,两个胎儿具有相同的基因型。单卵双胎的胎盘和胎膜按受精卵复制时间不同分为四种类型:

(1)双羊膜囊双绒毛膜单卵双胎:分裂发生在桑葚期,即在受精后3日内分裂,形成两个受精卵,两个羊膜囊和两个绒毛膜,两个独立受精卵可独立着床形成各自的胎盘。

(2)双羊膜囊单绒毛膜单卵双胎:分裂发生在囊胚期,内细胞团形成,绒毛膜分化形成后,内细胞团复制成各自独立的两个胚胎,则可形成两个羊膜囊和单绒毛膜。

(3)单羊膜囊单绒毛膜单卵双胎:分裂发生在羊膜囊形成后,胚胎才分裂复制成各自的胎儿,胎盘及羊膜囊均为一个。

(4)联体双胎:分裂发生在胚盘形成之后,可能导致不同程度、不同形式的联体儿。

2. 双卵双胎 由两个卵子分别受精形成。两个胎儿基因型不同,两个受精卵可各自形成独立的胎盘、胎囊,两者的血液循环不相通。

【超声诊断要点】

1. 早期多胎妊娠的超声诊断 子宫增大,各径线略大于单胎妊娠周数,宫内见两个或多个妊娠囊,妊娠6周后妊娠囊内见各自的胎芽、胎心搏动。检查时应注意计数羊膜囊的数目,以确定多胎妊娠类型。

2. 中、晚期多胎妊娠的超声诊断　宫腔内见两个或以上胎儿影像,宫内可见一个大胎盘或两个胎盘,羊水量较单胎妊娠时增多。检查时要分别系统检查每一个胎儿的形态结构及发育情况,还应对比多个胎儿的生长发育是否一致。

3. 常见并发症

(1) 联体儿(conjoined twins):单卵双胎在妊娠早期发育过程中未能完全分离或分离不完全,分为相等联体儿和不等联体儿。超声检查可发现头部联胎、胸部联胎、腹部联胎等(图7-3)。

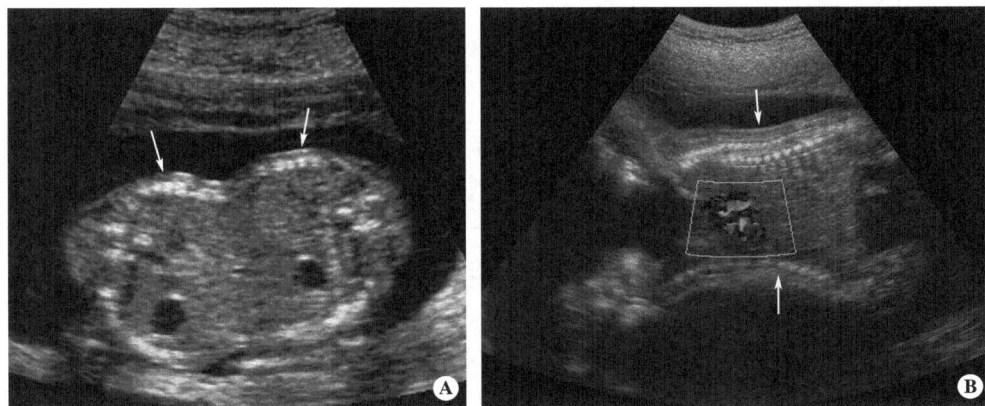

图 7-3　腹部联胎

A:两个胎儿的脊柱短轴(↓),分别见无回声胃泡;B:两个胎儿的脊柱短轴长轴(↓)

(2) 双胎输血综合征(twin-twin transfusion syndrome,TTTS):胎儿间血液循环经胎盘分支相互沟通,供血儿心脏小、血压低、贫血、羊水少且胎儿宫内发育迟缓。受血儿因血量过多导致心脏大、血压高、羊水多,胎儿过重。双胎输血综合征见于单绒毛膜单卵双胎。超声检查可发现只有一个胎盘,两胎儿性别相同,生长参数明显不同。

(3) 多胎妊娠中的胎流失:早期妊娠时,妊娠囊内不出现胎芽或胎芽出现后又在短期内消失,之后妊娠囊逐渐萎缩被吸收而消失。中晚期妊娠时,如胎儿未骨化时已死亡,则胎儿组织水分与羊水被吸收形成纸样儿,如已骨化胎儿死亡则为死胎。

四、胎盘脐带异常

(一) 前置胎盘

胎盘正常情况可位于子宫体任何一壁,孕 28 周后如胎盘部分或全部掩盖子宫颈内口者,其位置低于胎先露部分,则称为前置胎盘。前置胎盘是妊娠期出血的主要原因,在高龄孕妇、多胎妊娠以及有剖宫产史或流产史者,其发生率明显升高。

【病理与临床】

前置胎盘(placenta previa) 可分为边缘性前置胎盘,部分性前置胎盘和完全性前置胎盘(中央性前置胎盘)。临床症状主要表现为无痛性阴道出血,多发生在晚期妊娠。超声检查在孕 20 周前,胎盘前置的发现率高达 20%,而足月发现率仅为 0.5%,系子宫峡部在妊娠中增长显著所致,因此前置胎盘的诊断应在 28~32 周之后做出。

【超声诊断要点】

在进行超声检查前,应嘱孕妇适度充盈膀胱,目的是更好地显示宫颈内口,观察胎盘下缘与宫颈内口的关系。

1. 边缘性前置胎盘　胎盘边缘达子宫颈内口边缘。

2. 部分性前置胎盘　子宫颈内口一部分为胎盘所掩盖。

3. 完全性或中央性前置胎盘　胎盘完全覆盖子宫颈内口(图7-4)。

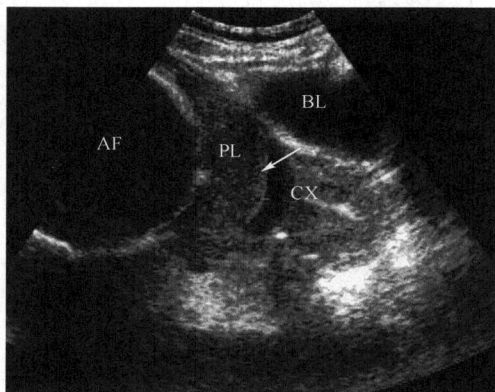

图7-4　完全性前置胎盘

图中 AF:胎头;PL:胎盘;BL:膀胱;

CX:宫颈 胎盘完全覆盖宫颈内口(↓)

(二)胎盘早剥

妊娠20周以后或分娩期,正常位置的胎盘在胎儿娩出前,部分或全部与子宫壁发生剥离称为胎盘早剥。胎盘早剥是妊娠晚期的一种严重并发症,目前超声是评估胎盘早剥的首选检查。

【病理与临床】

胎盘早剥(placental abruption)的主要病理变化为底蜕膜出血并形成血肿,使该处的胎盘与子宫壁剥离。根据出血去向可分为显性、隐性及混合性出血。主要临床症状为腹痛,阴道出血。

【超声诊断要点】

显性剥离时,胎盘后方无血液集聚,胎盘形态无明显变化,超声难以诊断。隐性剥离可见胎盘与子宫壁之间出现不均质中强回声区或不规则液性暗区。当急性出血时,胎盘后血肿与胎盘界限不清,仅见不均质的增厚胎盘,厚度常大于5.5cm。胎盘边缘出血时,胎盘边缘被血肿抬高。

(三)单脐动脉

正常脐带内有三条血管,包括两条动脉和一条静脉,**单脐动脉**(single umbilical artery)时,脐带内仅有一条动脉和一条静脉。单脐动脉的发病率为1%,常伴发各种畸形,在畸形胎儿中的发病率则明显增高。

【病理与临床】

单脐动脉的病理机制可能是血栓形成导致最初的一根脐动脉萎缩,并非原始发育不全。单脐动脉可能与器官畸形有关,也可能与染色体异常有关,而且具有单脐动脉的胎儿,即使无相关畸形存在,其宫内胎儿发育迟缓的危险性也可能增加。

【超声诊断要点】

脐带横断面仅可见两个圆形暗区,"品"字结构被"吕"字所替代,纵切面可见两条管状结构相互缠绕,彩色多普勒检查可显示一红一蓝两条血管相互缠绕(图7-5,彩图7-1),膀胱两侧壁只能显示一条血管。发现胎儿单脐动脉应仔细观察胎儿有无其他结构异常。

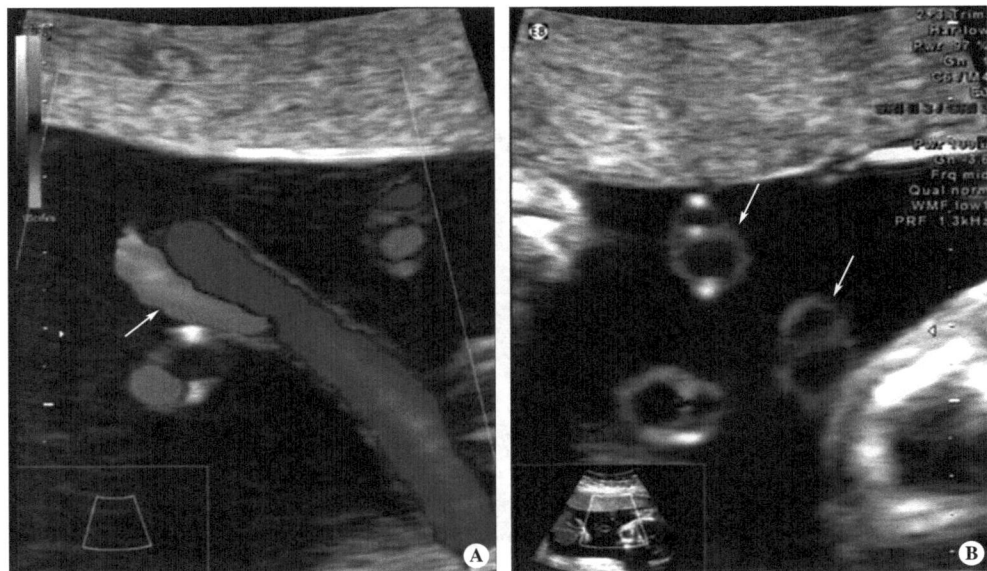

图 7-5　单脐动脉
A:单脐动脉彩色三维图像,可见一红一蓝两条血管互相缠绕(↓);
B:单脐动脉三维图像短轴图呈两个圆形暗区(↓)

第三节　妊娠滋养细胞疾病

妊娠滋养细胞疾病是一组来源于胎盘绒毛滋养细胞的疾病,包括葡萄胎、侵袭性葡萄胎、绒毛膜癌。良性葡萄胎可延续发展,经侵袭性葡萄胎发展至绒癌。绒癌也可直接发生于葡萄胎、足月妊娠、流产或宫外孕后。超声检查是诊断妊娠滋养细胞疾病的重要检查方法。

一、葡　萄　胎

【病理与临床】

葡萄胎(hydatidiform mole)亦称水泡状胎块,葡萄样水泡大小不一,内含黏性液体,大多数为完全性葡萄胎(complete hydatidiform mole),少数为部分性葡萄胎(partial hydatid-iform mole)。完全性葡萄胎时子宫增大,整个宫腔充满水泡状物,无胎儿及附属物;部分性葡萄胎仅部分胎盘绒毛发生水泡状变,胎儿多已死亡。由于滋养细胞显著增生,产生大量绒毛膜促性腺激素,刺激卵巢内膜细胞形成黄素囊肿。

完全性葡萄胎患者常有以下症状:停经后阴道流血,有时可排除水泡状组织。子宫增大程度与正常妊娠月份不一致。双侧卵巢形成黄素囊肿,妊娠呕吐明显。部分性葡萄胎可有完全性葡萄胎表现的大多数症状,但程度较轻。

【超声诊断要点】

1. 完全性葡萄胎　子宫增大超过相应孕周,宫腔内无胎儿及其附属物影像,宫腔内充满大小不等的无回声区,呈蜂窝状(图 7-6),宫腔出血可形成片状不规则液性暗区。子宫壁变薄,但可见正常肌壁回声。双侧附件区可探及薄壁多房的黄素囊肿。

2. 部分性葡萄胎　子宫增大超过相应孕周,宫腔内可见胎儿影像,一部分胎盘回声正常,另一部分胎盘呈蜂窝样无回声。附件区有时可探及薄壁多房黄素囊肿。

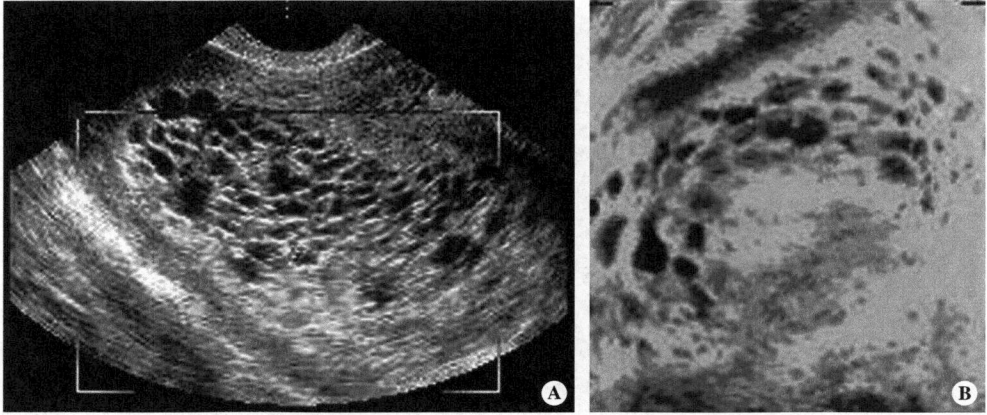

图 7-6　葡萄胎宫腔内充满大小不等的无回声区
A:葡萄胎二维超声图像;B:葡萄胎三维超声图像

二、侵袭性葡萄胎与绒毛膜癌

【病理与临床】

侵袭性葡萄胎(invasive hydatidiform mole)组织侵入子宫肌层局部或转移至子宫外,多在葡萄胎清宫后 6 个月内发生。**绒毛膜癌**(chorionic carcinoma)为一种高度恶性肿瘤,50%继发于葡萄胎(多在葡萄胎清除后 1 年以上),发生于流产或足月分娩后各占 25%,少数发生于异位妊娠后。

侵袭性葡萄胎镜下可见绒毛结构,滋养细胞过度增生及不典型增生的程度不等,具有过度的侵蚀能力。绒毛膜癌则见不到绒毛结构,只能见到成团的滋养细胞及血块、坏死组织。

【超声诊断要点】

葡萄胎清宫后、流产后或分娩后子宫形态饱满,外形可不规则,宫壁内见多个大小不等的液性暗区或回声增强区及回声减弱区。如有子宫穿孔,盆腹腔可见游离液体。附件区有时可见黄素囊肿。CDFI 显示病灶区血流异常丰富,并有血窦形成,频谱呈低阻力,可有动静脉瘘频谱。

第四节　胎　儿　畸　形

产前超声检查是诊断胎儿畸形的首选方法。应用二维及三维超声检查手段,尽早诊断发现胎儿畸形,及时终止妊娠,对优生优育非常重要的意义。但超声只能发现形态结构异常的先天畸形。

一、无脑畸形

无脑畸形是前神经孔闭合失败所致,是神经管缺陷的最严重类型,50%以上病例合并有脊柱裂,常伴有羊水过多。

【病理与临床】

无脑儿(anencephalus)外观特征:头顶部低平,眼突出,鼻大而宽,舌大,颈粗而短,胎儿面部呈昂首仰脸的奇特外貌。脑的大部分为一种海绵状血管组织和坏死脑组织,后脑组织较多,脑神经仍可存在,但发育不良。胎儿头部自眼眶以上至枕部头盖骨缺损。孕妇血清α-AFP值增高。

【超声诊断要点】

正常胎儿头颅光环在妊娠9周就能观察到。经腹检查12周可以诊断无脑儿,通常是在头盖骨显示非常清晰明确的14~15周以后。

1. 胎儿头部无圆形颅骨光环,仅可见眼眶,即特征性"蛙眼征"。
2. 颅内脑组织缺如或仅有少量脑组织,胎儿眶上的不规则中等回声团块为脑组织回声。
3. 常合并其他畸形,如脊柱裂、脑膜膨出、唇腭裂等。
4. 常合并羊水过多。

二、脑　积　水

胎儿脑积水(hydrocephalus)是指脑脊液过多地聚集于脑室系统内,致使脑室系统扩张和压力升高。胎儿脑积水可分为交通性脑积水和梗阻性脑积水两类,常见的是梗阻性脑积水,指由于脑室系统内的阻塞引起的,最好发的部位是中脑导水管。脑积水还可以是颅内其他畸形引起的,如Dandy-Walker畸形、Arnold-Chiari畸形等。据报道,83%的病例合并有胎儿其他畸形,因此发现胎儿有脑积水后应仔细观察有无其他方面畸形。

【病理与临床】

脑脊液形成:脑脊液通常由脉络丛分泌,大约4/5的脑脊液由脑膜的蛛网膜颗粒吸收入血液循环,余下的1/5通过脊膜吸收。过量的脑脊液可由以下原因造成:脉络丛产生脑脊液过多;脑脊液从脑室系统或脑池的排出功能发生障碍;蛛网膜绒毛吸收障碍。患儿表现为头围明显增大,颅面比例失调,前囟扩大,颅骨骨缝变宽,前额突出,眼球多转向下方,呈"落日征"。

【超声诊断要点】

1. 脑室扩张　一侧或双侧脑室扩张,内呈液性暗区,脉络丛呈悬垂状,侧脑室比率大于1/3(图7-7)。

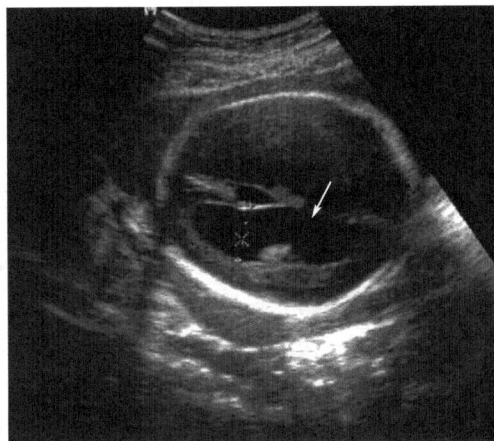
图7-7　脑积水
图中示一侧侧脑室扩张;↓示扩张的一侧脑室

$$侧脑室比率 = \frac{中线至侧脑室壁距离(LVW)}{中线至颅骨内缘距离(LPW)}$$

有报道 20 周前脑室可有暂时性失调,因此在妊娠 20 周以前,不宜轻易诊断脑积水。而在 20 周后,侧脑室宽度超过 10mm 时则应注意脑积水。可动态连续观察脑室宽度,慎重诊断。

2. 脑正常结构消失　脑积水严重时,脑中线偏位或中断,脑实质受压变薄,贴近颅骨板,甚至脑实质回声消失,完全被无回声所代替。

三、脊　柱　裂

脊柱裂(spina bifida)属神经管闭合不全性畸形,发病率约为 1/1000。大部分脊柱裂为单纯脊柱裂,预后较差。

【病理与临床】

脊柱裂是脊柱中线缺损,脊柱后部椎板愈合不全,而发生脊柱裂开。根据累及程度不同分为几种类型:

1. 隐性脊柱裂　脊柱缺损只累及少数椎体时,表面仍有皮肤覆盖,缺损处皮肤表面有一丛毛发并色素沉着,多见于腰骶部。

2. 囊性脊柱裂　脊柱缺损累及 2 个以上的椎骨,脊膜可自缺损处突出,呈囊状,表面仍有完整的皮肤覆盖,以腰区多见。

3. 脊髓裂又称开放性脊柱裂　较罕见,脊髓直接裸露于体表,表面呈肉芽状的创面,无脊膜及皮肤覆盖。

脊柱裂常合并羊水过多,羊水 AFP 值增高。

【超声诊断要点】

观察适宜时间为 17~18 周,胎儿脊柱发育至 16~17 孕周时已能清晰辨认。

1. 隐性脊柱裂　①纵断扫查:脊柱双排串珠样回声中断,局部缺损,呈单排串珠改变,脊柱局部成角状或突出,皮肤回声带完整,无囊状膨出物显示。②横断扫查:椎体后方骨化中心呈"V"或"U"字型缺损。正常三个骨化中心(两个椎板及一个椎体)形成"△"三角形排列。

2. 囊性脊柱裂　除具有以上隐性脊柱裂脊椎改变特点外,可在病变背侧显示向外膨出,类圆形无回声区(图 7-8)。外包皮肤及硬脊膜回声带则称为脊膜膨出。如无回声区内含有实质回声则称为脊髓脊膜膨出。

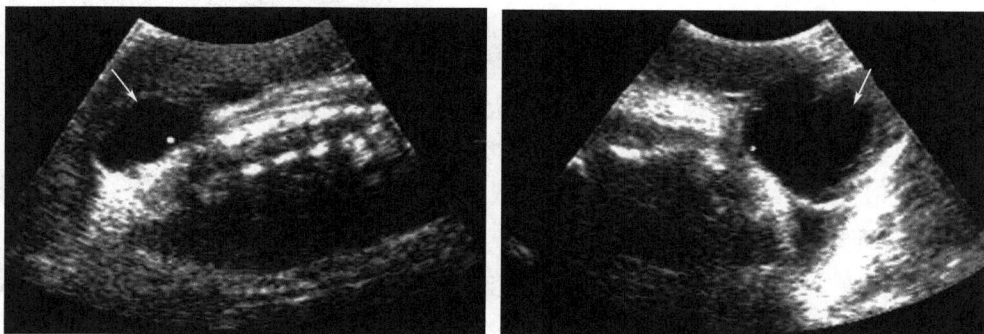

图 7-8　脊髓脊膜膨出(↓)

3. 脊髓裂(开放性脊柱裂) 脊椎回声改变同隐性脊柱裂,脊椎板排列不齐,局部缺损,脊柱可成角弯曲。皮肤回声带缺损。

四、脑膨出和脑膜膨出

胚胎发育的第 3 周末至第 4 周时,胚胎神经沟在发育过程中由两侧向中央生长融合,形成神经管。闭合过程中向前发育成脑,后部发育成脊髓部分。前神经孔闭合不全则产生颅骨裂,形成**脑膜脑膨出(meningocephalocele)**。发生率 1/2000,约 1/3 合并脊柱裂。

【病理与临床】

颅骨缺损伴有脑膜及脑组织从缺损处膨出即为**脑膨出(encephalocele)**;如仅有脑膜而没有脑组织从颅骨缺损处膨出即为**脑膜膨出(meningocele)**。脑或脑膜膨出新生儿病死率约 40%,存活者 80% 以上有智力及神经系统功能障碍。

【超声诊断要点】

1. 脑膜脑膨出 胎儿头颅中线位置可见突出包块,外被皮肤;包块与胎头连接处颅骨壁缺损;包块内见部分脑组织及部分液性暗区;缺损大者可导致颅骨光环缩小或不规则,骨壁厚薄不均,双顶径小于孕龄。

2. 脑膜膨出 在胎儿颅骨中线部位,膨出一囊性肿物,内呈液性,外包皮肤;膨出处颅骨缺损(图 7-9)。当颅骨缺损较小,膨出的组织较少时,包块往往不易清晰显示,容易漏诊,需要注意。

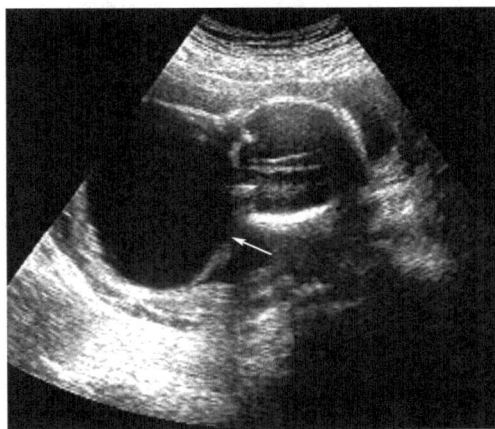

图 7-9 脑膜膨出(↓)

五、胎儿唇腭裂

先天性唇腭裂属小器官畸形,新生儿总发病率为 1‰,是胎儿最常见的颜面部畸形。唇腭裂影响因素包括遗传因素和环境因素。有资料表明约 50% 为唇裂合并腭裂,约 25% 为单纯唇裂,25% 为单纯腭裂,单侧多于双侧,左侧多于右侧。

【病理与临床】

唇裂的发生是由于在发育的第 7 周上颌突未与内侧鼻突愈合所致,多发生于一侧,也可发生在两侧;正中唇裂是由于两侧的中鼻突在中线融合不完全造成的,这种畸形比较罕见;腭裂的发生是由于胚胎期 5 到 12 周外侧腭突未与正中腭突愈合,形成不同程度的一侧或两侧腭裂。

【超声诊断要点】

1. 胎儿唇裂声像图改变 唇裂时,颜面部冠状切面上唇连续性中断,显示一侧或两侧缺损,口唇张开时裂隙更加明显,唇部可呈"八"字型,与其上方鼻子构成"品"形结构。当裂口达鼻孔时,提示为完全性唇裂。横断面上唇弧形光带连续性中断(图 7-10)。

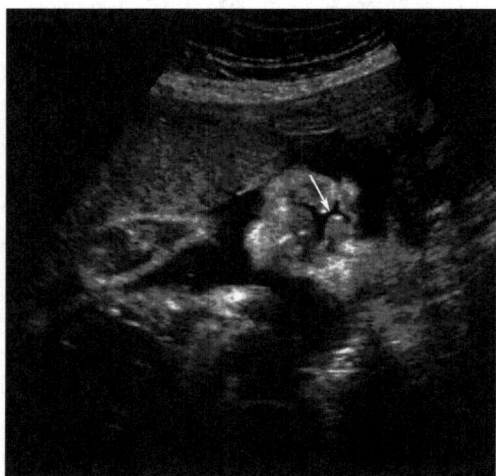

图7-10 唇裂(↓)

2. 胎儿腭裂声像图改变 腭部位于口腔的顶部,其前方及两侧均有上颌骨牙槽突遮挡,限制了二维超声的扫查及显示,因此腭裂的诊断是产前超声诊断的难点。牙槽突裂的胎儿显示牙槽突的弧形强回声光带连续性中断,牙槽突裂合并其后方的硬腭裂时,可以显示硬腭裂隙的低回声影像,但是不合并牙槽突裂的硬腭裂通常难以发现,而胎儿软腭裂目前超声还不能做出诊断。三维超声检查通过对容积数据的后处理有时可以获得比二维超声更多的诊断信息,有利于腭裂的诊断。

超声检查中,一些假象易造成胎儿唇腭裂的误诊,包括:人中切迹,脐带压迹及扫查方位不当造成的回声失落等,因此应进行多角度多切面的观察。

六、消化道闭锁

消化道闭锁是常见的胎儿消化系统畸形,根据闭锁的位置可有食管闭锁,十二指肠闭锁,空、回肠闭锁和肛门闭锁等。

【病理与临床】

消化道的胚胎发育是先形成一个上皮团,继而再通形成新管腔,新管腔形成不完全则导致消化道闭锁(alimentary tract atresia),造成近端扩张和远端狭窄,常合并羊水过多。

【超声诊断要点】

1. 食管闭锁 ①胎儿胃肠区均无液性暗区显示。②晚孕期间偶可观察到闭锁部位以上食管扩张,呈管形囊状无回声区。③动态观察胎儿可能有反吐现象。④常合并羊水过多。

2. 十二指肠闭锁 胎儿左上腹部显示两个液性暗区,即"双泡征",两个液性暗区彼此连通,分别为胃及十二指肠近段,也可伴有羊水过多。

3. 空、回肠闭锁 闭锁近端小肠扩张,超声显示可见大小不等,形态各异的无回声区,随肠蠕动而发生变化。扩张的肠管越多,扩张越明显,常提示闭锁的部位也越低。

4. 肛门闭锁 超声的主要表现是肠管扩张(图7-11)。大肠直径随着孕周的增大而增大,因此判断结肠是否扩张,应根据检查时的孕周来判断,正常胎儿结肠直径在妊娠25周时不超过7mm,足月时不超过18mm。肛门闭锁时,超声可显示在胎儿下腹部呈"双叶征",内含无回

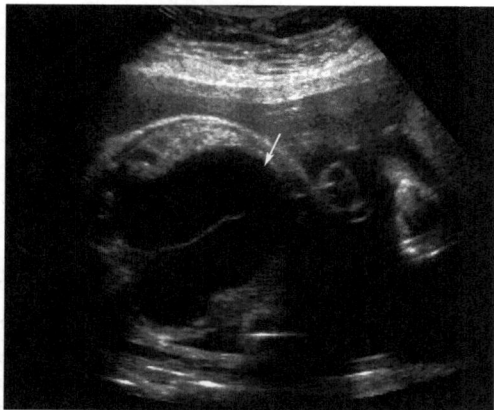

图7-11 肛门闭锁
↓示扩张肠管

声区,可合并羊水过多。肛门闭锁可因形成直肠尿道瘘、直肠阴道瘘等瘘管而无明显肠管扩张。产前超声诊断此病缺乏特异性,未检出肠管扩张,不能除外肛门闭锁的可能。

七、胎儿心脏室间隔缺损

胎儿先天性心脏病的发病率约为 6‰~8‰,是最为常见的胎儿先天畸形之一,除遗传因素外,宫内感染、外部不良因素的刺激等均可能促使其发生。由于产前胎儿心脏的检查受胎儿胎龄、体位、检查条件等的影响,常不能明确诊断所有的畸形。在检查过程中注意多方位、多切面的扫查,往往可以提高畸形的检出率。

【病理与临床】

室间隔缺损(ventricular septal defect,VSD)作为胎儿期间发病率较高的先天性心脏病,约占所有先心病的 20%~25%。胎儿室间隔缺损主要可以分为三类:①膜周部缺损。②漏斗部缺损。③肌部缺损。其中以膜周部缺损最为常见,是由于心内膜垫组织扩展时不能与球嵴和室间隔肌部融合所致。肌部缺损则较为少见,是由于其形成过程中,心肌膜组织吸收过度,造成室间隔肌部出现一个或多个孔道。

【超声诊断要点】

1. 二维超声心动图 主要特征性的改变是根据缺损的不同类型,可于心尖四腔心切面、五腔心切面、左心室长轴切面发现室间隔连续性中断。

(1)膜周部室间隔缺损:表现为心尖五腔心、四腔心切面室间隔上部回声中断,大动脉短轴切面三尖瓣隔瓣处回声缺失。但是对于一些小的缺损,往往受胎儿体位的影响难以显示。

(2)漏斗部室间隔缺损:漏斗部室间隔缺损又分为干下型和嵴内型:干下型可于左室长轴及大血管短轴切面发现近十字交叉处室间隔回声中断。而嵴内型由于缺损处离主动脉右冠瓣近且易合并右冠瓣脱垂或右冠窦窦瘤,缺损处常被遮掩,需仔细检查。

(3)肌部室间隔缺损:较大的肌部缺损(大于 5mm)可于四腔心切面、五腔心切面及部分短轴等切面观察到室间隔中部的回声中断。较小的肌部缺损(小于 5mm),可多个部位发生,易累及小梁部,常受仪器敏感度及胎儿体位等的影响不易分辨,不过随着超声技术的不断进展,对小的室间隔缺损的诊断能力也在日益提高。且部分小的室缺可以在生后甚至胎儿期自行愈合。

2. 彩色多普勒血流显像 可探及收缩期心室水平的左向右血流分流信号,由于胎儿期肺动脉的压力较高,左右室的压力较为接近,因此分流速度较低,分流血流色彩较暗,甚至难以显示(图 7-12,彩图 7-2)。

超声检查中的有时常因为室间隔侧壁回声失落等一些超声伪像,以及缺损范围过小、胎儿体位不佳等原因而导致误、漏诊,应该引起充分的重视。

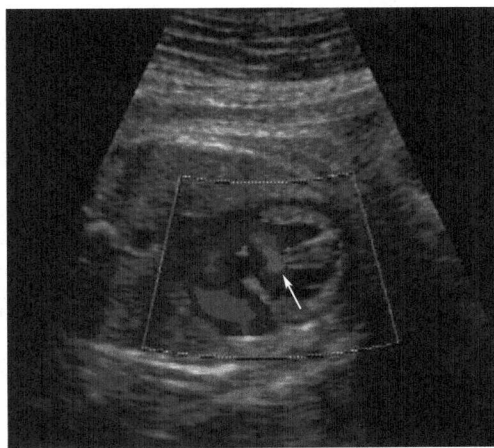

图 7-12 胎儿室间隔缺损

↑示室间隔缺损处

八、胎儿肾脏囊性病变

肾脏的囊性病变包括很多种,不能简单地将肾脏多囊性疾病归为"多囊肾",形成囊肿最基本的原因有两大类,即梗阻和遗传。目前,常用 Potter 分类法,将其分为婴儿型多囊肾、多囊性发育不良肾、成人型多囊肾和梗阻性囊性发育不良肾。

(一) 胎儿婴儿型多囊肾

【病理与临床】

胎儿婴儿型多囊肾属常染色体隐性遗传,双侧发生,再发风险为 25%。

【超声诊断要点】

1. 双侧肾脏对称性增大。

2. 肾实质回声增强(增强部分实为密集的囊性结构,大量的囊性结构造成丰富的界面反射)。

3. 常伴有羊水过少及膀胱不显示。

(二) 胎儿多囊性发育不良肾

【病理与临床】

胎儿多囊性发育不良肾无遗传性,多单侧发生,30%合并对侧肾脏疾病(包括:肾积水、肾发育不全、多囊性发育不良肾等),再发风险<5%。

【超声诊断要点】

1. 多单侧发生,30%合并对侧肾脏疾病。

2. 肾区内多个大小不等的囊泡,互不相通(图7-13)。

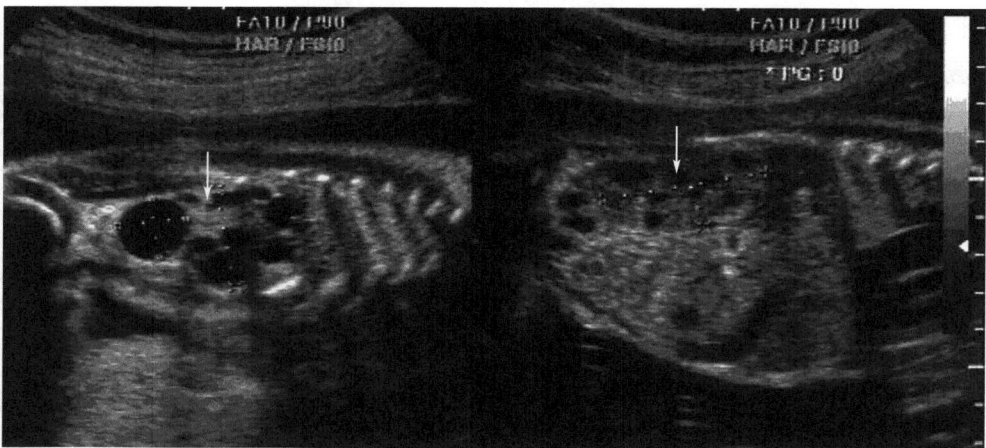

图 7-13 多囊性发育不良肾
↓示异常肾脏

3. 羊水正常或过少。

（三）胎儿成人型多囊肾

【病理与临床】

胎儿成人型多囊肾属常染色体显性遗传,双侧发生,再发风险为 50%。

【超声诊断要点】

1. 双侧肾脏增大（两侧增大程度可不同）。
2. 肾区内见多个大小不等的囊性结构。
3. 羊水量可正常或减少。

第五节　羊水过多和羊水过少

羊膜腔内的液体称为**羊水（amniotic fluid）**,妊娠早期羊水主要是由母体血浆通过胎膜进入羊膜腔的漏出液。自妊娠中期起,胎儿尿液成为羊水的主要来源。母体、胎儿、羊水三者间通过不断进行液体交换,保持羊水量的相对稳定。超声图像显示羊水为无回声区,晚期妊娠羊水略浑浊,内见一些光点,为胎脂回声。羊水量多少能反映胎儿、胎盘功能。

【病理与临床】

足月妊娠时羊水超过 2000ml 称为**羊水过多（polyhydramnios）**。急性羊水过多症发生于 20~24 周,慢性羊水过多症发生于 28 周以后。羊水过多的形成原因包括:母体疾病如糖尿病、子痫、充血性心衰等;胎儿畸形如中枢神经、胃肠道、循环系统畸形等;双胎、胎盘肿瘤等也可引起羊水过多;另外一部分为特发性羊水过多症。

羊水量小于 300~500ml 时,称为**羊水过少（oligohydramnios）**。羊水过少的形成原因包括:过期妊娠、胎膜早破、胎儿宫内发育迟缓、胎儿肾缺如、肾发育不全等。

【超声诊断要点】

羊水量多少通常采用测量羊水最大深度和羊水指数来评价。

羊水最大深度即为羊水池最大前后径。羊水最大深度>10cm 为羊水过多;>8cm 为羊水偏多;<3cm 为羊水偏少;<2cm 为羊水过少。

羊水指数（AFI）即为孕妇子宫右上、右下、左上、左下四个象限羊水深度的总和。羊水指数正常在 5~20cm 之间,<5cm 为羊水过少,>20cm 为羊水过多。

（蔡爱露）

第八章 腹膜后间隙与肾上腺疾病超声诊断

超声是检查腹膜后与肾上腺疾病的一种主要影像学手段,可以对病变进行准确的定位,对其物理性质做出判断,随访观察疾病的变化,但对其定性诊断有一定的局限性。

第一节 解剖生理概要

一、腹膜后间隙

腹膜后间隙(retroperitoneal space) 介于腹后壁壁层腹膜与腹内筋膜之间,上以膈肌为界,下至骶骨岬,两侧以腰方肌外缘为界。腹膜后间隙由前向后可分为肾旁前间隙、肾周围间隙和肾旁后间隙。腹膜后间隙内容物大多来自中胚层,主要组织器官有肾脏、输尿管、肾上腺、胰腺、十二指肠的降部和水平部、腹主动脉、下腔静脉、腹腔神经丛、交感神经干、淋巴组织、疏松结缔组织等。

二、肾 上 腺

肾上腺(adrenal gland) 左右各一,位于肾脏上方,脊柱两旁,右侧为三角形,左侧呈新月形。肾上腺长约2~6cm,宽约2~3cm,厚约0.3~1cm。肾上腺由皮质和髓质两部分组成,皮质主要分泌糖皮质激素、盐皮质激素和性激素,髓质主要分泌肾上腺素和去甲肾上腺素。

第二节 超声检查方法与正常声像图

一、腹膜后间隙

（一）检查前准备及体位

检查宜在空腹条件下进行,必要时可行肠道准备或饮水以减少胃肠气体影响,盆腔腹膜后病变充盈膀胱效果更佳。根据需要可采取仰卧位、侧卧位、俯卧位或胸膝位。

（三）检查方法

仰卧位检查时,对触及肿块者,可在肿块区进行多方位扫查,观察肿物形态及与周围脏器的关系。未触及肿物者,探头在肋缘至腹股沟间自上而下、自左到右进行连续扫查。俯卧位扫查可避开胃肠气体干扰,利于病变显示。胸膝位扫查有助于鉴别腹腔内肿物与腹膜后肿物。

（四）正常声像图

腹膜后间隙为一潜在腔隙,超声不能直接显示,只能通过腹膜后脏器和血管进行定位。

1. 经腹主动脉纵断面　腹主动脉所在部位相当于肾周围间隙,腹腔动脉、肠系膜上动脉、十二指肠横部和胰体位于肾旁前间隙。

2. 经胰腺横断面　胰腺、十二指肠降部、胆总管下段、脾静脉和肠系膜上动脉占据肾旁前间隙,腹主动脉和下腔静脉位于肾周围间隙。

3. 经肾门横断面　肾脏、输尿管、肾血管、腹主动脉和下腔静脉位于肾周围间隙。

4. 经髂腰肌和髂血管横断面　主要显示两侧髂窝部,髂腰肌呈宽带状低回声,为腹膜后间隙后壁。

二、肾　上　腺

（一）检查前准备

肾上腺位置深在,体积较小,探查时易受胃肠气体影响,因此宜在空腹时检查。

（二）检查方法

仰卧或侧卧位,探头置于腋前线与腋后线之间,沿 7～10 肋间扫查,声束通过肝、脾为声窗分别显示两侧肾上腺区;也可在腋中线与腋后线之间做冠状及各斜断面扫查,还可沿肋缘下斜、纵切面及横断面扫查。俯卧位,背部左右肾区做纵向扫查,显示左右肾长轴断面后探头向内倾斜。

（三）正常声像图

正常成人肾上腺呈较低或中等回声,周边包绕较高回声。右肾上腺显示率高于左侧。右肾上腺位于肝右叶、右肾及下腔静脉组成的三角区内,多呈三角形,左肾上腺位于脾、左肾及腹主动脉组成的三角区内,多呈新月形。

第三节　腹膜后间隙疾病

腹膜后间隙组织繁多,因此腹膜后间隙疾病也复杂多样,在本节中将病变按其物理特性分为液性、实性及混合性病变并分别进行介绍。

一、腹膜后液性病变

腹膜后液性病变常见的有囊性淋巴管瘤和腹膜后积液,后者一般包括腹膜后血肿和脓肿。

【病理与临床】

囊性淋巴管瘤是一种来源于腹膜后间叶组织的良性肿瘤,可形成较大的囊肿,切面为单个或多个大囊腔,内含浆液或乳糜液。早期多无症状,肿物较大时可出现因占位和压迫周围脏器产生的症状。腹膜后血肿多为外伤或脊柱、腹部手术所致,其临床症状因损伤部位、严重程度和出血多少而异。腹膜后脓肿多由邻近脏器炎症蔓延或损伤穿孔引起,患者常有畏寒、发热、周身痛等表现。

【超声诊断要点】

1. 囊性淋巴管瘤（cystic lymphangioma） 声像图表现为圆形或椭圆形无回声区，边界清晰，呈单房或多房。部分囊内含浆液或乳糜液时可见细小光点漂浮或沉积。

2. 腹膜后积液（retroperitoneal effusion） 腹膜后间隙见无回声或低回声区，形状多不规则。**腹膜后血肿（retroperitoneal hematomas）** 内部回声随出血时间变化而变化，早期表现为无回声或低回声，随后内部回声逐渐增强，并可见条状高回声。**腹膜后脓肿（retroperitoneal abscess）** 一般壁厚不规则，内部可见点状及片状高回声，偶可见气体强回声。

【鉴别诊断】

囊性淋巴管瘤、腹膜后血肿及腹膜后脓肿三者要注意鉴别，诊断时要结合病史及其声像图特点综合分析。

二、腹膜后实性病变

腹膜后实性病变主要为腹膜后间隙肿瘤，可分为原发性肿瘤和继发性肿瘤。**原发性腹膜后肿瘤（primary retroperitoneal tumor）** 是指除外肾、胰腺、十二指肠等脏器来源的腹膜后间隙的肿瘤，多数为恶性；继发性肿瘤即腹膜后转移癌，以其他脏器恶性肿瘤转移到腹膜后淋巴结多见。

【病理与临床】

原发性腹膜后肿瘤按组织学来源分为间叶源性肿瘤、神经源性肿瘤、泌尿生殖嵴肿瘤、胚胎残余组织肿瘤和来源不明肿瘤。腹膜后肿瘤初起时多无明显症状，随着肿瘤生长发展，可出现腹痛、腹胀等症状，还可压迫或侵犯脏器和神经出现相应症状，另外，常常出现体重减轻、食欲下降、发热、乏力等一般症状。

【超声诊断要点】

1. 脂肪肉瘤（liposarcoma） 多数生长缓慢，瘤体较大，呈类圆形或分叶状，边界较清楚。内部回声大部分为不均匀的低回声或等回声，当有液化坏死时，内部可出现片状无回声区。CDFI 仅见少量点条状血流。当病变境界不清，部分形态不规则，并在周围形成结节，提示肿瘤侵及邻近组织。

2. 恶性淋巴瘤（malignant lymphoma） 恶性淋巴瘤是淋巴结或淋巴结外淋巴组织的恶性肿瘤。当淋巴瘤累及腹膜后淋巴结时，受累淋巴结多位于脊柱和腹膜后大血管周围，边界清晰，多数表现为大小不等的圆形或椭圆形低回声，也可近似无回声，内部血流多较丰富，多个淋巴结融合成团块状或分叶状，可包裹大血管或挤压大血管导致移位。

3. 平滑肌瘤（leiomyoma）及平滑肌肉瘤（leiomyosarcomas） 肿块呈椭圆形或分叶状，边界较清，有类似包膜回声，内部常呈低回声，分布较均匀，瘤体较大者常有中心坏死液性变。平滑肌瘤和平滑肌肉瘤在声像图上很难鉴别。一般认为，肿瘤直径>5cm 或瘤内出现大片坏死无回声区，多提示恶性。恶性肿瘤大多血流丰富，分布不规则，走行紊乱，流速较高。

4. 纤维肉瘤（fibrosarcoma） 病变多呈圆形或椭圆形，多数边界较清晰，有的有假包膜，内部回声较低，不均匀，出现出血坏死时可见局限性无回声区。彩色血流多数稀少。

5. 神经纤维瘤（neurofibroma） 病变多发，呈圆形或椭圆形，境界常较清晰，有类似假包膜回声，内部呈低回声，无血流显示。

6. 腹膜后淋巴结转移癌（lymphatic metastatic carcinoma of retroperitoneum） 声像图表

现为脊柱或腹膜后大血管周围多发的、大小不一的圆形或椭圆形低回声,边界清晰,可相互融合呈分叶状,内部可出现坏死而呈小的无回声区。部分病例CDFI可见门样血流信号。

【鉴别诊断】

1. 与腹腔内肿物鉴别　腹膜后肿瘤位置深在、固定,其前方或两侧有活跃的肠腔气体强回声,肿块不随呼吸、肠蠕动、手推动、体位变化等而活动,胸膝卧位扫查,肿瘤前缘与腹前壁之间距离加大。

2. 与腹膜后实质脏器肿物鉴别　腹膜后间隙肿瘤易与肾脏、胰腺、肾上腺等腹膜后实质脏器的肿物相混淆。因此,必须从多个切面仔细观察肿物与以上脏器的关系,有无连续性,并且根据腹膜后肿瘤的一般声像图特点和间接特征加以鉴别。

3. 腹膜后良恶性肿瘤的鉴别　良性肿瘤常体积较小,单发为主,呈膨胀性生长,圆形或椭圆形,境界较清,大部分有包膜,内部回声较均匀,血流不丰富;恶性肿瘤常体积较大,单发或多发,呈浸润性生长,形态不规则,边界不清,内部回声多不均匀、血流较丰富。但是,不同组织来源的良恶性肿瘤往往具有相似的声像学特性,同一组织起源的良恶性肿瘤也有近似的回声特点,单纯依靠超声对其进行定性诊断较难。

三、腹膜后混合性病变

畸胎瘤(teratoma)是最常见的腹膜后混合性病变。有良性与恶性之分。

【病理与临床】

良性畸胎瘤为单房或多房囊性肿块,表面光滑,囊壁较薄,内含黄色油脂样物,常混有毛发。恶性畸胎瘤可有包膜,切面多为灰白色,杂有小囊或出血坏死灶。初期一般无症状,常见临床表现为腹痛、腹胀及周围器官受压症状。

【超声诊断要点】

良性畸胎瘤以囊性为主,圆形或椭圆形,大多呈单房性,少数可为多房,形态规则,轮廓清楚。内部回声因结构成分不同而表现各异,常可见毛发、牙齿、骨骼等成分的相应回声,推动或挤压肿块后,肿瘤内部回声可有漂浮移动征象。囊壁不光滑,有时可见乳头状高回声突向囊内。恶性畸胎瘤形态多不规则,边缘不整齐,与周围脏器分界模糊。

【鉴别诊断】

鉴别诊断同本节腹膜后实性病变。

第四节　肾上腺疾病

一、肾上腺皮质疾病

(一)肾上腺皮质增生

肾上腺皮质增生(adrenocortical hyperplasia)是指皮质组织的非肿瘤性增生,多为双侧性。

【病理与临床】

病理改变主要为腺体增大,肥厚,少数呈结节状,也可无形态上的异常。增生的皮质细胞分泌功能不同,临床表现也不同。可表现为库欣综合征、肾上腺性征异常及醛固酮增多症等。

【超声诊断要点】

多数患者肾上腺增大不明显,超声无法辨认,增生明显者表现为双侧肾上腺增大,呈均匀稍低回声。肾上腺显著肿大时可以表现为卵圆形、三角形、不规则形,容易误诊为局限性肿块。结节性增生时,腺体内可见圆形或椭圆形低回声,直径多在数毫米,很少超过 1.5cm。

(二) 肾上腺皮质腺瘤

肾上腺皮质腺瘤(adrenocortical adenoma) 以单侧单发多见,偶尔可见双侧多发。

【病理与临床】

肿瘤体积较小,呈圆形,有完整包膜。肾上腺皮质腺瘤分为功能性和无功能性。前者较多见,临床表现同肾上腺皮质增生,后者少见,临床多无症状,常在体检时发现。

【超声诊断要点】

单侧肾上腺区可见圆形或椭圆形低回声,有球体感(图 8-1),直径<2cm,边界清晰,内部回声低于正常肾上腺,较均匀,肿瘤内无血流显示。

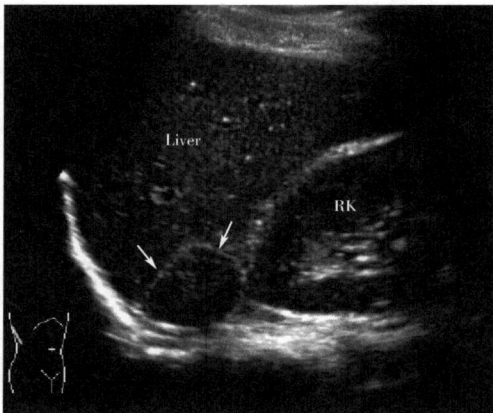

图 8-1 右肾上腺腺瘤
图中 RK:右肾;Liver:肝脏;↓:肾上腺腺瘤

(三) 肾上腺皮质腺癌

肾上腺皮质腺癌 (adrenocortical carcinoma) 多为单侧性,单发,直径多>3cm。肿瘤易侵犯肾上腺静脉、下腔静脉,发生肺、肝、脑转移。

【病理与临床】

瘤体呈圆形、椭圆形或分叶状,部分有包膜,内部可以有出血坏死区,少数有钙化。皮质腺癌也有功能性和无功能性之分,有功能性肿瘤常表现为皮质醇增多征和肾上腺性征异常。

【超声诊断要点】

直径<5cm 的肿瘤多呈圆形、椭圆形或分叶状,边界清楚,部分可见包膜回声。内部呈低回声,均匀或不均匀。大于 5cm 的肿瘤形态多欠规则,边界欠清晰,内部回声杂乱,可因出血坏死形成不规则无回声区,有的可见强回声或高回声,邻近脏器可受压或移位。部分病例 CDFI 可显示较丰富血流。

二、肾上腺髓质疾病

肾上腺髓质疾病最常见为**嗜铬细胞瘤(pheochromocytoma)**。嗜铬细胞瘤发生于神经内胚层组织,主要见于肾上腺髓质,少数见于交感神经节或肾上腺外的嗜铬组织。

【病理与临床】

嗜铬细胞瘤多为单侧,右侧多见。瘤体大小悬殊,多数直径 4~5cm,包膜完整光滑,切面呈颗粒状,瘤内可囊性变及出血。临床表现为儿茶酚胺分泌增多引起高血压及代谢紊乱。

【超声诊断要点】

肿瘤呈圆形或椭圆形,轮廓清楚,边缘为平滑的高回声,冠状断面可显示肿瘤边界回声与肾被膜回声构成海鸥样图形,即**"海鸥征"(seagull sign)**;内部呈均匀的低回声、等回声或高回声;当瘤内出血或玻璃样变时,内部回声不均,出现不规则无回声或高回声区;邻近器官可受压变形;CDFI 有时可显示肿瘤内部的点状血流。

三、其他肾上腺疾病

(一) 肾上腺转移癌

肾上腺转移癌(metastatic tumor of adrenal gland) 肾上腺是继肺、肝、骨骼之后第四位易受癌瘤转移的器官。其常见的原发肿瘤为肺癌和乳腺癌。

【病理与临床】

肾上腺转移癌的大体常呈灰白色并伴坏死区,有研究报道转移性肿瘤的平均直径约为2cm。较小肿瘤很少引起临床症状,当肿瘤体积达到一定程度时才会出现腰痛、腹胀等症状,多无内分泌症状。

【超声诊断要点】

较小的肾上腺转移癌常呈圆形或椭圆形低回声,可单侧或双侧发生,当瘤体较大,发生坏死、出血时内部出现无回声,或呈混合性回声。

(二) 肾上腺囊肿

肾上腺囊肿(cyst of adrenal gland) 临床比较少见。

【病理与临床】

多起源于淋巴管或血管内皮,多无临床症状,较小的囊肿常在体检时发现,囊肿较大时可有患侧腰部不适或酸胀感。

【超声诊断要点】

肾上腺区出现囊性肿物,圆形或椭圆形;多数囊壁薄而光滑,后方回声增强,部分囊壁厚而不均匀,内壁不光滑,亦有部分囊壁有钙化;有时囊内可见细小光点,随体位改变可移动。囊肿可为单房或多房。

四、鉴别诊断

1. 肾上腺增生结节与肾上腺肿瘤鉴别 肾上腺皮质增生多为双侧性,出现结节性增生时结节多较小。肾上腺肿瘤多为单侧性,以单发为主。肿瘤呈圆形或椭圆形,有球体感,肿瘤以外肾上腺回声正常。

2. 肾上腺原发肿瘤与转移癌鉴别 原发性肾上腺肿瘤多单侧发生,双侧发生者多为肾上腺转移癌。而且转移癌多有明确的原发肿瘤病史,患者多无内分泌症状。

3. 肾上腺原发肿瘤之间的鉴别　肾上腺皮质腺瘤体积较小,直径多<2cm,内部回声较均匀。皮质腺癌多较皮质腺瘤大,回声不均匀。嗜铬细胞瘤患者常有儿茶酚胺分泌增多引起的高血压和代谢紊乱等表现。

4. 与肾上腺外肿瘤鉴别　肾上腺肿瘤要注意与肝右叶、肾上极、胰尾部及腹膜后肿瘤鉴别,应多切面全方位扫查,仔细观察病变所在位置,注意病变与脏器的关系。

（王学梅）

第九章　浅表器官疾病超声诊断

第一节　眼 部 疾 病

随着检查仪器的发展和诊断水平的提高,超声诊断不仅可以准确地诊断眼部相关疾病,科学、合理的设计治疗方案,而且为探讨发病机制提供客观的形态学依据。

一、解剖生理概要

眼分为眼球、视路和眼附属器三部分,眼球和视路共同完成视觉功能,眼附属器起保护、运动等辅助作用。眼球近于球形,位于眼眶内,分眼球壁和眼内容两部分。

1. 眼球壁

(1)纤维膜:主要由纤维结缔组织构成的角膜和巩膜组成,为眼球壁外层。

(2)色素膜:又称葡萄膜,为眼球壁中层,分三部分即虹膜、睫状体和脉络膜。虹膜为圆盘状,中央有孔状结构即瞳孔。睫状体前与虹膜根部相连,向后移行于脉络膜。脉络膜由视网膜锯齿缘开始,直到视神经孔,覆盖眼球后部。

(3)视网膜:视网膜为一透明薄膜,为眼球壁内层,主要由神经组织构成。结构复杂,内含三级神经元,可简单地分为色素上皮层和神经上皮层。

2. 眼内容

(1)房水:为无色透明液体,约有 0.15~0.3ml,充满前后房,具有营养和维持眼内压的作用。

(2)晶状体:为双凸面透明体,由悬韧带支撑在虹膜和玻璃体之间,由囊和纤维组成。

(3)玻璃体:为无色透明的胶体,其 99% 为水分,充满在晶状体后,玻璃体内没有血管和神经。

3. 眼部血管

(1)动脉系统:①眼动脉是颈内动脉的第一分支。它通过视神经管与视神经相伴行进入眼眶。其在眶内的行程可以分为三部分。在眶外下方向前走行到视神经(第一部分),然后在眶中部穿越视神经到其鼻上方(第二部分);在视神经鼻侧(第三部分)眼动脉分出其末支。②视网膜中央动脉是离开眼动脉的第二部分,球后约 12mm 进入视神经下表面,然后在视神经实质中向前行走直到眼球为止。③睫状后短动脉和睫状后长动脉包括 6~8 条短动脉和 2 条长动脉,均在视神经附近从后进入眼内,为脉络膜(睫状后短动脉)以及虹膜和睫状体(睫状后长动脉)提供血供。

(2)静脉系统:包括眼静脉、涡静脉、视网膜中央静脉等。其中眼静脉共两支,即眼上静脉和眼下静脉,眼上静脉是眼球和其附属器的主要血管。视网膜中央静脉与视网膜中央动脉伴行。

二、超声检查方法与正常声像图

眼部超声检查一般将探头置于闭合的眼睑上进行检查。眼内疾病的超声检查方法最基本的有3种,即横切、纵切和轴位扫查。如果探头标记方向为与角巩膜缘相平行的扫描方法即为横切扫描;将横切法扫描时探头方向旋转90°即为纵切法扫描,即探头的标记方向与角巩膜缘始终垂直;轴位扫描指探头位于角膜的中央,声束自晶状体中央穿过,将眼球的后极部以视神经为中心完整地分为2个部分的图像。其中横切和纵切较轴位扫查更为常用。

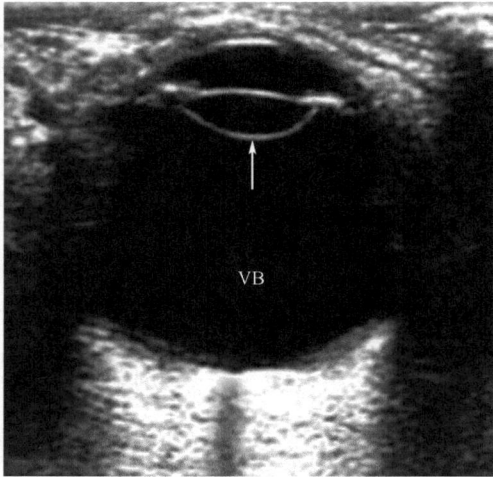

图 9-1　正常眼球声像图
图中 VB 为玻璃体;↑示晶状体

1. 眼球的结构　角膜呈带状回声,如果探头对角膜加压可见角膜形态发生改变,即角膜顶点的回声局限扁平坦。前房为半球形无回声区。虹膜显示为对称的带状回声,中央区回声局限缺如为瞳孔区。晶状体的全部均可清晰显示,呈类椭圆形中强回声。玻璃体表现为无回声区,与眼球壁回声之间界限清晰。球壁回声为类圆形带状强回声,与玻璃体回声形成明显的对比(图9-1)。

成人眼球 B 型超声正常测值:眼球轴长:23~24mm;前房深度:2.0~3.0mm;晶状体厚度:3.5~5.0mm;玻璃体腔长度:16~17mm;眼肌厚度:内直肌、外直肌、上直肌、下直肌厚度:1.6~4.7mm,四条肌肉厚度的总和在:11.9~16.9mm。

2. 眼的血管　眼球壁上脉络膜和视网膜上均有血管,如果仪器的血流敏感性比较好,可以将视网膜和脉络膜的血管血流信号清晰地显示。眼眶内的血管一般只检查眼动脉、视网膜中央动脉和睫状后短动脉。

(1)频谱形态:所有眼局部动脉血管的频谱与颈内动脉类似,为三峰双切迹状,最大的区别在于频谱所显示的血流为湍流,所以没有频窗且与心脏的心动周期是完全一致的。

(2)主要正常血流参数(由北京同仁医院眼科中心提供)

1)眼动脉:最大血流速度(PSV):31.47±9.63cm/s,阻力指数(RI):0.77±0.06。

2)视网膜中央动脉:PSV:10.82±2.97 cm/s,RI:0.71±0.08。

3)睫状后短动脉:PSV:11.61±3.41 cm/s,RI:0.70±0.09。

三、晶状体、玻璃体疾病

(一) 白内障

各种影响眼内环境的理化因素以及某些全身性代谢性或免疫性疾病导致的晶状体混浊,称为**白内障(cataract)**。白内障是严重致盲的眼病。

【病理与临床】

白内障最为有效的治疗方法仍为手术治疗。晶状体混浊可以导致无法窥清眼底,被混浊的晶状体遮挡的眼内情况也是在白内障手术前必须了解的。

【超声诊断要点】

二维超声:表现为晶状体囊回声较正常显著增厚,回声增强。如果白内障不仅晶状体皮质混浊而且晶状体核也混浊,可见完整的晶状体椭圆形回声普遍增强(图 9-2AB)。

(二)晶状体脱位

【病理与临床】

晶状体位于虹膜之后,由晶状体悬韧带固定于睫状突。由于外伤或先天因素,纤细的悬韧带可发生部分断离或全部断离,由此产生**晶状体脱位(dislocation of lens)**,晶状体脱位可分为不全脱位(半脱位)(图 9-2C)或全脱位(图 9-2D)。晶状体可脱位至前房,嵌顿于瞳孔以及进入玻璃体。

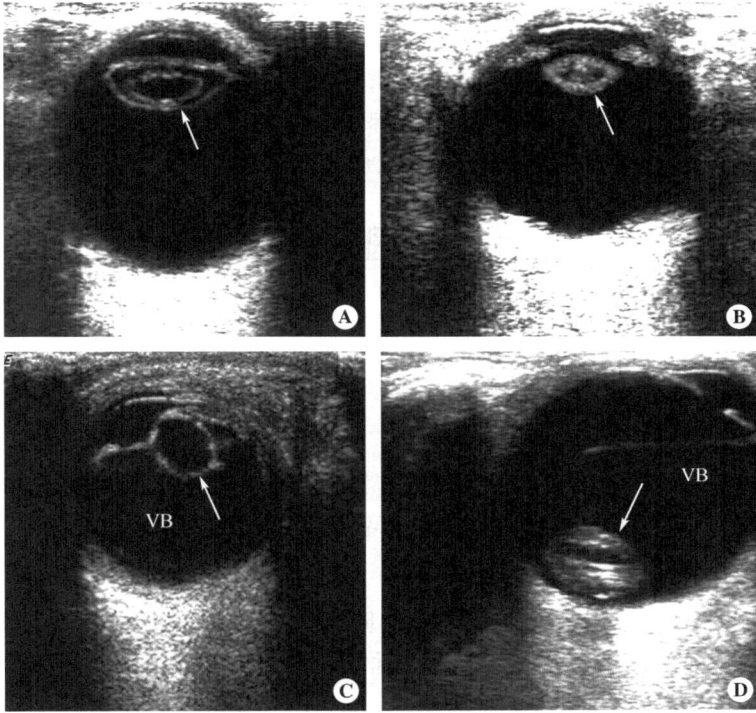

图 9-2 白内障与晶状体脱位
A,B:不同程度白内障;C:晶体不全脱位;D:晶体全脱位
图中 VB 玻璃体;↓示晶体

【超声诊断要点】

1. **不完全脱位** 可以探及晶状体部分脱离正常解剖位置,但仍有部分与正常附着点相附着。

2. **完全脱位** 可在前房、瞳孔区及玻璃体内探及类椭圆形环状中强回声,内为无回声区。如脱位入玻璃体,椭圆形环可与球壁回声相连,亦可独立存在于玻璃体内,此时可有轻度的运动。如果晶状体与眼球壁回声紧密相连,应注意有无视网膜脱离存在。

(三) 玻璃体积血

任何原因所致视网膜、色素膜血管或新生血管破裂,血液流出并积聚于玻璃体腔内均可形成**玻璃体积血**(vitreous hemorrhage)。

【病理与临床】

由于正常玻璃体内没有血管,所以血液均来源于邻近组织。眼球穿孔伤或眼球钝挫伤均可造成外伤性玻璃体积血。自发玻璃体积血的原因较多,如视网膜脉络膜炎症、变性或肿瘤等。大量玻璃体积血可致实力严重下降,继发牵拉性视网膜脱离、血影细胞性青光眼等严重并发症而致盲。

【超声诊断要点】

1. 二维超声　少量积血表现为玻璃体内均匀弱点状回声,如果没有突破玻璃体后界膜,积血可局限于玻璃体的某一局部。一般不与眼球壁回声相固着,运动和后运动试验均呈阳性;积血量多时或积血突破玻璃体后界膜时,点状回声可以充满玻璃体内。当积血形成机化条后,机化条呈中低至中强回声,形态不规则,边界欠清晰,与眼底回声之间的固着关系是超声扫查的重点。其运动度及后运动程度均较明显。

2. 彩色多普勒　玻璃体积血、机化条内无血流信号显示。

四、视网膜疾病

(一) 视网膜脱离

视网膜脱离(retinal detachment)系指视网膜色素上皮层与神经上皮层之间的分离。

【临床与病理】

临床上初发时有"飞蚊症"或眼前漂浮物,某一方向有闪光感,眼前阴影遮挡且与脱离的视网膜区域相对应。视网膜脱离累及黄斑区时可表现为显著的视力减退,眼内压多偏低。

【超声诊断要点】

1. 二维超声　典型的视网膜脱离表现为玻璃体内条带状回声,一端与视乳头相连,另一端与周边部的眼底回声相连。如果同一切面的视网膜全部脱离,表现为类 V 形条带状回声,V 形回声的尖端与视神经相连,两端分别与周边球壁回声相连。运动试验阳性,为与视网膜脱离方向相垂直的往复运动,后运动实验一般为阴性(图 9-3A,彩图 9-1)。

2. 彩色多普勒　玻璃体内光带状回声上可见与视网膜中央动脉、静脉相延续的血流信号,且频谱形态与视网膜中央动脉、静脉完全相同,但血流速度一般较同源血管轻度下降(图 9-3B,彩图 9-1)。

(二) 视网膜母细胞瘤

视网膜母细胞瘤(retinoblastoma,RB)为婴幼儿常见的眼内恶性肿瘤。平均发病年龄单眼病例为 24 个月(7 岁以上少见),双眼病例在 10 个月左右(3 岁以上少见)。视网膜母细胞瘤约 40%的病例为遗传型,为常染色体显性遗传。约 60%的病例为非遗传型,为视网膜母细胞突变所致。少数病例(约 5%)有体细胞染色体畸变。

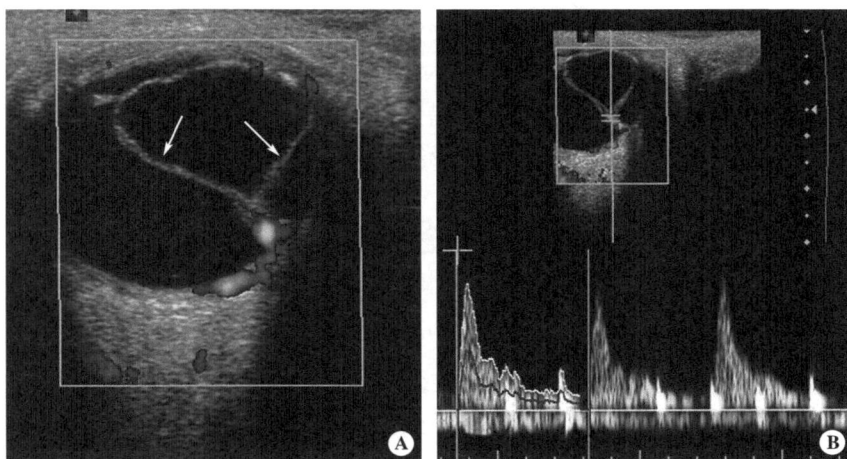

图 9-3　视网膜脱离彩色多普勒血流图

A:B 超示视网膜脱离光带(↓);B:示玻璃体内光带状上血流频谱

【病理与临床】

临床表现不一致,主要有白瞳征、或呈"黑矇性猫眼"以及斜视等。视力改变与肿瘤发生部位有关,如果肿瘤位于后极部,虽然体积较小,但仍可较早地引起视力障碍,产生斜视或眼球震颤。肿瘤充满整个眼球或视网膜广泛脱离则视力丧失。

【超声诊断要点】

1. 二维超声　表现为玻璃体内实性病变,与球壁回声紧密相连。形态不规则,可为半球形、不规则形等,边界清晰。内回声强弱不均匀,80%以上患者可见"钙斑",且其后有声影(图 9-4A)。可伴视网膜脱离。

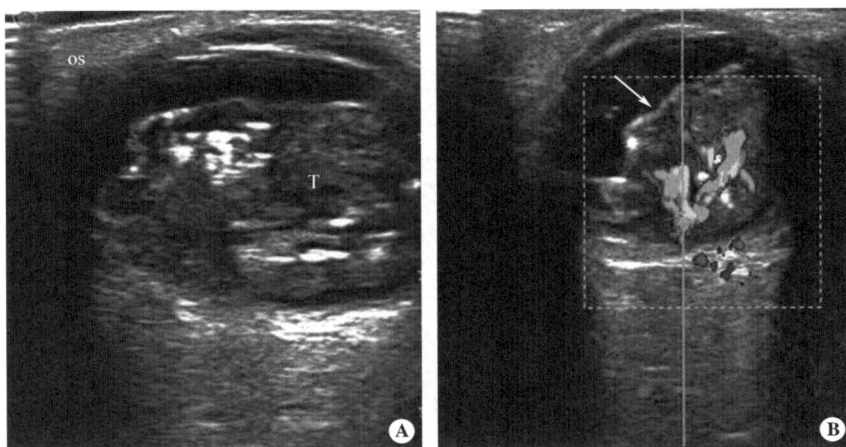

图 9-4　视网膜母细胞瘤

A：视网膜母细胞瘤 B 型超声图　T:肿瘤;

B：视网膜母细胞瘤彩色多普勒血流图(↓)

2. 彩色多普勒　瘤体中可以发现与视网膜中央动、静脉相延续的血流信号(图 9-4B,彩图 9-2),频谱表现与视网膜中央动、静脉的特征基本相同。

【鉴别诊断】

本病需与其他同样表现为"白瞳"的疾病进行鉴别,如 Coats 病,原始永存玻璃体增生症、早产儿视网膜病变、先天性白内障、眼内炎等。

五、脉络膜疾病

(一)脉络膜脱离

由于脉络膜血管内皮细胞结合疏松,仅靠少量结缔组织和单层内皮细胞的窦腔连接,在外界因素的作用下,血管外压力突然下降导致血浆大量渗出,积聚于脉络膜上腔,发生**脉络膜脱离(choroidal detachment)**。

【病理与临床】

脉络膜脱离多见于外伤性眼病或眼内手术后,也可见于巩膜炎、葡萄膜炎等炎症疾病和眼局部循环障碍性疾病。

【超声诊断要点】

1. 二维超声　玻璃体内可见多个弧形带状回声,与球壁带状回声相连,但不与视盘相连,且弧形带状回声均凸向玻璃体中轴,嘱患者眼球向鼻侧转动,做类冠状位探查,玻璃体内带状回声呈连续的多弧形带状,即"玫瑰花征"阳性。

2. 彩色多普勒　玻璃体内带状回声上可见血流信号,频谱为动脉型血流频谱,与睫状后动脉相似。

(二)脉络膜黑色素瘤

脉络膜黑色素瘤(choroidal melanoma)是由恶性黑色素性瘤细胞组成的肿瘤,其组织发生于脉络膜基质内的黑色素细胞。

【病理与临床】

临床表现与肿瘤位置和大小有密切关系。位于眼球周边部的肿瘤或体积小的肿瘤早期症状不明显,位于后极部或黄斑区的肿瘤多以视力下降、视野缺损和玻璃体内漂浮物为就诊的主要原因。

【超声诊断要点】

1. 二维超声

(1)形状:呈半球形或蕈状。

(2)边界:在肿瘤表面有完整的视网膜时,前缘回声多而强,接近球壁时消失。

(3)内部回声:病变前缘回声强,向后回声逐渐减少,接近球壁形成无回声区,即所谓"挖空"现象。

(4)脉络膜凹:肿瘤所在部位的脉络膜被瘤细胞浸润,形成局部脉络膜无回声状,呈盘状凹陷带,约 65% 的患者可发现此征。

(5)声影:因声衰减显著,肿瘤后眼球壁及球后脂肪回声较低或缺乏回声。

（6）继发改变：超声可显示玻璃体混浊及继发视网膜脱离。肿瘤穿破巩膜后，可见相邻眶脂肪内出现低或无回声区。

2. 彩色多普勒　肿瘤内部和表面均可探及丰富的血流信号。病变内血流信号可以呈树枝状分布在瘤体内，表现为单纯动脉型血流频谱，与睫状后短动脉血流特征相同。

【鉴别诊断】

1. 脉络膜血管瘤　血管瘤呈橘红色圆形实性病变，表面可有色素沉着。但内回声均匀，为中等强度，无脉络膜凹陷和声衰减等改变。

2. 脉络膜转移癌　为视网膜下结节状扁平隆起，边界欠整齐。内回声缺乏变化较均一，典型的边界特点为其超声表现的特征之一。

六、后巩膜葡萄肿

由于巩膜纤维本身变弱，难以承受眼内压力所致的巩膜形态改变，称为巩膜葡萄肿，发生于眼球后极部的称为**后巩膜葡萄肿**（conus scleralis）。

【病理与临床】

后巩膜葡萄肿最常见于高度近视眼，通常视乳头也包含在内。

【超声诊断要点】

二维超声：后极部眼球壁局限后凹，形态不规则，但表面光滑。患者一般眼球较正常人长，眼轴在 28mm 以上的病例更多见。多同时合并有玻璃体混浊，少数病例可有视网膜脱离。

（杨文利）

第二节　甲状腺疾病

一、解剖生理概要

甲状腺（thyroid）是位于颈部表浅部位的内分泌器官。由左右两侧叶和中间的峡部组成，侧叶位于甲状软骨下方气管两侧，上极达甲状软骨中部，下极至第六气管软骨环；峡部位于第二至第四气管软骨环之间，部分可向上延伸形成椎体叶，可与舌骨相连。甲状腺主要借外科包膜固定于气管和环状软骨，故做吞咽时其也将上下移动。甲状腺属高血供器官，由两侧甲状腺上、下动脉供血，前者是颈外动脉第一分支，在甲状腺上极附近分成前、后支进入腺体，后者来源于锁骨下动脉，穿过颈总动脉后方，在腺体背外侧附近呈分支状或丛状进入腺体。甲状腺双侧均有上、中、下静脉三支，上静脉伴行甲状腺上动脉，汇入颈内静脉；中静脉横过颈总动脉前方汇入颈内静脉，下静脉呈多分支于气管前汇入无名静脉。甲状腺淋巴主要回流至颈深淋巴结，也可到气管前、气管旁及气管食管沟淋巴结。甲状腺合成、储存和分泌甲状腺素，主要合成四碘甲状腺原氨酸（T_4）和三碘甲状腺素原氨酸（T_3），它们与甲状腺胶原蛋白结合，存储于甲状腺腺泡内，并分泌到血液中。

二、超声检查方法及正常声像图

检查时一般采用高频线阵探头,以 10MHz 以上为佳。通常采用仰卧位,头部适当后仰或肩颈后方垫枕,使颈部充分暴露,根据需要使头部向两侧倾斜或采取侧卧位。甲状腺大小的测量有侧叶前后径,即与检查床面或人体冠状面垂直的侧叶前后缘之最大径,一般为 1.0~2.0cm;侧叶横径,即与检查床面或人体冠状面平行的侧叶内外缘之最大径,一般为 2.0~2.5cm;侧叶长径或上下径一般为 3.5~6.0cm;峡部前后径一般为 0.2~0.6cm。然后依次观察腺体轮廓及包膜、内部回声及均匀度、是否有结节、血流状况、周围组织结构、颈部淋巴结等。正常甲状腺呈密集细点状中等强度回声,明显高于邻近呈低回声的肌肉组织,也稍高于颌下腺,有时可见较小的囊性区,其边界光滑,一般≤3mm;其包膜呈强回声虚线状(图 9-5)。

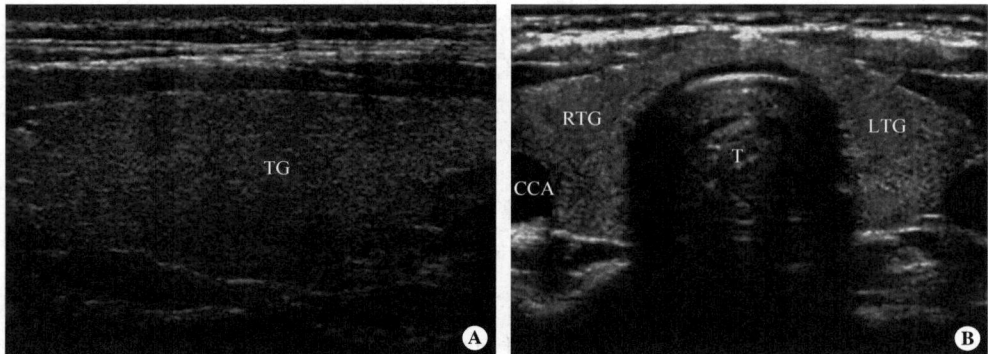

图 9-5 正常甲状腺声像图
A:甲状腺纵切面;B:甲状腺横切面
图中 TG:甲状腺;RTG:右甲状腺;LTG:左甲状腺;CCA:颈总动脉

三、甲 状 腺 肿

【病理与临床】

非毒性甲状腺肿(goiter) 在病理学上表现为增生、胶质储存、结节等病期,但有交替或重叠。增生期和胶质储存期表现为弥漫性增生或胶样甲状腺肿,而结节期的表现则为**结节性甲状腺肿(nodular Goiter;简称结甲)**,结节病灶是一种腺样增生样结节和胶样结节,可伴出血坏死和钙化, 及纤维假包膜。此病成人多见,男女比率为 1:6。有报道约 5%~25% 可能恶变。一般由体检发现,也可由患者本人自觉颈部肿大而就诊。

【超声诊断要点】

1. 腺体增大, 轮廓不规则,部分患者可向下延伸至胸廓入口及前上纵隔。腺体回声总体水平减低,并增粗或不均。结甲患者双侧叶可不对称。腺体包膜一般无增厚,或稍增厚呈强回声细线状。

2. 结甲期则出现多发结节,大小多为 1~4cm;内部回声类型多样性,可呈稍低、等、稍强、囊性、囊实性或混合性回声,结节内可见斑块状、粗点状强回声(拟似钙化灶),也可见彗星尾征(常为浓缩胶体所致)。

3. 结节边界欠清或清晰,多数不伴低回声晕环,可伴声影(常为钙化灶所致)。结节外的腺体可见小片状或类小结节状低回声区,边界不具体。

4. 腺体和结节血流信号正常、或多或少,结节可见环绕血流,尚无重要的临床意义。

5. 不典型或轻度者腺体可不增大,常常仅见少数(2～5 个)结节,结节外腺体回声基本正常。

四、甲 状 腺 炎

(一) 亚急性甲状腺炎

【病理与临床】

亚急性甲状腺炎(subacute thyroiditis;简称亚甲炎)在病理上早期为急性甲状腺滤泡炎,晚期出现肉芽肿;伴有少量淋巴细胞浸润和轻度腺体包膜周围炎,故腺体内不同部位不同病程,分别可见急性炎症和肉芽肿改变;也可合并结甲。好发年龄 20～50 岁,男女比率为 1∶5。约 1∶3 患者可有前驱上呼吸道感染史。局部可有疼痛或触痛。早期可有甲亢样表现,甲状腺相关抗体(尤其是抗甲状腺球蛋白抗体、抗甲状腺微粒体抗体)轻中度升高。

【超声诊断要点】

1. 腺体无明显增大或轻度增大,双侧可不对称,部分(20%以上)患者可仅单侧受累;包膜可轻度增厚。

2. 腺体内散在片状或结节状低回声区,有时回声极低形似囊性病灶,故称"假性囊肿"征。结节状低回声区的边界模糊,与正常区域呈移行状态(图 9-6A)。低回声区外的腺体回声基本正常或不均匀减低。

3. 急性期腺体内血流增加。

4. 甲状腺、气管前及旁、颈内静脉等区域淋巴结肿大。

(二) 桥本病

【病理与临床】

桥本病(Hashimoto disease),又称桥本甲状腺炎和慢性淋巴细胞性甲状腺炎,在病理上滤泡被破坏,胶体减少,淋巴细胞和浆细胞广泛浸润并形成淋巴小结,病程长者腺体内明显纤维化。好发年龄 40～60 岁,男女之比为 1∶10～20。常以甲状腺肿大导致的颈部增粗而就诊,一般无触痛,早期也可有甲亢,少部分患者就诊时就已发生甲低,甲状腺相关抗体明显升高。

【超声诊断要点】

1. 腺体多明显增大,外形不规则,并可不对称,包膜增厚。病程较长者腺体逐渐萎缩、纤维化、质地变硬。

2. 腺体回声普遍性减低且不均匀,深部可伴声衰减。腺体内可见多发粗细不等的索条状强回声结构(图 9-6B)。

3. 血流可无明显改变,甚至较多,晚期则较少。

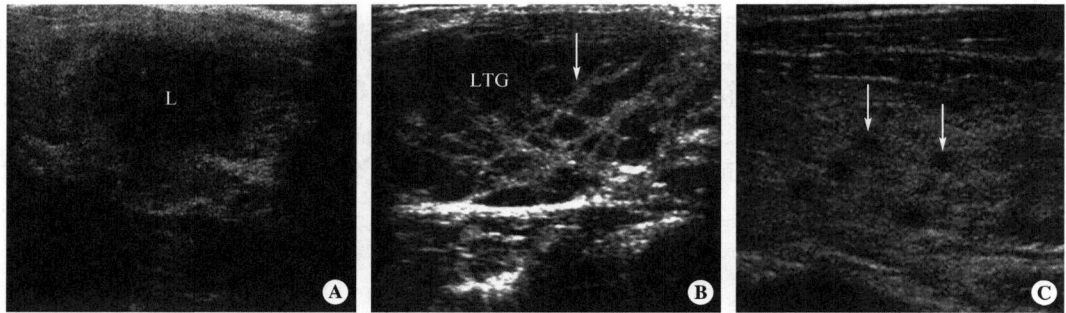

图 9-6 亚甲炎、桥本病与甲亢声像图(甲状腺纵切面)
A:亚甲炎,甲状腺回声不均,L 为片状低回声区;
B:桥本病,甲状腺回声粗糙,↓示索条状强回声;
C:甲亢,甲状腺回声不均,↓示低回声类小结节

五、原发性甲状腺功能亢进

【病理与临床】

甲状腺功能亢进(hyperthyroidism;简称甲亢)是一组血清 T_3 和 T_4 异常增高所致的临床综合征。病理上分为弥漫毒性甲状腺肿(原发性甲亢,又称 Graves 病)、结节毒性甲状腺肿、甲状腺炎、甲状腺肿瘤。病理上表现为腺体弥漫性增生,滤泡较小,胶体较少,滤泡间淋巴细胞浸润,可见生发中心,少数患者可合并结甲。好发 20~50 岁,男女比为 1∶7。临床上有高代谢症候群、甲状腺增大、突眼等。血中 T_3、T_4 浓度增高,尤其是游离 T_3、T_4 更为灵敏,而且 T_3 较 T_4 更为明显。

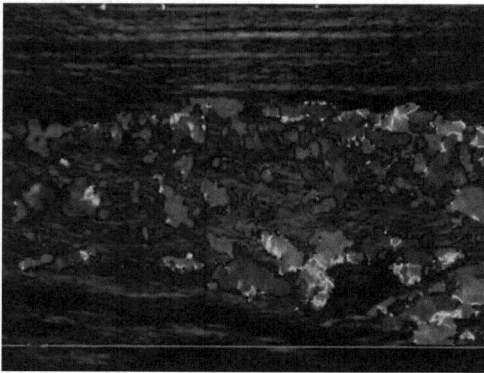

图 9-7 甲亢彩色多普勒图
甲状腺纵切面:腺体血流明显增多,呈"火海征"

【超声诊断要点】

1. 腺体轻中度增大,双侧对称,外形较规则,轻者腺体也可无明显增大,包膜一般无增厚。病程长者腺体也可萎缩、变硬。

2. 腺体回声普遍性偏低,可不均匀,常常伴有多发或弥漫性低回声类小结节,大小以 0.3~0.5cm 者为多,其边界轮廓较模糊(图 9-6C)。腺体内可伴有多发索条状强回声,及细管状结构(后者常为静脉)。

3. 血流信号明显增多,呈现"火海"征(图 9-7,彩图 9-3);甲状腺动脉流速增快,甲状腺上动脉的最高流速可超过 40cm/s,甚至达 90cm/s 左右。

六、甲状腺肿瘤

(一)甲状腺腺瘤

【病理与临床】

甲状腺腺瘤(thyroid adenoma)绝大多数为滤泡状腺瘤,少数是乳头状腺瘤。多数为单发,好发于40岁以下女性,一般无症状,常由体检发现,约10%具有功能性而有甲亢表现。

【超声诊断要点】

1. 甲状腺腺瘤以1.5~2.5cm者多见。多呈圆形,内部实性为主,呈低或等或稍强回声,可伴大小不等的囊变,压之质地偏软。边界清楚,大多(约60%~80%)伴低回声包膜或低回声**晕环**(**Halo sign**)(图9-8A)。

2. 周边或晕环处常伴环状血流,内部可见或多或少的血流信号。

(二) 甲状腺癌

【病理与临床】

甲状腺癌(**thyroid carcinoma**)病理分类中主要有**乳头状癌**(**papillary carcinoma**),占60%~70%,其他为**滤泡癌**(**follicular carcinoma**;5%~15%)、**未分化癌**(**undifferentiated carcinoma**;5%~10%)、**髓样癌**(**medullary carcinoma**;5%)及**鳞状细胞癌**(**squamous cell carcinoma**;极少)。甲状腺癌占全身恶性肿瘤的1%~2%,占内分泌肿瘤的90%。大多为单发。

乳头状癌好发于30~40岁的女性和青壮年,恶性程度较低,预后较好。滤泡癌好发于50岁左右的中年人,中度恶性,早期易发生血道转移。未分化癌多见于70岁左右的老年人,高度恶性,预后很差。髓样癌是由滤泡旁细胞(即C细胞)发生的恶性肿瘤,好发年龄为40~60岁,预后不如乳头状癌,但较未分化癌好。

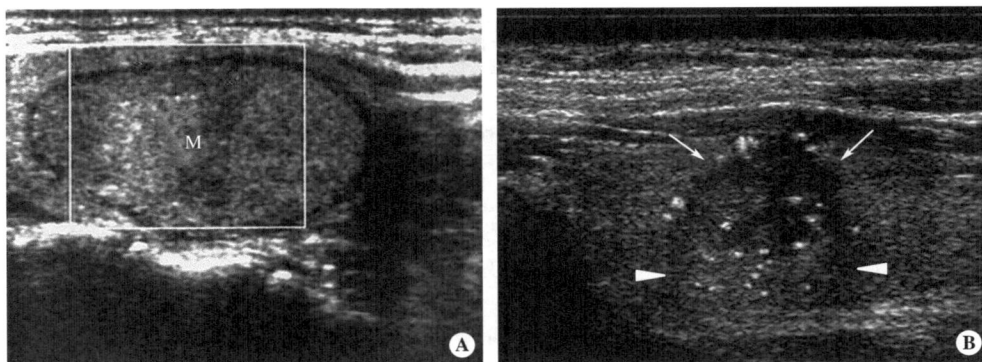

图9-8 甲状腺腺瘤与甲状腺癌
A:甲状腺腺瘤(M);B:甲状腺乳头状癌(↓)

【超声诊断要点】

1. 癌结节大多1.5~3.0cm,小于1.0cm者属微小癌。较小病灶形态尚规则,呈圆形或椭圆形,较大者则不规则、分叶状或伴成角,较大病灶内部血流较多。

2. 结节内部多为实性,呈较低回声,囊性变较少,边界不清晰,呈锯齿状或浸润状。乳头状癌、滤泡癌和髓样癌三者在声像图上表现类似;针尖状、点状、细小斑状、或簇状强回声的微小钙化灶为砂粒体聚集所致,对乳头状癌具有相对特征性(图9-8B)。未分化癌则瘤灶较大,边界更不清楚,往往浸润到腺体外。

3. 可侵犯腺体外组织,如侵犯颈前带状肌、气管食管沟及喉返神经,后者导致声音嘶哑。颈部深浅淋巴结增大(提示转移)较多见。

【鉴别诊断】

结节状病灶多涉及甲状腺癌、甲状腺腺瘤及结节性甲状腺肿结节之间的鉴别诊断(表9-1);弥漫性病变则涉及甲状腺肿、甲状腺炎及原发性甲亢之间的鉴别诊断(表9-2)。甲状腺腺瘤和结节性甲状腺肿结节在声像图上难以区别,此时常常将单发结节诊断为甲状腺腺瘤,多发者诊断为结节性甲状腺肿。

表9-1　甲状腺良恶性结节的超声鉴别诊断

	甲状腺癌	甲状腺腺瘤	结节性甲状腺肿结节
内部回声	较低	较高	较高
内部强回声	多见、较细小	少见、较粗大	彗星尾征偏多
囊性变	较少、较小、可有壁结节	较多、较大	更多、较大
后方回声	减低或声影、不规则	无改变、或增强	无改变、或增强
形态	不规则、分叶状	圆形或椭圆形	圆形或椭圆形
低回声晕	少见、较厚、不规则	多见、较窄、完整、规则	偏少、更窄、不完整
边界	不清楚、锯齿状、浸润状	清楚、光滑	清楚或稍欠具体
血流	内部较多	周边较多、环绕偏多	周边较多
外侵	可见	无	无
实性感	强	弱	弱

表9-2　甲状腺弥漫性病变的超声鉴别诊断

	甲状腺肿	甲状腺炎		原发性甲亢
		亚急性	桥本病	
腺体增大	明显	一般无	明显;晚期萎缩	轻~中度;晚期萎缩
腺体轮廓	欠规则	规则	不规则	规则
包膜增厚	无或稍有	无或少有	明显	无
回声减低	中等~明显	轻度	明显	轻度
结节	多发	少、假性囊肿	少、假性囊肿	多发类小结节
索条结构	少	极少	多	少~较多
后部回声	无改变	无改变	减低	无改变
血流	变异大	急性期增多	较少	增多
质地	轻~中度硬	较软	硬	较软~偏硬

第三节　乳腺疾病

一、解剖生理概要

成年女性乳腺位于前胸壁两侧第二至第六肋间水平皮下浅筋膜深、浅两层之间。有时在外上方、腋窝延伸形成乳腺尾叶。乳腺中央为乳头,其周围色素沉着为乳晕。每个乳腺含有许多腺泡组成的小叶及腺叶组成,其间均含有脂肪组织及纤维结缔组织间隔,前者为脂肪囊,后者前方与浅筋膜浅层及皮肤相连,后方附着于浅筋膜深层,从而形成乳腺悬韧带,又称 Cooper 韧带。小叶内腺泡与乳头之间有输乳管系统相通,后者呈放射状向乳头汇聚,在接近乳头处膨大形成输乳管壶腹部,以 6 到 8 个输乳孔开口于乳头表面。乳腺生理活动受脑垂体前叶、肾上腺皮质和性激素直接或间接的调控,妊娠和哺乳期乳腺腺体增生,腺泡分泌乳汁;平时随月经周期,乳腺腺体生理状态呈现周期性变化。

二、超声检查方法及正常声像图

乳腺检查一般宜采用 10MHz 以上的高频探头,附加谐波功能则更佳。患者取仰卧位,患侧身体适当抬高,同侧上肢适当向外上伸展。检查顺序应根据乳腺分区依次进行,即内上、内下、外下、外上象限、乳头乳晕、及外上方可能的尾叶。扫查应以乳头为中心的放射状切面为主,纵横切面为辅。手法上适当轻微加压,观察血流时则应避免加压过度导致血管腔塌陷。拟诊肿瘤患者必须同时检查双侧腋下和锁骨上淋巴结。正常乳腺在声像图上由浅入深分为皮肤、皮下脂肪层(乳腺前脂肪层)、腺体层、乳腺后结构(间隙)等四个部分。通常以皮下脂肪的回声确定为中等回声为参照。皮肤呈一强回声细带,厚约 2mm,厚薄均匀,在乳晕和下象限稍增厚;乳头呈中等或稍强回声的圆形或椭圆形结构,深侧边界较清楚,后方常见声衰减现象,主要由于此部纤维组织较多所致。皮下脂肪层呈中等回声的叶状结构,其边界不甚清楚,其间有稍强回声的条带,即悬韧带或 Cooper 韧带。腺体层主要由三种组织成分组成,一是腺体组织,包括腺叶、小叶、腺泡和输乳管系统,呈低回声或偏低回声,二是脂肪组织,呈中等回声,三是纤维结缔组织,属悬韧带的一部分,呈强回声。这三种成分混合在一起,在不同年龄段有不同的构成比,青春期腺体层较薄,纤维结缔组织较多,脂肪组织次之,腺体组织较少,一般呈中等回声。进入生育期后,除妊娠、哺乳期外,纤维结缔组织仍占最多,脂肪组织则缓慢增加,而腺体组织减少较快,一般呈强回声,并且其内可见稍低回声的条状结构(一般径线≤2mm),代表输乳管,后者向乳头汇聚,在乳头乳晕下膨大成壶腹部(≤3mm),同时可见与导管相连或相邻的片状或斑片状低回声区,代表腺叶及小叶较多、较集中的区域。妊娠及哺乳期则由于腺体的增生导致此层增厚,变为中等或稍强回声。到绝经期,腺体组织不断退化萎缩,脂肪组织逐渐多于纤维结缔组织,一般呈中等回声,间或有不等量的强回声条索(图 9-9)。乳腺后结构包括强回声细带状的浅筋膜深层,

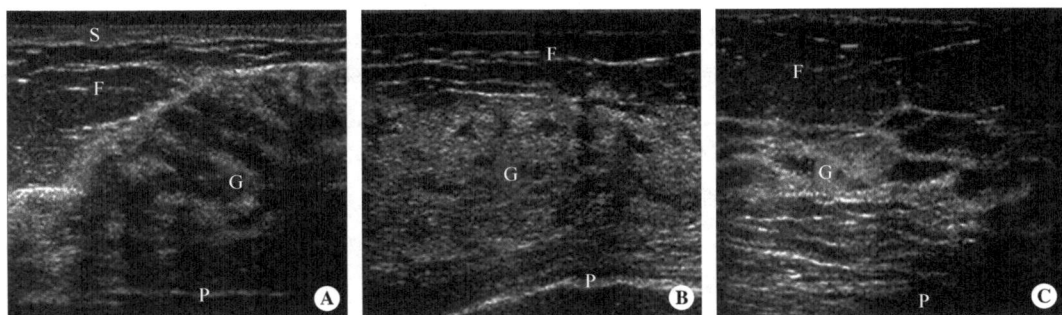

图 9-9　正常女性乳腺

A:青春期乳腺;B:生育期乳腺;C:绝经后乳腺

图中 S:皮肤,F:皮下脂肪层,G:腺体层

中等回声的乳腺后脂肪层、低回声的乳腺后结缔组织间隙、稍强或中等回声的胸肌筋膜及低回声的胸肌，肋骨及肋间肌、表面呈弧形极强回声伴声影的肋骨、更深侧的强回声胸膜等。

三、乳腺纤维腺瘤

【病理与临床】

乳腺纤维腺瘤（fibroadenoma；又称腺纤维瘤）是由纤维组织和腺管成分增生形成的常见良性肿瘤。瘤体为圆形或椭圆形、边界清楚、常有包膜、活动度良好。极少数纤维腺瘤可恶变成乳腺癌、叶状囊肉瘤或癌肉瘤。临床上多见于30岁以下的女性，其中20岁左右者最多见，绝经后少见。最常见的临床表现就是乳腺发现结节，常被患者自己发现，无明显症状，一般不随月经周期而变化。

【超声诊断要点】

1. 位于腺体层，好发外上象限及腺体层浅侧；一般为单发；多为2cm左右大小，少数分叶型可达5cm甚至更大。形态呈圆形或椭圆形，边界清楚，"宽>高"（与皮肤平行之最大径>与皮肤垂直的最大径）的为特征，较大者可见分叶状。

2. 均匀低回声，青春期较大者则可不均匀；后壁或后方回声可增强或无改变，可见侧方声影；少数伴有较粗大之强回声斑块（提示钙化者），常伴有声影，及液化坏死呈无回声区。

3. 多数为无或少血流型，后者表现为少数点状、短棒状或分枝状，青春期或较大者血流相对偏多。

4. 病变生长多缓慢，但妊娠、哺乳期者可有增大，增大迅速时应注意恶变。

四、乳 腺 癌

【病理与临床】

乳腺癌（carcinoma of breast）即乳腺恶性上皮性肿瘤，占所有乳腺恶性肿瘤的95%以上。组织学分类繁杂，大致分为非浸润性癌和浸润性癌两类，前者包括导管内原位癌、小叶原位癌、湿疹样癌；后者包括浸润性导管癌、浸润性小叶癌、特殊类型癌（髓样癌、黏液癌等）。其中最常见的是浸润性导管癌，约占所有乳腺癌的70%左右。乳腺癌在欧美发达国家白色人种的发病率非常之高，我国发病率呈现"双高峰"现象，分别在45~50岁和60~65岁之间。早期临床表现为无痛性单发结节，质地偏硬，边界不清，活动性偏低，也常常是自检发现；晚期局部皮肤凹陷及桔皮样改变，乳头下陷或移位，与胸壁固定，腋窝及锁骨上淋巴结肿大。

【超声诊断要点】

1. 典型表现

（1）肿块位于腺体层，一般为单发，大小多为0.5~3cm。形态不规则，分叶状，成角状。呈"宽<高"（与皮肤平行之最大径<与皮肤垂直的最大径）的特征。

（2）多呈较低的低回声，可不均匀，液化坏死时可见囊变区；中央或偏心部可见散在的点状或细小不成形强回声，后方伴声衰减（提示<0.5mm 的微小钙化），后壁或后方回声减低或不规则之声影（图 9-10）。

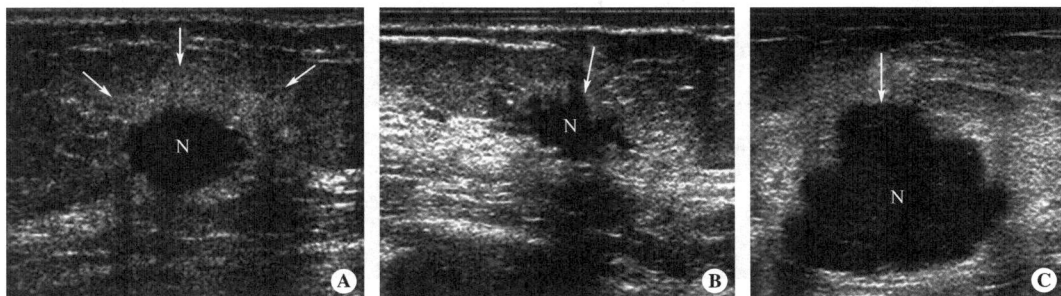

图 9-10　乳腺癌
A:乳腺浸润性导管癌，边界呈毛刺状（↓），N 为肿瘤；
B:乳腺浸润性小叶癌，周边呈蟹足状改变（↓）；
C:乳腺髓样癌，分叶状（↓）

（3）边界不清楚、毛糙状，周围组织增厚呈强回声晕（提示肿瘤周围间质炎症，也可能伴有肿瘤浸润）。可侵犯皮肤，导致后者增厚，也可侵犯胸肌筋膜及肌层。

（4）癌灶内血流增多，以动脉为主，呈点状、棒状，部分呈扭曲状或"蛇行"血流；动脉最高流速>20cm/s，阻力指数≥0.7，搏动指数≥1.3。

2. 不典型表现　肿块边界不清楚者，多为浸润性小叶癌；肿块边界较清楚，透声性良好，多见于髓样癌或黏液癌。

五、急性乳腺炎

【病理与临床】

急性乳腺炎（acute mastitis）属急性化脓性炎症，主要为细菌感染，如金黄色葡萄球菌、链球菌。常见于哺乳期婴儿吸乳损伤、哺乳期乳汁淤滞导致输乳管阻塞，以及机体免疫力减低时。本病多见初产妇，好发产后第 3~4 周。早期患侧乳腺肿胀、疼痛、红肿发热，可扪及边界欠清的肿块；进而出现全身发热、可伴寒战，腋下淋巴结肿大。数日后形成脓肿，较浅者可及波动感。白细胞总数及中性粒细胞计数均明显增高。

【超声诊断要点】

1. 早期呈腺体层增厚，其中出现少量低回声区，边界模糊，局部血流增多，增厚区外周组织回声增加，探头压之疼痛。未经治疗则低回声区趋向于融合，进而出现液化区呈无回声，其内间有强回声，回声不均匀。

2. 形成脓肿时，内部更加不均匀，可呈点状或团状强回声（某些为气体所致），可有分隔，内壁不光滑，外界则变得清楚、壁增厚、回声较强，后壁或后方回声增强（图 9-11A）。

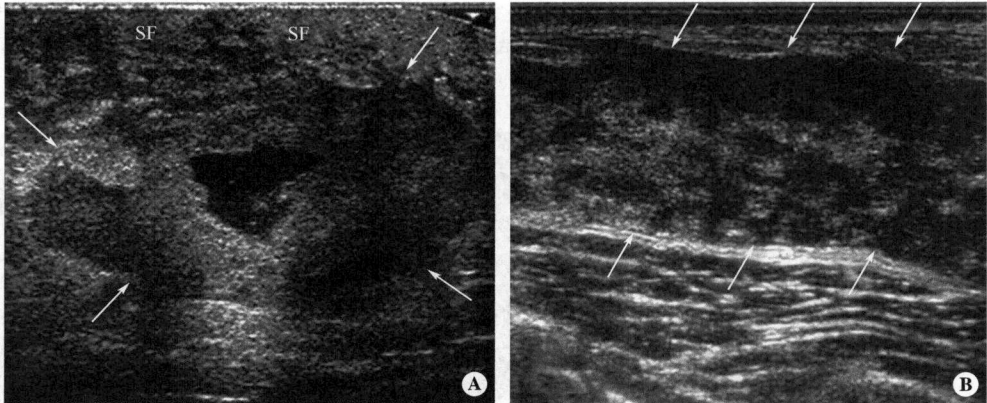

图9-11　乳腺炎与乳腺增生性病变
A:乳腺炎　↓示乳腺包块,中央见液化区,SF:皮下脂肪层;
B:乳腺增生病变　↓示腺体层小片状低回声区

六、乳腺增生性病变

【病理与临床】

　　乳腺增生性病变(breast hyperplasia)在病理上主要包含两种类型。**乳腺纤维囊性变**(**fibrocystic changesof the breast**)表现为导管上皮及腺泡上皮增生,周围中小导管扩张形成囊肿;**硬化性腺病(sclerotic disease**)表现为小叶内末梢导管或腺泡增多、小叶内间质纤维组织玻璃样变形成瘤样增生,一般无囊肿形成。囊肿伴有上皮非典型增生时,属于癌前病变。乳腺增生性病变较为常见,多见生育期女性。常常是一侧或两侧乳腺出现单发或多发结节或增厚区,伴有周期性乳腺疼痛,与焦虑紧张有关,月经前症状可加重。结节或增厚区触之质韧、边界不清楚、移动性好,常有触痛。

【超声诊断要点】

　　1. 腺体层局限性增厚,结构排列紊乱,常常呈较粗的片状、斑片状低回声区,内部不均匀,边界不清楚,后方回声无改变或稍透声,可见增粗的索条状低回声,径线>2mm。(图9-11B)。

　　2. 纤维囊性变时可见囊肿(多见≤2cm)和/或周围型导管扩张,后者呈椭圆形或圆柱状囊性区,后方回声增强。

　　3. 硬化性腺病时可见低回声结节(多见1~3cm),内部不均匀,边界清楚,可不规则,后方回声无改变或稍透声,有时可伴声影。

　　4. 上述各种改变可独立或混合存在,可单发或多发,可累及单侧或双侧。内部无或有少量血流,血流走行无扭曲。

【鉴别诊断】

　　乳腺超声的鉴别诊断主要是鉴别乳腺结节的良恶性,主要包括乳腺癌、乳腺增生性病变结节及乳腺纤维腺瘤(表9-3)。

表9-3 乳腺结节超声良恶性鉴别诊断

	乳　腺　癌	增生性病变	纤维腺瘤
内部回声	低或极低	偏低	偏低
内部强回声	点状,较多较细小	无或少	较少,较粗大
后壁、后方回声	减弱或衰减	无变化或增强	无变化或增强
形态	不规则、分叶、成角状	圆形或椭圆形、稍不规则	圆形或椭圆形、浅分叶
宽-高征象	宽<高	宽>高	宽>高
边界	不清楚、毛糙、触突状	不清楚或清楚	清楚,光滑
强回声晕	较多、较厚	无	无
外侵	有(脂肪层、皮肤、筋膜)	无	无
血流	内部较多、扭曲、蛇行	少~无	少~无
PSV/RI/PI*	≥15/0.7/1.3	<15/0.7/1.3	<15/0.7/1.3
腋下淋巴结肿大	有	一般无	一般无

注:PSV=动脉最高流速,RI=动脉阻力指数,PI=动脉搏动指数。

第四节　阴　囊　疾　病

一、解剖生理概要

1. 阴囊(scrotum)　自外向内依次为皮肤、肉膜、精索外筋膜、提睾肌、精索内筋膜及睾丸固有鞘膜。睾丸固有鞘膜为腹膜的延续,分为壁层和脏层,在胚胎期随睾丸下降而伸入阴囊内,脏层与壁层之间的间隙即为睾丸鞘膜腔,正常时内有少量浆液,起到润滑作用。肉膜在阴囊正中线向深部伸展形成阴囊中隔,把阴囊分成两腔,分别容纳两侧睾丸、附睾及精索。

2. 睾丸(testis)　位于阴囊内,左右各一,呈椭圆形,表面光滑,分前、后两缘,上、下两端及内、外两侧。后缘借系膜与附睾和输精管睾丸部相连,并有血管、神经和淋巴管出入。睾丸实质外有致密结缔组织白膜包绕,白膜在睾丸后上方及睾丸门处增厚,伸入睾丸内形成睾丸纵隔即睾丸小隔,将睾丸分为100~200个睾丸小叶,内含精曲小管,后者合并成直精小管,进而在睾丸纵隔内交织成睾丸网,由此分出12~15条睾丸输出小管,穿过睾丸后上缘进入附睾。

3. 附睾(epididymis)　呈新月形,分头、体、尾三部,分别附着睾丸的上端、后外侧、后下端。附睾头较膨大,为睾丸输出小管弯曲盘绕形成,末端汇合成一条附睾管,迂曲盘回形成附睾体和尾,并向上弯曲移行为输精管,再向上成为精索的一部。

4. 睾丸附件(testicular appendage)　附睾附件(epididymal. appendage)位于附睾头附近,一般呈卵圆形,为午菲管和苗勒管的残留,多数带蒂,在儿童期易发生扭转,引发阴囊急症。

睾丸和附睾的动脉有精索内动脉、输精管动脉和精索外动脉(又称提睾肌动脉)供应,三组动脉间互相有吻合支。睾丸和附睾的静脉在精索内汇合成蔓状静脉丛,向上到腹股沟管腹环处合并为两支,达后腹膜区成为一条主干,即睾丸静脉。左侧睾丸静脉行程长、回流压力较高,易发生静脉曲张。

二、超声检查方法及正常声像图

阴囊结构位置表浅,阴囊皮肤薄且无皮下脂肪,故应使用较高频率(8~12MHz)探头扫查,如病变较大可采用较低频率的探头。体位采用一般取仰卧位,嘱患者自提阴茎,使阴囊上移以便暴露。检查时,探头可贴压睾丸,一般先予"健侧"睾丸检查,然后再予"患"侧检查,并作两侧对比。有隐睾及精索静脉曲张者,应采用立位探查。正常阴囊壁厚约3~4mm,呈强回声带状,壁内分层结构一般无法辨别。正常人睾丸鞘膜腔内可有少量液体,呈均匀的无回声。正常睾丸内部呈密集的细点状中等回声,分布均匀。外形呈卵圆形,长径3.5~5.0cm,横径2.5~3.5cm,前后径1.5~2.5cm。白膜为一条细狭的环状强回声,有时呈双层结构。在睾丸门处可见增厚的白膜-睾丸纵隔,长约0.2~0.3cm,宽约0.5cm,厚约0.3cm,纵切面呈条状强回声,横切面呈边界不整齐的点状强回声,随年龄增长而变得清楚。睾丸纵隔向睾丸内作扇形展开,可在睾丸内形成条状低回声,代表睾丸小叶间隔或睾丸小隔。睾丸动脉在睾丸上部呈迂曲走行,故在纵切面呈多彩血流信号。睾丸内静脉一般不能显示(图9-12,彩图9-4)。

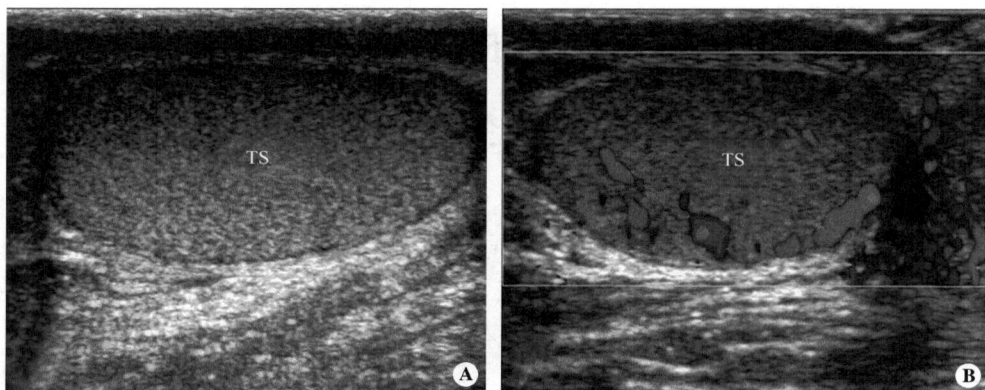

图9-12 正常睾丸声像图
A:正常睾丸二维图;B:正常睾丸血流图 TS:睾丸

附睾头毗邻睾丸后上方,与睾丸以一液性暗带相隔,径线约为1cm,呈半圆形或新月形,内部回声与睾丸相仿。正常附睾尾位于睾丸下极的下方,大小约0.5cm,呈新月形,包围睾丸下极,内部呈中等回声。附睾体位于睾丸后外侧,厚约0.2~0.5mm,呈薄条状,回声略高于睾丸。正常情况下,附睾头、体部无明显血流信号,尾部可见点状血流信号。睾丸附件和附睾附件通常不易显示。

三、鞘 膜 积 液

【病理与临床】

鞘膜腔内液量异常增多即为**鞘膜积液(hydrocele of tunica vaginalis)**。病因有先天性和后天性之分,先天性的原因不甚明了,后天性常继发于创伤、感染、血管梗塞、睾丸及附件扭转、肿瘤等。鞘膜积液可分四型：睾丸鞘膜积液、精索鞘膜积液，又称精索囊肿）、睾丸-精索鞘膜积液、交通性鞘膜积液，以第一种最常见。临床上主要表现为一侧阴囊逐渐增大，无疼痛感，如果积液较多或站立较久时可有下坠感。阴囊表面光滑发亮，触之波动感；除交通性鞘膜积液外，不因体位改变而缩小，一般扪及不到睾丸。

【超声诊断要点】

1. 睾丸鞘膜积液　阴囊增大，睾丸鞘膜囊液增多，呈无回声（图9-13A），有陈旧出血或感染时，则可见浮动的点状或条状强回声，膜囊壁无增厚、表面光滑，但伴有炎症，壁可增厚。睾丸附着于鞘膜囊一侧。

2. 精索鞘膜积液　精索水平见椭圆形囊性病灶，与腹腔及睾丸鞘膜囊不相通，阴囊一般不增大。

3. 睾丸-精索鞘膜积液　鞘膜腔积液延伸至精索，上端较窄为梨形，但与腹腔不相通。

4. 交通性鞘膜积液　鞘膜腔与腹腔相通，但交通的管腔较狭窄，超声难以显示。仰卧位或挤压阴囊，鞘膜积液量将减少。

【鉴别诊断】

1. 较大附睾囊肿　附睾囊肿囊壁较薄，周围见附睾组织。

2. 腹股沟疝　腹股沟疝时疝囊内容可为小肠、网膜和液体，肠管内含气，网膜为强回声脂肪组织，疝囊内容推压睾丸，常常只能从阴囊背侧探查到睾丸。

四、附　睾　炎

【病理与临床】

附睾炎（epididymitis） 是阴囊内最常见的感染性疾病，常继发于后尿道感染，此外阴囊损伤和尿道器械的使用等也可导致。其感染形式为上行性，从后尿道沿输精管逆行至附睾，首先累及附睾尾部，炎症加重时才波及体头；此型左侧多于右侧，与精索静脉的解剖有关。血型播散性附睾炎则相反，其首先累及附睾头，此型较少见。约有25%的急性附睾炎将会累及睾丸，从而形成"附睾-睾丸炎"。

临床上多见于青壮年男性。急性者阴囊肿大，局限性疼痛和压痛，可放射至腹股沟及腰部，重者附睾增大，累及睾丸可触及包块。慢性附睾炎附睾增厚增大，但无明显压痛。

（一）急性附睾炎

【超声诊断要点】

1. 局限附睾尾部　①附睾尾肿大，呈结节状。②内部回声减低、不均匀或混杂。③边界模糊。④局部阴囊壁增厚（>0.5cm）。⑤血流增多，血流速度加快。⑥形成脓肿者，出现无回声或近似无回声区，可见环绕血流。⑦可合并鞘膜积液。⑧睾丸及附睾头回声正常（图9-13B）。

2. 累及睾丸　①睾丸增大。②睾丸弥漫性或局灶性回声减低。③受累区域血流信号增加，此征也可为仅有的征象。

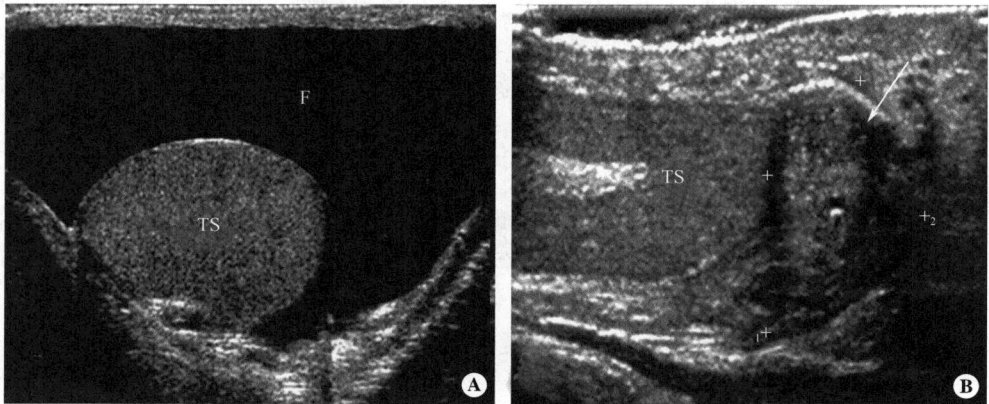

图 9-13　睾丸鞘膜积液、附睾炎
A：睾丸鞘膜积液；B：↓示附睾炎
图中 TS：睾丸；F：积液

（二）慢性附睾炎

【超声诊断要点】

1. 附睾增大。

2. 附睾回声偏低、不均匀，其内可出现不规则强回声，后伴声影（钙化灶）。阴囊壁肥厚。血流减少。

【鉴别诊断】

1. 睾丸附件扭转或睾丸扭转复位　可继发附睾内血流增多，此时并非附睾炎。

2. 附睾结核　附睾结核与慢性附睾炎相似，主要依据临床和实验室资料判断，慢性附睾炎可有急性附睾炎病史，常伴有前列腺及精囊炎，抗炎治疗有效。

五、睾　丸　炎

【病理与临床】

睾丸炎（orchitis）多由流行性腮腺炎病毒引起，少数可由附睾发炎引起，即附睾-睾丸炎，也有细菌从血行、淋巴传播而来。流行性腮腺炎病毒，具有累及睾丸的倾向（约 20%），所以往往在流行性腮腺炎发病后，出现病毒性睾丸炎。本病特点是继发性，发病急，以单侧睾丸受累较多。临床表现为全身不适、寒战、高热，可伴有恶心、呕吐。患侧睾丸胀痛，并向同侧腹股沟放射。慢性睾丸炎时睾丸肿大，触痛，变硬，重者可萎缩。

（一）急性睾丸炎

【超声诊断要点】

1. 睾丸增大，睾丸实质内出现低或无回声区，或弥漫性、不均匀性回声减低。内部血流明显增加。

2. 见鞘膜积液,阴囊壁增厚。

(二) 慢性睾丸炎

【超声诊断要点】

1. 睾丸增大或缩小。回声减低,不均匀。
2. 血流偏多或减少。

【鉴别诊断】

与睾丸肿瘤的鉴别。

1. 炎症边界模糊,而肿瘤的边界相对较清楚。
2. 炎症无低回声晕征,而较常见的精原细胞瘤可见此征。
3. 炎症一般为不均匀低回声,而肿瘤回声较为混杂。

六、睾丸扭转

【病理与临床】

睾丸扭转(testicular torsion,又称精索扭转)是指因精索自身扭转而导致睾丸血液循环障碍,引起睾丸缺血或坏死的病症。是常见的小儿阴囊急症,主要原因为鞘状突发育异常,少数患者有外伤等诱发因素。可分为鞘膜内型(即睾丸扭转)和鞘膜外型(即精索扭转)两大类,临床上以鞘膜内型多见。表现为突发一侧阴囊持续性疼痛,并放射到腹股沟及下腹部,伴有恶性呕吐和患侧阴囊肿大。

【超声诊断要点】

1. 急性期(6 小时内)　可无异常发现。也可表现为①睾丸附睾肿大,内部回声弥漫性减低。②精索和睾丸相对位置异常。③阴囊壁因水肿而增厚>0.5cm,回声增强。④睾丸、附睾周围组织出血,回声混杂。⑤反应性鞘膜积液。⑥睾丸内血流减少或消失。

2. 亚急性期(1~10 天)　睾丸、附睾肿大,内部回声不均匀,或伴有坏死、液化的无回声区,睾丸和附睾内无血流信号,但其周围血流信号增多。

3. 慢性期(10 天后)　睾丸逐渐缩小,附睾相对较大,睾丸内部呈不均匀低回声,也可见强回声(钙化灶),睾丸和附睾内仍无血流信号,其周围血流信号增多。

4. 急性睾丸扭转被松解后　睾丸可增大,其内部回声仍不均匀,睾丸内血流信号增多。

【鉴别诊断】

1. 睾丸炎　睾丸炎多有病毒感染史,睾丸内血管扩张增粗,血流增多,速度加快;但睾丸炎引起睾丸梗塞也可使睾丸内血流消失。

2. 睾丸附件扭转　睾丸附件扭转时睾丸大小、回声和血流分布均正常,睾丸上极与附睾头之间见小圆形偏低回声结节,内无血流信号,周围血流信号可增多。

七、精索静脉曲张

【病理与临床】

精索静脉曲张(varicocele)是指精索蔓状静脉迂曲扩张、血流淤积,多见于青壮年,主要

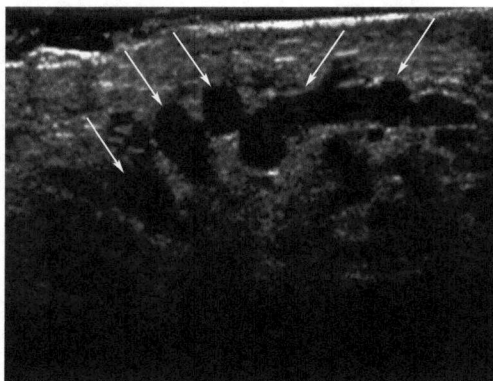

图 9-14　精索静脉曲张

由于精索静脉的行程长,压差大,静脉瓣功能不全引起,特别好发于左侧。临床表现为阴囊肿大和坠痛,可向腹股沟及会阴部放射。精索部位可见或摸到蚯蚓状曲张的静脉,平卧后可缩小或消失。

【超声诊断要点】

1. 附睾上方多发迂曲扩张的管状蜂窝状结构,内径>0.18cm(图 9-14)。

2. Valsalva 试验管腔明显增宽,逆向血流,Valsalva 试验时加重,反流持续时间通常>1 秒。

3. 侧支循环形成,偏后侧的精索外静脉扩张,是蔓状静脉丛与其交通支形成所致,阴囊中隔增厚,内见多条弯曲静脉,当挤压腹部时,扩张更为明显。

4. 睾丸缩小。

【鉴别诊断】

附睾多发囊肿:附睾囊肿多位于附睾头部,圆形而非管状,Valsalva 试验无明显改变且囊肿内无血流信号。

八、隐　睾　症

【病理与临床】

正常睾丸胚胎期起源于后腹膜生殖嵴,出生前后或 1 岁内降至阴囊内,如此时睾丸未达阴囊称为**隐睾症(cryptorchidism)**,以单侧发生居多。隐睾 70%停留在腹股沟区,25%位于腹膜后区,也有 5%在阴囊上部或其他部位。临床表现为患侧阴囊空虚,而在腹股沟等部位扪及形小质软的包块(睾丸)。隐睾长期停滞于阴囊外,特别是腹部,易发生恶变。

【超声诊断要点】

1. 定位诊断

(1) 腹股沟区隐睾:隐睾位于腹股沟管及内外环附近,探头触之有滑动感,适当充盈膀胱、立位探测较佳。

(2) 髂窝隐睾:肿物位于髂窝,隆起,不随肠蠕动而移动,适当充盈膀胱后容易显示。

(3) 腹膜后隐睾:隐睾多位于肾脏下极、偏内侧,不随肠蠕动而移动,活动度小。

2. 声像图特点

(1) 隐睾均较正常睾丸小,轮廓清晰,边界清楚。常呈椭圆形,内部回声与正常睾丸相仿或较低内部血流信号明显减少。也可见睾丸纵隔的较强回声带,也可见钙化。

(2) 腹部隐睾停滞至成年时,有发生恶变的可能,此时隐睾明显增大,外形不规则,内部回声不均匀,内部血流明显增多。

【鉴别诊断】

腹股沟肿大淋巴结:淋巴结多数有低回声的皮质和强回声的髓质-门结构。淋巴结的血流自淋巴门向结内放射状分布,而睾丸有从周围白膜动脉发出的多个分支深入实质。

九、睾丸肿瘤

【病理与临床】

睾丸肿瘤(testicular tumor)占男性恶性肿瘤的 1%~2%,分为原发性和继发性两大类,原发性占绝大多数,继发性睾丸肿瘤罕见。原发性肿瘤又分为生殖细胞性和非生殖细胞性两类。其中生殖细胞性肿瘤占 90%~95%,大多数为恶性,并以精原细胞瘤最为常见(35%~71%),其他有混合细胞性肿瘤,胚胎细胞癌、畸胎瘤、绒毛膜上皮癌和卵黄囊肿瘤等。除精原细胞瘤对放化疗敏感外,其他类型的疗效欠佳。非生殖细胞性睾丸肿瘤甚少见,有纤维瘤、纤维肉瘤、平滑肌瘤、淋巴瘤、白血病等。睾丸肿瘤绝大多数为单侧性,临床症状多不明显,患者常因自觉睾丸肿大或触及肿块而就诊。少数患者有轻微疼痛或坠胀感。

【超声诊断要点】

1. 睾丸肿大。

2. 较小的精原细胞瘤内部呈较均匀的低回声,周边可伴低回声晕,形态仍呈椭圆,轮廓规则,边界较清。

3. 较大的精原细胞瘤和其他类型恶性肿瘤均为混合性回声,呈低、中等、强及无回声的混和交错,钙化为强回声,可伴声影,肿瘤规则或不规则,边界可欠清。

4. 肿块内血流信号增多,尤其是丰富的动脉血流,流速增快。

5. 继发性肿瘤往往同时累及两侧睾丸,睾丸增大。淋巴瘤睾丸呈弥漫性、不均匀低回声,因浸润性生长,故边界不清;附睾和精囊也常受累而肿大。睾丸白血病内部呈较均匀的中等回声,附睾和精囊一般不增大。肿块内血流丰富。

第五节　浅表淋巴结疾病

一、超声检查方法及正常声像图

推荐使用(10~15MHz)探头进行扫查。浅表淋巴结指分布于头颈部、腋窝、腹股沟、腘窝、滑车等区域的淋巴结。与邻近肌肉的回声相比,淋巴结皮质呈均匀低回声,在长短轴切面上其厚度均匀或厚薄逐渐移行,髓质呈强回声,皮质围绕髓质,髓质偏于一侧,皮质在此侧不连续,并时有内陷,此乃淋巴结门,髓质和淋巴结门均呈强回声,故统称髓质-门强回声,此结构在腋窝、腹股沟及老年人的淋巴结中尤为明显(图 9-15A)。正常淋巴结呈长条状、梭形或椭圆形,短径一般在 2~5mm,颌下、腹股沟及儿童的淋巴结偏大。彩色或能量多普勒成像可显示淋巴结门的动静脉,后者在结内进一步呈放射状分布,颏下和颌下区域的淋巴结血流最为丰富。也有人认为上述被显示的淋巴结多数是反应性增生的**淋巴结**(lymphnode),而正常淋巴结体积更小而难以显示。

二、转移性淋巴结

转移性淋巴结(metastatic lymphnode)首先出现在与原发灶相关的、最接近的区域淋巴结。

【超声诊断要点】

1. 淋巴结多发增大(短径在头颈部>0.8~1cm、其中颌下>1.5cm,腋窝>0.6~0.8cm,腹股沟>1~1.5cm)。形态趋向于圆形,纵横径比或长短径比<2;较大者可不规则。边界欠清晰,较大者可有相互融合现象(图9-15B)。

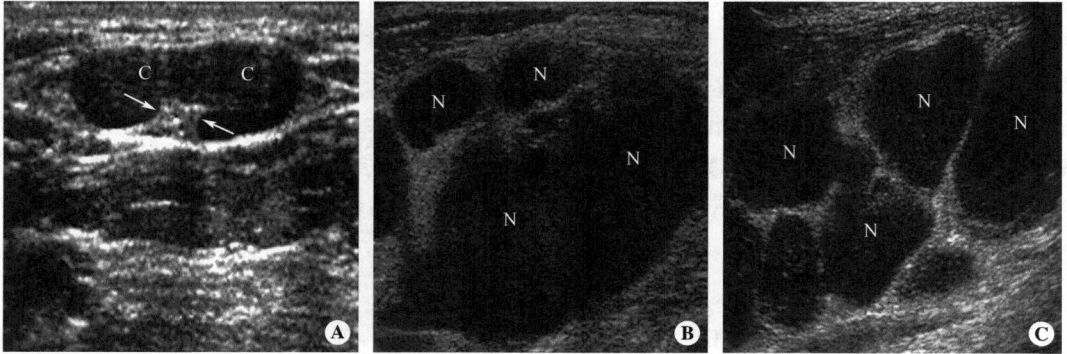

图9-15　正常淋巴结、转移性淋巴结、恶性淋巴瘤
A:正常淋巴结　↓门髓强回声结构　C:皮质
B:转移性淋巴结　N:淋巴结
C:恶性淋巴瘤

2. 肿瘤首先累及皮质导致厚薄明显不均,回声也不均匀;"髓质-门强回声"结构受压、变形、移位乃至消失;较大者常伴液化坏死形成囊变,囊壁较厚。

3. 血流信号主要分布在淋巴结的周围,即"周围型"血流,其次是"混合型"血流(分布于淋巴结周围和淋巴结门),"中央型"血流(分布于淋巴结门)少见。

三、恶性淋巴瘤

恶性淋巴瘤(malignant lymphoma)发病无上述原发灶及相关区域淋巴结之关系。

【超声诊断要点】

1. 常常同时或先后累及身体多个区域的淋巴结,并可同时或先后累及结外器官。

2. 与转移性淋巴结比较,淋巴瘤的囊性变、多结节融合的改变偏少,血流信号较多见,"中央型"血流偏多,并向皮质分支,形成一种"中央-分支型"的血流分布形态(图9-15C)。但单从声像图上两者区别时常有困难。

四、淋巴结非特异性炎症

淋巴结非特异性炎症(inflammation of lymphnode)病变多发生在感染相关的区域淋巴结范围内。

【超声诊断要点】

1. 淋巴结肿大,呈椭圆形或梭形,淋巴结纵横径比或长短径比>2。常见多发。

2. 淋巴结皮质厚薄均匀,回声也较均匀,"髓质-门强回声"结构形态基本正常。血流信号主要为"中央型"。

3. 边界较清楚,严重者部分淋巴结也可融合,内部常可见液化区,可见液性成分的流动,甚至形成脓肿。

五、淋巴结结核

淋巴结结核(**tuberculosis of lymphnode**)常见于颈部淋巴结。

【超声诊断要点】

1. 可多发。

2. 与淋巴结非特异性炎症比较,结节数目偏多,易发生多结节融合并液化,"髓质-门强回声"结构消失较多,内部可伴点状、斑点状强回声(钙化灶),周围型或混合型血流较多。

(朱　强)

第十章　肌肉、关节、骨骼疾病超声诊断

骨骼、关节与软组织疾患常用的影像学检查方法是 X 线平片、CT、MRI、DSA 及核素扫描,它们各具优势。自 20 世纪 80 年代初期开始,国内外逐步将超声成像应用于骨与软组织疾患的诊断中,致密坚硬的组织声阻抗最高,软组织次之,液体最低,越坚硬致密的组织超声波声束越不易穿入,反射回来的信号也越强,故骨组织、钙化等均显示为强回声,软组织多显示为低回声,液体显示为无回声。超声显像对软组织的分辨力很高,并可穿透软骨、关节间隙及被溶解和破坏的骨组织,还可动态观察肌肉、韧带、关节的活动变化,为临床提供重要影像诊断信息。

第一节　肌　　肉

一、超声检查方法及正常声像图

一般采用 7.5~14MHz 的高频探头,肌肉较大或较深时可采用低频探头。首先进行纵切面扫查,然后横切面扫查。检查时需适当、均匀地加压,观察收缩和松弛状态。要与对侧相应部位进行对比扫查。

一块肌肉外形在纵切面上呈梭形或带状,有的为羽状或翼状,横切面上为圆形、扁圆形或不规则形,内可见斑点状、短条状强回声结构(图 10-1A、B)。多普勒成像显示肌肉散在点状、棒状或条状血流信号。纵切面上肌腱呈束带状,内呈纤维状强回声的结构;横切面上表现为圆形或椭圆形,内为强回声。韧带形态和组成同肌腱相似,但因其内胶原纤维呈交织排列,因而呈强回声,但内部无平行排列的纤维状结构。肌腱附着骨骼之处为纤维软骨,表现为低回声。多普勒血流显像肌腱和韧带无血流信号。

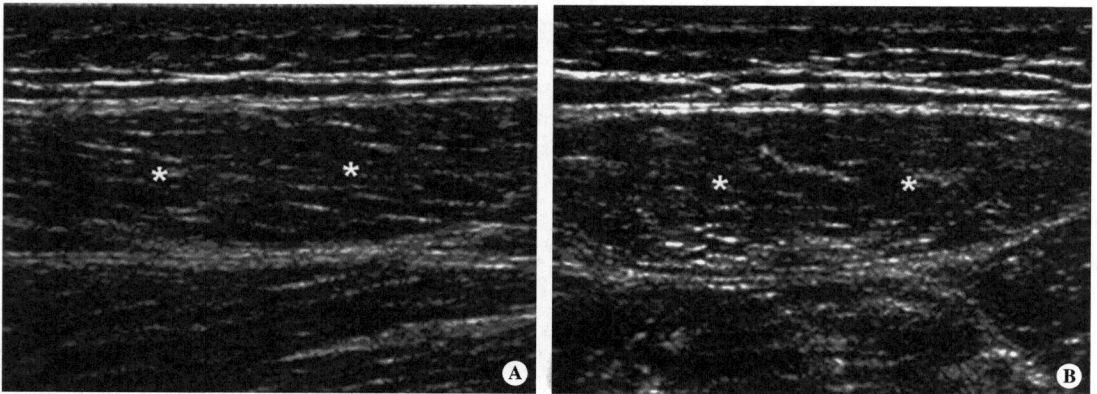

图 10-1　正常肌肉声像图
A:肌肉纵切面图(＊);B:肌肉横切面图(＊)

二、肌 肉 损 伤

【病理与临床】

肌肉损伤(muscular trauma)可分为直接损伤和间接损伤。前者由于肌肉受力被挤压到骨骼而致,常引起肌肉挫伤。后者由于肌肉突然强力收缩而导致拉伤,多见跨关节的肌肉,常造成肌肉撕裂和肌腱撕脱。可出现局部水肿、出血、肌肉溶解及血肿等病理改变。临床表现为突发疼痛,局部功能受限或丧失,局部肿胀,表皮可淤血等。

【超声诊断要点】

1. 直接损伤 局部肌肉肿大。局限性强回声或混合性回声改变,呈片状,边界欠清,与水肿、出血早期(伤后数小时内)有关。肌肉内低回声,数天后变为无回声区,边界清楚,与陈旧性血肿有关。

2. 间接损伤

(1)轻度:肌肉连续性尚存,内见不均匀低回声区,边界清楚或欠清,与出血灶有关(图10-2A)。中度:肌肉部分连续性丧失,断裂处血肿呈不均匀低回声区,压之内部可见飘动的稍强回声碎屑物(即肌肉碎片),周围形成厚壁,呈强回声。

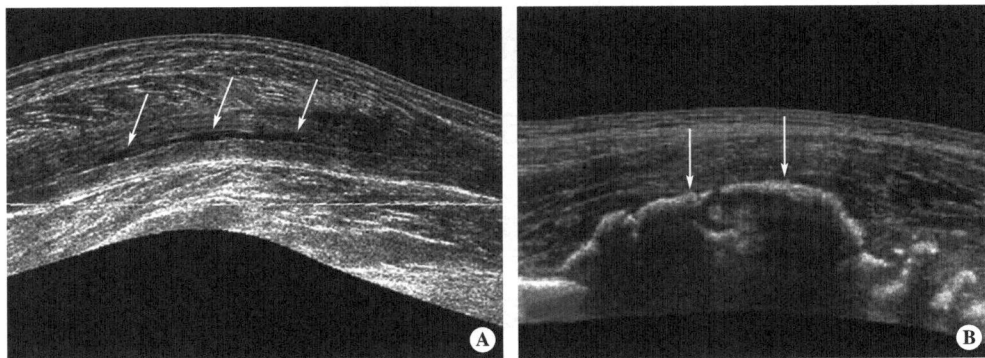

图 10-2 肌肉损伤、骨化性肌炎
A:肌肉损伤,↓示肌层内低回声出血灶;
B:骨化性肌炎,↓示斑块状强回声,后方声影

(2)重度:肌肉完全断裂、两端回缩,断裂处血肿呈不均匀低回声或无回声区,后者常常较大(约3~5cm)。

三、骨化性肌炎

【病理与临床】

骨化性肌炎(myositis ossificans)是指肌腱、腱膜、韧带及骨骼肌的胶原性支持组织发生异常骨化。根据病因可分为外伤性骨化性肌炎和进行性骨化性肌炎,前者较为常见,后者为先天性遗传性疾病。外伤性骨化性肌炎也称局限性骨化性肌炎,常常发生在运动外伤后,肌肉挫伤后产生肌间血肿,形成钙化和骨化。单发病灶常见,局限性慢性疼痛是其主要症状,局部可触及肿块结节,有压痛。

【超声诊断要点】

1. 常位于长骨骨干附近,沿骨干方向排列,病灶不累及或侵犯骨皮质。

2. 肌肉挫伤后发生血肿。数周后病灶内部回声不均匀。病变内外出现散在钙化灶,表现为斑点状、斑块状强回声,伴后方声影。骨化发生后,强回声灶主要位于病灶周边或周围,伴有明显声影(图 10-2B)。

第二节 关 节 疾 病

一、超声检查方法及正常声像图

常采用 7.5~14MHz 的高频探头,较深部位时则可采用较低频的探头。按照前后方、内外侧四个方向循序扫查。须强调患者体位和关节的功能位置。加压要适度,避免少量积液流至它处,造成假阴性。

以膝关节为例,髌上囊位于股四头肌腱远端、髌上脂肪垫和股骨、股骨周围脂肪垫之间,表现为一层低回声,厚度<0.2cm,边缘不甚光滑,脂肪垫表现为强回声。关节软骨可于最大屈曲位、髌骨上方横切面显示,表现为均匀的薄层状低回声,紧贴股骨下端骨皮质,后者为带状强回声。后交叉韧带位于腘窝,沿胫骨长轴纵切并适当旋转探头,于胫骨上端与股骨髁间窝之间表现为鸟嘴样或带状强回声。

二、小儿先天性髋脱位

【病理与临床】

先天性髋脱位(luxatio coxae congenita)指生后或生后不久股骨头脱出髋臼,并有一些骨性和软组织发育不良。通过超声探头在新生儿髋关节周围多切面扫查,可以观察髋臼、股骨头的形态及股骨头的位置,获得髋关节标准冠状面声像图(图 10-3)。在此切面上可画三条直线,第一条线为基线,是自关节囊在髂骨上的起点至骨性髋臼凸引一直线,为软骨性髋臼盖和骨性髋臼凸的分界线。第二条线为扩张线或软骨髋臼盖线或倾斜线,是骨性髋臼凸至纤维软骨盂缘的连线。第三条线为髋臼盖线,是髋臼窝内髂骨内下缘至骨性髋臼凸的连线。基线和髋臼盖线之间的夹角称 α 角、用来衡量骨性髋臼覆盖股骨头的程度,α 角小表明骨性髋臼浅;扩张线和基线之间的夹角称 β 角,代表软骨性髋臼盖覆盖股骨头的程度,β 角大表明股骨头侧向移位。髋关节冠状面还可测量股骨头-骨性髋臼覆盖率和髋臼指数(自髋臼窝内侧"Y"状软骨引一水平线与皮肤垂直,相当于 X 线片上通过两侧"Y"状软骨的 Hilgenreiner 线,再沿骨性髋臼盖

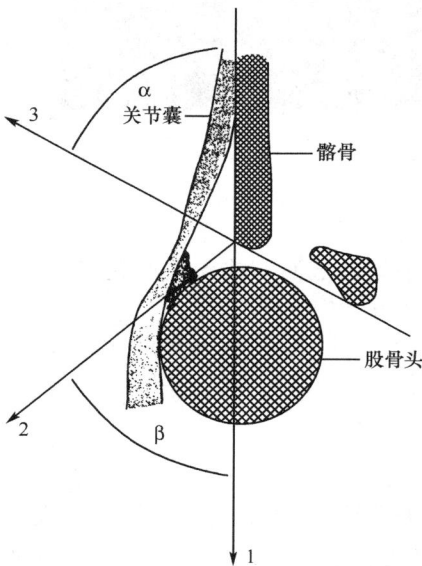

图 10-3　正常婴幼儿右髋关节冠状面 α 及 β 角测量示意图

1. 基线;2. 扩张线;3. 髋臼盖线

引一斜线,两线相交的夹角即为髋臼指数),用以判断是否存在髋脱位,并了解髋关节发育状况。

【超声诊断要点】

据 Graf 诊断标准,当发现以下征象:测量 α 角<43°,β 角>77°,或股骨头骨性髋臼覆盖率小于 33%,髋臼指数大于 35°,或股骨头与髋臼及耻骨间距离增大,股骨头向后外侧移位,失去"Y"状软骨平分股骨头的特征时,可诊断髋关节脱位。

三、骨关节感染

超声显像在诊断骨及关节感染性疾患,如**骨与关节结核(tuberculosis of bone and joint)**、骨髓炎及髋、膝等关节滑膜炎中有较高的诊断价值:

(一) 骨与关节结核

【病理与临床】

骨与关节结核多见于儿童,发病缓慢。

【超声诊断要点】

超声检查可显示骨质破坏的情况,早期表现为骨皮质粗糙不光滑,随病程进展显示骨膜抬高,骨膜与骨皮质之间有脓液形成的暗区,骨皮质破损中断,局部可见死骨形成的强回声斑块;病灶扩大时可在骨周形成较大的包裹性脓肿。关节滑膜结核超声检查可见滑膜增厚,回声增强,表面不光滑,关节腔积脓,关节周软组织形成局限性脓肿,甚至形成皮肤窦道。

(二) 骨髓炎

【病理与临床】

骨髓炎(osteomyelitis)按病情发展分为急性和慢性两种。急性骨髓炎时,骨质破坏,髓内脓肿形成,并可穿过干骺端皮质,形成骨膜下脓肿,继而穿破骨膜进入软组织。形成蜂窝织炎或软组织脓肿,甚至穿破皮肤,流出体外,形成窦道,或转入慢性骨髓炎阶段。

【超声诊断要点】

急性骨髓炎,早期最易看到的超声征象是出现骨膜下积脓的带状无回声区,骨膜增厚并被掀起抬高,此征象最早可在症状出现后 24 小时内显现。骨质破坏时声像图显示骨皮质回声中断,骨质中出现不规则、边缘不清的低回声区,并夹杂有强回声斑块,病变区域可见丰富的血流信号。慢性骨髓炎,骨皮质呈不规则增厚的强回声,表面凹凸不平,骨瘘孔处骨皮质局限性回声中断或缺损,髓腔结构不清,死骨形成时则呈现孤立性点状、带状或块状强回声,其周围为低回声区包绕,死骨后方常出现声影。

第三节　骨与软组织疾病

一、孤立性骨囊肿

【病理与临床】

孤立性骨囊肿(olitary bone cyst)是常见的骨瘤样病变之一,为原因不明的骨内良性膨胀性病变,好发于肱骨及股骨近端,多呈单房囊腔,囊内有淡黄色清亮液体。本病好发于儿童和青年,男性较多见。骨囊肿一般无明显症状,少数病例有轻微疼痛及压痛,多因发生病理骨折而就诊。

【超声诊断要点】

超声检查可见病变部位骨皮质变薄、膨胀隆起,表面光滑,骨内呈无回声囊性暗区,彩超检查病变内无血流信号显示。

二、成骨肉瘤

【病理与临床】

成骨肉瘤(osteogenic sarcoma)临床最常见的原发恶性骨肿瘤,由肉瘤性成骨细胞产生的肿瘤性骨及骨样组织为主要结构。成骨肉瘤好发于长骨干骺端,多见于股骨下段、胫骨及腓骨上段,多见于儿童和青少年;临床表现为肢体固定部位疼痛,局部肿胀并出现肿块。

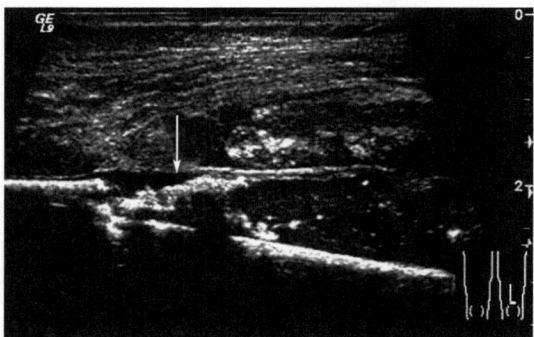

图10-4　成骨肉瘤声像图
↓示成骨肉瘤骨膜抬高形成的 CODMAN 三角

【超声诊断要点】

超声早期可显示骨皮质微小破损,粗糙不光滑,继而可见骨膜线状增厚、抬高与骨皮质分离,形成三角形结构,同时可见大量垂直于骨皮质方向,放射状排列的针状瘤骨,与放射学描述的 Codman 三角和"日射征"完全符合(图10-4)。侵犯软组织时局部可出现包绕骨皮质的软组织肿块,肿块回声可呈低回声、强回声及混合回声。彩超可显示肿瘤内血供丰富,新生血管走形紊乱,并可探及瘤体内沿针状瘤骨分布的丰富血流信号。

三、骨转移癌

【病理与临床】

骨转移癌(metastatic carcinoma of bone)指原发于某器官的恶性肿瘤通过血液循环或淋巴系统等转移到骨骼所产生的继发肿瘤,任何器官的癌瘤都可发生骨转移,骨转移瘤可发生在任何骨,但最常见的部位是脊椎,其中腰椎最多,其次为胸椎、颈椎和骶骨,骨转移癌还多见于肋骨、股骨、胫骨及骨盆等部位。

【超声诊断要点】

超声检查可显示骨质呈虫蚀状破坏,破坏的骨质周围可见软组织肿物,多血流丰富,也可寻找骨转移癌的原发灶(图10-5,彩图10-1)。

四、腱鞘囊肿

【病理与临床】

腱鞘囊肿(ganglion cyst)实际上不是一种肿瘤,目前多数认为是关节、韧带、腱鞘中的结缔组织因局部营养不良形成的退行性囊肿。腱鞘囊肿与关节囊或腱鞘关系密切,但并不

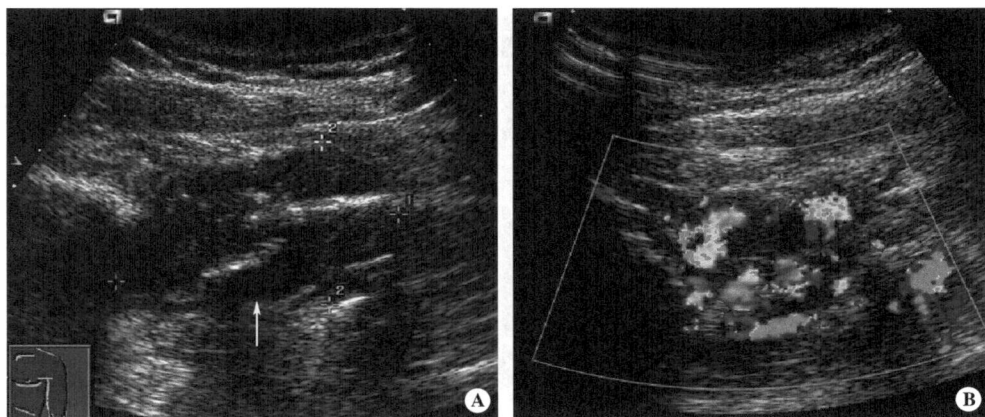

图 10-5　骨转移癌
A:↑示左肱骨上端骨转移癌致骨破坏及低回声软组织肿块;
B:彩超可显示病灶内丰富的血流信号

连通关节腔或腱鞘滑膜腔。

【超声诊断要点】

超声检查可见关节旁或腱鞘周囊性肿物,壁薄光滑,呈圆形或椭圆形;病程长者囊壁厚,内可见线状分隔,囊液黏稠时内可见细小光点回声。

五、腘 窝 囊 肿

【病理与临床】

腘窝囊肿(cyst of popliteal fossa)也称 Baker 囊肿或膝关节囊后疝,是腘窝深部滑囊肿大或膝关节滑膜向后膨出的统称。腘窝囊肿常因慢性损伤等引起,通常位于腓肠肌内侧及半腱肌与半膜肌之间。当囊肿较大时可出现肿块,屈膝不便,下蹲时尤为明显。

【超声诊断要点】

超声显示腘窝软组织内可见椭圆形、分叶状囊性肿物,壁薄光滑,囊肿深处呈细椎形通向关节缝隙,病程长者囊壁增厚,内壁不光滑,有时囊内可见细线状分隔及絮状低回声团块。

六、神经鞘膜肿瘤

【病理与临床】

神经鞘膜肿瘤(nerve sheath tumor)包括神经鞘瘤及神经纤维瘤。神经鞘瘤是以雪旺细胞为主体,沿神经干生长,主要见于肢体,有时可有压痛或沿肢体放射样麻木感,病程进展缓慢。神经纤维瘤以神经纤维细胞为主,可发生于全身各部位神经干,多以肢体软组织肿块就诊。

【超声诊断要点】

神经鞘瘤超声影像显示为圆形、椭圆形或梭形实性低回声肿物,边界清晰,有包膜,内部回声均匀,囊性变多见,偏心性生长多见,肿瘤内部及周边可见少许彩色血流信号(图 10-6)。神经纤维瘤囊变少见,多无血流信号显示。

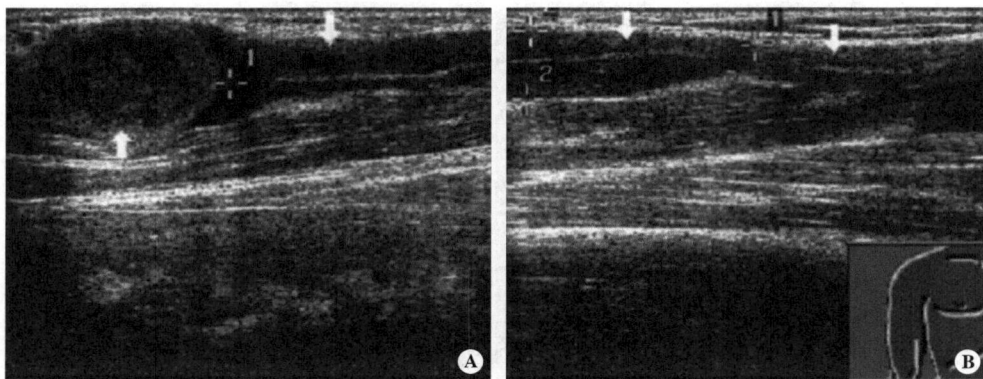

图 10-6　神经鞘瘤

↑示右上臂神经鞘瘤,呈边界清晰的椭圆形实性低回声肿物

七、血　管　瘤

【病理与临床】

血管瘤(emangioma)为血管组织来源的良性肿瘤,分为毛细血管瘤和海绵状血管瘤。血管瘤多发于肢体软组织内,患者常有肢体固定疼痛,且站立或运动后肢体疼痛加重。

【超声诊断要点】

超声检查可见肢体软组织内团块状、分叶状或不规则形的杂乱回声肿块,与周围肌肉等组织分界不清,肿瘤内可见粗细不等、迂曲扩张的管状结构互相交通,局部管状结构扩张呈囊状(图 10-7A),有的管状结构中可见大小不等的强回声斑块,为钙化的血栓。彩超检查有特征表现,挤压肿瘤周围肢体,在迂曲扩张的血窦内可显示缓慢充盈的彩色血流信号(图 10-7B,彩图 10-2)。

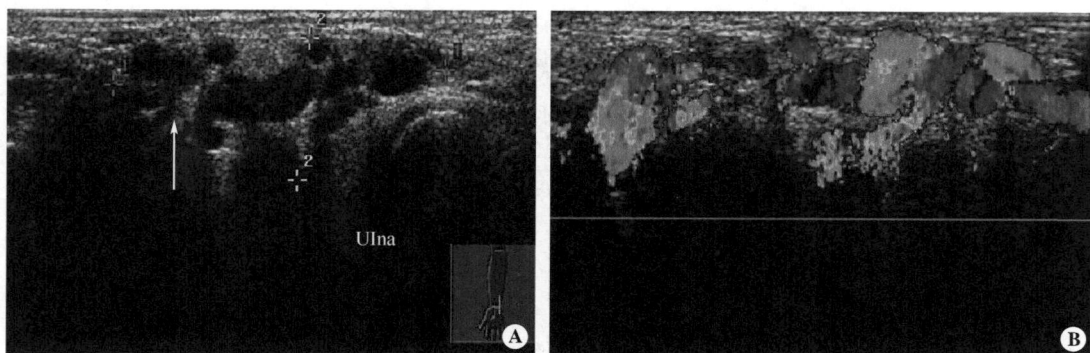

图 10-7　皮下软组织血管瘤

A:↑示右腕部软组织内血管瘤,内呈迂曲扩张的管状结构;

B:彩超示迂曲扩张的管状结构内充盈血流信号

(陈　涛)

第十一章　血管疾病的超声诊断

随着超声医学的飞速发展,腹部和心脏疾病在临床的广泛应用之后,血管疾病的超声诊断已成为目前正在快速普及和深入开展的超声诊断新领域,尤其是对血流性质等方面的判断是其他检查所不能替代的。

第一节　解剖生理概要

一、颈部及脑血管

（一）动脉系统

颈部动脉主要包括颈总、颈内、颈外、锁骨下和椎动脉。左颈总、锁骨下动脉起自主动脉弓,右颈总、锁骨下动脉起自无名动脉。颈外动脉主要供应头面部血液。颈内动脉主要供应大脑血液,其颅外段无分支,入颅后部分分支与椎动脉的分支构成椎-基底动脉环（Willis' 环）。椎动脉是锁骨下动脉的第一个分支,多穿行颈椎横突孔,经枕骨大孔入颅。

（二）静脉系统

颈部静脉主要包括颈外、颈内、锁骨下和椎静脉。颈外静脉汇入锁骨下静脉,颈内静脉与锁骨下静脉汇合成无名静脉,后汇流入上腔静脉。椎静脉也汇入无名静脉。

脑实质内小静脉汇合成较大静脉,最后注入颈内静脉。

二、胸腹主动脉

胸主动脉穿过膈肌主动脉裂孔下降延续为腹主动脉。腹主动脉第一、二分支是腹腔干和肠系膜上动脉。腹主动脉于第 1~2 腰椎水平发出左、右肾动脉,在第 4、5 腰椎水平分为左、右髂总动脉,髂总动脉分为髂内、髂外动脉,髂总动脉直接延续为髂外动脉,髂外动脉穿过腹股沟韧带深面移行为股动脉。

三、下腔静脉系统

下腔静脉由左、右髂总静脉在第 4、5 腰椎水平汇合而成,经肝脏的腔静脉窝,向上穿过膈肌腔静脉孔进入胸腔,开口于右心房。

四、上肢血管

（一）动脉系统

上肢动脉主干是锁骨下动脉,右侧起始于头臂干,左侧直接起始于主动脉弓。锁骨下动脉行至第一肋外侧缘更名为腋动脉,腋动脉行至大圆肌下缘时续为肱动脉,肱动脉在桡骨颈高度分为桡动脉和尺动脉。

(二) 静脉系统

上肢浅静脉主要包括头、贵要静脉。头、贵要静脉分别起于手背的桡、尺侧,头静脉上行汇入腋静脉,贵要静脉上行汇入肱静脉或伴行肱静脉向上汇入腋静脉。

上肢深静脉与同名动脉伴行,多为二条。

五、下 肢 血 管

(一) 动脉系统

下肢动脉主干是髂外动脉,髂外动脉在腹股沟中点处续为股动脉,股总动脉主干继续经股三角向下延续为股浅动脉,股浅动脉在腘窝处易名为腘动脉,腘动脉在腘肌下缘高度分为胫前动脉和胫腓干,后者又很快分为胫后动脉和腓动脉。胫前动脉行至足背为足背动脉。

(二) 静脉系统

下肢静脉系统由深、浅静脉系统及交通支组成,它们均有瓣膜,瓣膜功能正常时,深、浅静脉均无逆流,交通支联系深、浅静脉系统。

下肢深静脉主要包括股总、股深、股浅、腘、胫前和胫后静脉,多与同名动脉伴行,仅在小腿每条动脉可有两条静脉伴行。

下肢浅静脉包括大、小隐静脉,位于皮下不与动脉伴行。大隐静脉汇入股静脉。小隐静脉注入腘静脉。

第二节　超声检查方法与正常声像图

一、超声检查方法

(一) 检查前准备

检查腹部血管应嘱患者禁食 8 小时以上,减少胃肠气体的干扰;颈部及四肢血管检查无特殊要求。

(二) 检查体位

患者常规取仰卧位,也可根据需要行立位、侧卧位或俯卧位。

(三) 探头频率

颈部、四肢血管选择 5~10MHz 线阵探头,腹部血管选择 3.5 MHz 凸阵探头,颅脑血管一般使用 2.0 MHz 或 2.5 MHz 扇扫探头。

（四）扫查内容

1. 二维超声　确定血管位置,观察血管壁、管腔情况。

2. 彩色多普勒　观察血流方向、彩色充盈强弱、血流性质等彩色表现。

3. 脉冲多普勒　观察与分析频谱的方向、幅度、亮度、包络线频窗、形态以及频谱血流速度、指数、血流量等定量分析。

4. 彩色多普勒能量图　观察管腔有无狭窄或闭塞,以及显示低速血流等。

二、正常声像图

（一）动脉

1. 二维超声　正常动脉管壁分为三层,内膜层呈中等回声,外膜层呈强回声,内外膜之间呈低回声。内外膜平行,连续性好,内膜光滑,无管壁增厚,管腔内回声清晰,如果成对则管腔基本上左右对称（图 11-1）。

正常颈总动脉内-中膜厚度（IMT）<1.0mm,颈总动脉分叉处 IMT<1.2mm,IMT 随年龄增大而增加。一般情况下其他大血管的 IMT 参照颈总动脉的 IMT。

2. 彩色多普勒　正常颈动脉管腔内彩色血流充盈好,未见充盈缺损或变细,彩色血流表现为红-蓝-红（即收缩期血流-舒张期血流-收缩期血流）。

3. 脉冲多普勒

（1）颈动脉、椎动脉:颈总动脉呈单向三峰型,频带窄,有空窗,舒张期全程为持续低速血流,其流速介于颈内动脉与颈外动脉之间。颈内动脉血流阻力小,呈低阻型血流频谱,呈三峰

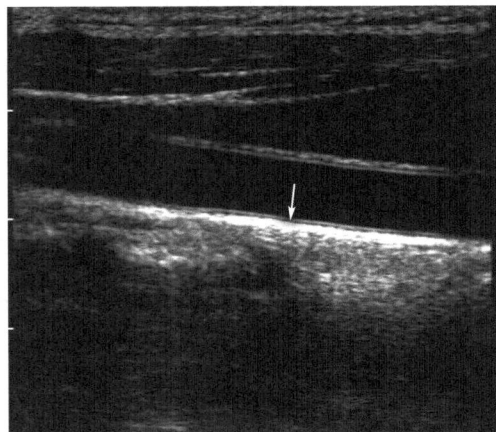

图 11-1　正常动脉壁二维图
↓示正常三层动脉管壁

递减型或二峰型,全舒张期流速较高。颈外动脉供应头面部血流,阻力大,为高速高阻型,在舒张早期可以有低速、短时的反向波。

椎动脉血流频谱与颈内动脉相似,不同点是血流速度较颈内动脉的低（图 11-2,彩图 11-1）。

（2）腹腔动脉:腹主动脉呈高阻力型的三相或双相频谱。正常肾动脉及其分支频谱呈低阻型,收缩期峰陡直上升,收缩早期常有一切迹,舒张期速度较高。多数正常肾动脉的峰值流速<100cm/s,收缩加速时间<0.07s,阻力指数（RI）0.55~0.7。

（3）肢体动脉:为典型的三相波型,开始为心脏收缩引起的高速前向血流,接着为舒张早期反向血流,最后为舒张中晚期低速前向血流。正常频带较窄、中空。

（二）静脉

1. 二维超声　正常静脉管腔显示清晰,内壁光滑,连续性好,壁薄,腔内为无回声。如

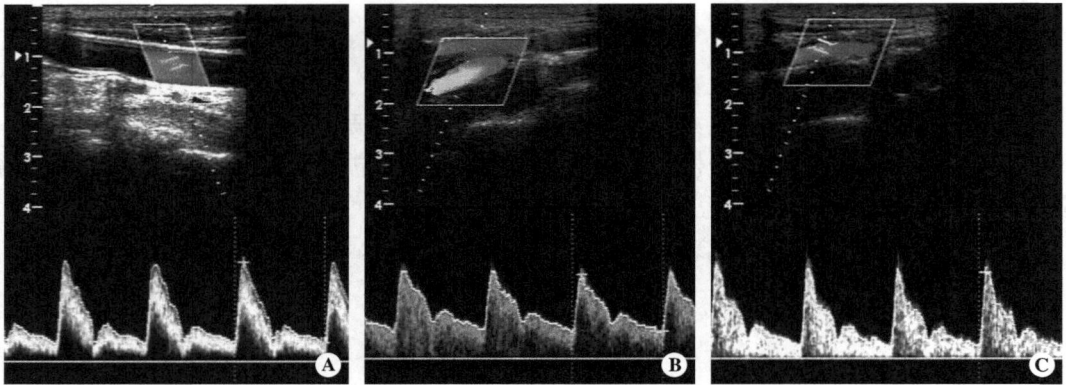

图 11-2　正常颈动脉频谱图

A：为正常颈总动脉的脉冲多普勒频谱图；B：正常颈内动脉的脉冲多普勒频谱图；

C：正常颈外动脉的脉冲多普勒频谱图

成对则左右对称，较大的血管可见深静脉瓣，Valsalva 试验（深吸气后憋气）时管径增宽，探头加压后其管腔可被压瘪。

2. 彩色多普勒　静脉内彩色血流与其伴行的动脉血流方向相反，Valsalva 试验（深吸气后屏住气）可观察到短暂的彩色血流信号中断，远端肢体加压，彩色血流出现明显混叠。

3. 脉冲多普勒　全身较大的静脉血管不同部位血流频谱有不同特点，但都受呼吸影响。

第三节　颅脑血管疾病

一、颈动脉海绵窦瘘

【病理与临床】

颈动脉海绵窦瘘（**carotid cavernous sinus fistula**，CCSF）是外伤或其他原因引起海绵窦段颈内动脉或其分支和（或）颈外动脉的分支与海绵窦交通，使海绵窦内压力升高，致使回流海绵窦的静脉逆流。绝大多数由外伤引起，临床以搏动性突眼和颅内杂音为主要表现。

【超声诊断要点】

1. 眼窗（颅外）探查

（1）患侧眼上静脉扩张，扩张程度与病灶大小、分流量多少有关。

（2）彩色多普勒显示患侧眼上静脉血流逆流呈红色（正常为蓝色）。

（3）多普勒频谱呈动脉样改变，表现为低流速低阻力。

2. 颅内探查

（1）患侧前床突后下方海绵窦区可见椭圆形或不规则低回声区。

（2）彩色多普勒显示五彩镶嵌异常血流，边界清楚。压迫同侧颈总动脉时，该异常血流面积缩小或消失。

3. 脉冲多普勒

（1）病灶内显示异常紊乱的湍流频谱，Vmax 80~160 cm/s。压迫颈总动脉时病灶内血流速度明显减低。

（2）相关血管反应性改变：患侧颈内动脉血流速度增高，RI 减低；患侧大脑前、中动脉血流速度减低；健侧大脑前、中动脉和患侧大脑后动脉血流速度增高；眼动脉血流速度较正常人明显减低。

超声检查对颈动脉海绵窦瘘的诊断具有高度特异性，而且经颅彩色多普勒还可用于颈动脉海绵窦瘘栓塞术后疗效的评估，便于随访观察。

二、颅内动脉狭窄和闭塞

【病理与临床】

颅内动脉狭窄和闭塞最常见的原因是动脉粥样硬化及栓塞，常于安静休息或睡眠时发病，起病缓慢而呈进行性，临床症状取决于病变血管的部位、狭窄或栓塞的程度、闭塞发展的速度及侧支循环是否建立等。

【超声诊断要点】

目前，颅内动脉很难清楚显示其二维结构，故对狭窄和闭塞的诊断主要通过彩色、能量及频谱多普勒进行分析和确认。

1. 轻度狭窄时，彩色多普勒呈现五彩镶嵌样血流束，狭窄处血流速度增高，RI 变化不明显。

2. 中、重度狭窄时，若狭窄范围较短，狭窄处两端压力阶差大，血流速度明显增快，彩色多普勒呈现五彩镶嵌样改变；若狭窄范围较长，狭窄处两端压力阶差小，血流速度减低。狭窄远端仅能探及极微弱的血流信号，RI 明显减低，甚至测不到血流信号。

3. 当血管闭塞时，整个血管走行处表现为血流信号消失。

对颅内动脉狭窄和闭塞的诊断，经颅彩色多普勒有一定的局限性，如：受声窗条件、超声切面、探查者经验的限制、动脉干远端的血管小分支显示不佳等，导致对一些狭窄或闭塞血管的漏诊，需要进一步做脑血管造影检查。

第四节　颈部血管疾病

一、颈动脉硬化性闭塞症

【病理与临床】

颈动脉狭窄和闭塞的主要原因是动脉粥样硬化和大动脉炎。颈动脉粥样硬化导致颈动脉狭窄或闭塞又称**颈动脉硬化性闭塞症**（**carotid arteriosclerotic occlusive disease**，ASO），多见于中、老年人，常伴有高血压、糖尿病、冠心病和高血脂。大动脉炎性颈动脉狭窄多见于青少年女性。

颈动脉内径狭窄<50%时，可以无明显症状；而当狭窄>70%时，可有脑部、眼部缺血表现，如头晕、视物模糊等，还可有短暂脑缺血发作。大动脉炎者可有周身不适、发热等多发性大动脉炎活动期症状。体检颈动脉远端搏动明显减弱或消失。

【超声诊断要点】

早期超声所见为动脉内-中膜轻度增厚和小斑块，进一步发展出现动脉管腔狭窄，最终出现继发性动脉血栓形成和动脉闭塞。

1. 二维超声

（1）颈动脉内膜粗糙，不光滑，颈总动脉内-中膜厚度（IMT）≥1.0 mm 或颈动脉分叉处 IMT≥1.2 mm，斑块形成。

（2）粥样硬化斑块多发生在颈总动脉近分叉处，其次为颈内动脉起始段。斑块形态多不规则，呈局限性或弥漫性分布。

（3）斑块分型（图 11-3）：①扁平斑：内膜下有脂质沉积，局部轻度隆起，内膜较光滑，呈低回声。②软斑：以胶原组织为主的纤维脂肪斑块，以低回声为主，突出于管腔，一般无内膜，不光滑。③硬斑：斑块纤维化、钙化、表面高低不平，呈密集的较强回声，部分可伴声影。④复合斑块：包括斑块出血、溃疡和血栓形成。溃疡斑块回声不均，内膜一处或多处破溃、塌陷，形似"火山口"；斑块内有出血时表现为不规则低回声区；血栓形成时腔内有微弱低回声。

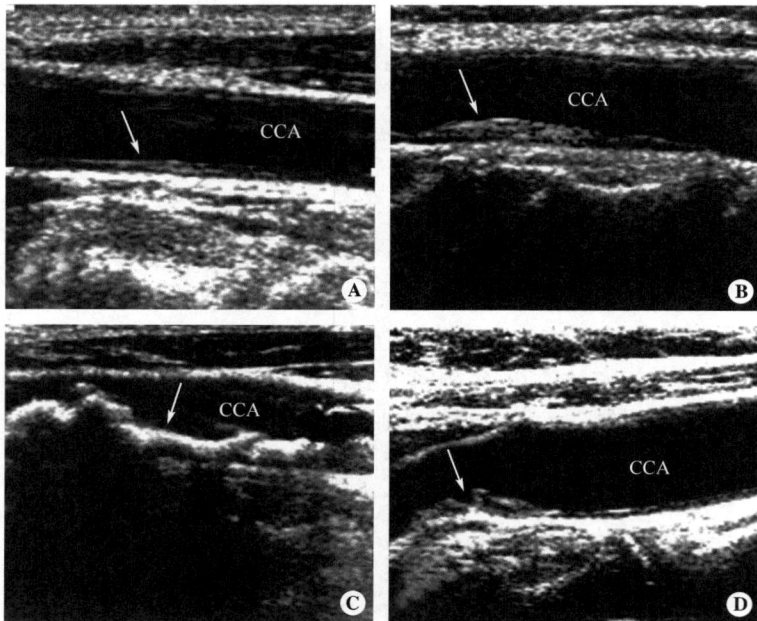

图 11-3　不同类型动脉斑块
A：扁平斑；B：软斑；C：硬斑；D：溃疡斑
图中 CCA 颈总动脉　↓斑块

2. 彩色多普勒

（1）轻度狭窄（内径狭窄<50%）者可无明显的湍流。

（2）中重度狭窄（内径狭窄>50%）者表现为血流束明显变细，且在狭窄处或狭窄后呈现五彩镶嵌的血流信号。

（3）完全闭塞者则闭塞段管腔内无血流信号，靠近闭塞上端因血流流速减低会出现逆流或涡流。

3. 脉冲多普勒

（1）轻度狭窄时狭窄处频谱轻度增宽，峰值流速无明显变化或轻微加快。

（2）中度以上狭窄时狭窄处表现为频谱填充,峰值与舒张期流速均加快;狭窄远端的血流频谱低平,表现为峰值流速减低及加速时间延长。

（3）完全闭塞时,闭塞段不能引出频谱;对侧颈动脉血流速度可代偿性增高。

4. 颈动脉狭窄的超声估测方法

（1）形态学方法:对于轻度狭窄,狭窄处的收缩期峰值血流速度一般无明显变化或仅轻微升高,可采用二维图像或彩色多普勒显像判断狭窄程度,计算内径和(或)面积狭窄百分比。公式如下:

$$直径狭窄率 = \frac{狭窄邻近处正常血管内径—狭窄处内径}{狭窄邻近处正常血管内径} \times 100\%$$

$$面积狭窄率 = \frac{狭窄邻近处正常血管面积—狭窄残留面积}{狭窄邻近处正常血管面积} \times 100\%$$

（2）血流动力学方法:对于中重度狭窄,狭窄处的血流速度改变比较明显,狭窄程度与血流速度成正比。与形态学方法比较,血流动力学方法能更好的反映中重度狭窄的程度。关于颈内动脉近段狭窄的多普勒诊断标准见表 11-1。

表 11-1　颈内动脉近段狭窄的诊断标准

狭窄程度	内径减少	峰值流速(cm/s)	舒张末期流速(cm/s)
轻度	<50%	<125	—
中度	50%~79%	≥125	—
重度	80%~99%	—	≥140
闭塞	闭塞	无血流	无血流

引自 Strandness DE(1990),"—"表示在此区域狭窄范围此项不可用

颈动脉疾病常常引起脑供血不足,甚至引起脑卒中,以前常应用创伤性动脉造影进行诊断,彩色多普勒超声能够较准确地定性、定量诊断颈动脉疾病,不但能够提示早期动脉粥样硬化、判断斑块的性质和形态,还可以判定血管闭塞狭窄的程度和范围,现已是临床中检查颈部血管疾病最常用的有效手段之一。

二、锁骨下动脉窃血综合征

【病理与临床】

锁骨下动脉窃血综合征(subclavian artery steal syndrome)是由于动脉粥样硬化或大动脉炎等,使锁骨下动脉起始段或无名动脉高度狭窄或闭塞,椎动脉与锁骨下动脉间压力梯度发生颠倒,致同侧椎动脉血流反向流回锁骨下动脉远端,从而造成椎-基底动脉供血不足。临床表现主要为头晕、头痛、视物模糊、共济失调等椎-基底动脉供血不足表现,以及患侧桡动脉搏动减弱或消失等上肢缺血表现,患侧上肢血压低于健侧20mmHg 以上。

【超声诊断要点】

1. 二维超声

（1）无名动脉、患侧锁骨下动脉内径异常或有管腔闭塞。

（2）患侧锁骨下动脉起始段局部内膜增厚，有斑块形成，管腔狭窄。

2. 彩色和脉冲多普勒

（1）完全性窃血时，表现为患侧椎动脉逆向血流即椎动脉与椎静脉同色（图 11-4，彩图 11-2）；不完全性窃血时，表现为患侧椎动脉部分逆流即患侧椎动脉出现双期双向血流。健侧椎动脉血流速度代偿性升高。

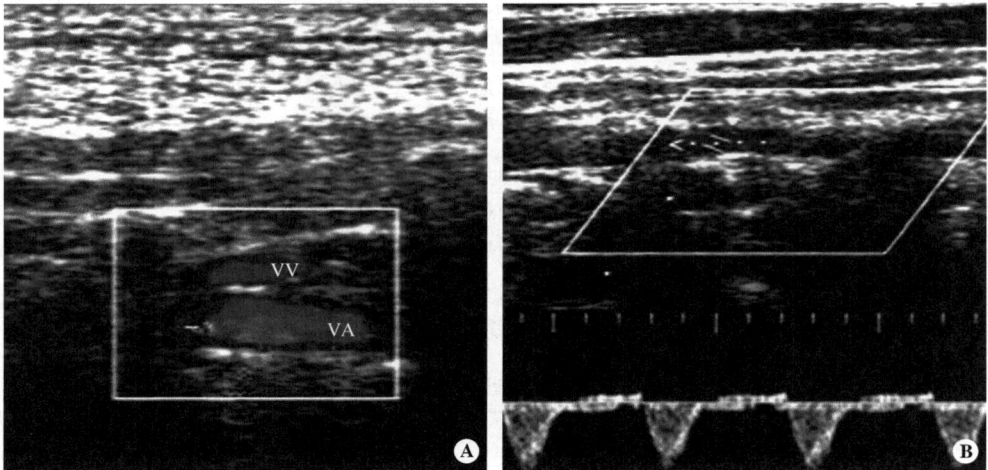

图 11-4　椎动脉内血液倒流图

A：椎动脉内血液倒流，与椎静脉同向；B：同一患者椎动脉脉冲多普勒频谱图
图中 VA 椎动脉　　VV 椎静脉

（2）患侧腋、肱动脉及远离狭窄的尺、桡动脉血流速度均减低，多数舒张期反向血流消失。

（3）无名或锁骨下动脉近端血流信号探测不到，远端流速减低。

3. 诱发试验　用止血带完全阻断患侧肱动脉血供，或以血压计袖带充气加压至收缩压以上，持续 3~5 min，松开止血带或迅速放气减压。在整个试验过程中连续观察椎动脉多普勒频谱变化，当迅速放气减压时，由于患侧上肢动脉血流压力突然下降，而患侧锁骨下动脉起始段或无名动脉狭窄或闭塞，其狭窄远端的锁骨下动脉血流压力明显减低，以至低于患侧椎动脉的血流压力，从而引起椎动脉血流部分或全部逆流。

锁骨下动脉窃血综合征临床诊断较困难，以前常需升主动脉造影才能明确诊断。彩色多普勒超声可以明确诊断病变部位的狭窄、程度和病因，已成为首选检查方法。

三、椎动脉狭窄和闭塞性疾病

【病理与临床】

椎动脉狭窄或闭塞性疾病常见原因为动脉粥样硬化或大动脉炎，其好发部位为椎动脉的起始部。椎动脉狭窄时，因狭窄程度不同而出现不同程度的椎-基底动脉供血不足的症状，如眩晕、耳鸣、记忆力减退、共济失调等。狭窄严重或闭塞者可导致脑梗死而出现偏瘫、失语等症状。

【超声诊断要点】

1. 二维超声　如果是动脉硬化受累椎动脉管壁增厚,内膜毛糙,可伴斑块形成,管腔不同程度狭窄。若是颈椎病横突孔病变椎动脉受压狭窄,椎动脉在横突孔之间走形迂曲,呈正向或倒"八"字形或呈"⌒"形。

2. 彩色多普勒　受累椎动脉管腔内彩色血流充盈缺损,血流变细,明显狭窄处呈现五彩镶嵌血流信号;完全闭塞则闭塞段管腔内无血流信号。

3. 脉冲多普勒　椎动脉脉冲多普勒曲线异常有常见以下五种情况:

(1) 狭窄局部高流速型:狭窄程度>50%时,频谱峰值流速局限性加快,频带增宽,RI>0.7。

(2) 低速尖峰型:收缩期峰值<30cm/s,舒张期血流低速或舒张早期出现反向血流,舒张末期无血流,多见于颅内动脉狭窄,椎动脉进颅血流受阻。

(3) 低速圆钝波型:收缩期峰值<30cm/s,收缩期上升及下降速度减慢,舒张期血流部分或完全阻断,常见于椎动脉起始段严重狭窄。

(4) 无血流信号型:提示椎动脉有阻塞。

(5) 血流倒流型:此型见于锁骨下动脉窃血综合征。

彩色多普勒超声能显示椎动脉走行及受压情况,判断狭窄的程度,以及显示椎动脉血流方向,但也有局限性,颈部短粗患者的椎动脉显示较困难,椎动脉起始段和第3颈椎以上不易扫查,以及横突孔内段动脉病变无法显示。CT和MRI对椎动脉病变可以明确诊断。

四、颈内静脉瘤(颈内静脉扩张)

【病理与临床】

颈内静脉瘤(颈内静脉扩张)(internal jugular vein phlebectasia) 为静脉平滑肌减少稀疏或发生断裂导致静脉壁变薄、静脉扩张。可为单侧或双侧。患者可有患侧头部或肩部酸胀、吞咽不适等症状。临床表现为颈部肿物,于屏气、咳嗽或大声说话时肿物明显膨大,压迫其近心端屏气时包块消失。

【超声诊断要点】

1. 患侧颈内静脉呈局限性囊状扩张或梭形膨大,边界清晰,内部无回声。当增加胸膜腔内压时,局部静脉呈不同程度的扩张,其扩张内径大于邻近病变部位正常血管内径的1.5倍以上,即可诊断该病。

2. 彩色多普勒显示增宽的颈内静脉内血流充盈良好,显示红蓝相间的涡流信号。

3. Valsalva试验可观察到患侧颈内静脉明显增宽。

【鉴别诊断】

颈内静脉扩张有时需与上腔静脉综合征和右心衰竭引起颈内静脉扩张相鉴别。上腔静脉综合征和右心衰竭引起颈内静脉扩张一般多表现为双侧颈内静脉扩张,前者可发现上腔静脉受压、狭窄或闭塞以及上纵隔肿物等,同时伴有颜面部和上肢肿胀;后者常有明显心力衰竭的表现。

第五节　腹部血管疾病

一、动　脉　瘤

【病理与临床】

动脉瘤（aneurysm）是由于动脉壁先天性结构异常或后天性病理改变引起局部薄弱、张力减退，在血流不断冲击下所形成的永久性异常扩张或膨出。其最常见原因为动脉粥样硬化。好发部位为腹主动脉，其次为胸主动脉，还可见于颈总动脉、锁骨下动脉及股动脉等。

动脉瘤分为真性、假性和夹层动脉瘤三类。**真性动脉瘤**（true aneurysm）为动脉局部膨大，动脉瘤壁由动脉壁延续，多数动脉瘤属此类；**假性动脉瘤**（false aneurysm）是血液从受损动脉壁外流，所形成的血肿机化及纤维组织等共同构成瘤壁；**夹层动脉瘤**（dissecting aneurysm）是血液从撕裂的内膜口向疏松的中层流入而将血管分成真假两腔。三种动脉瘤均可发生破裂、形成血栓、继发感染等而危及生命。

临床表现为有搏动感肿块、疼痛、腹内脏器或肢体缺血表现（腹痛、腹泻、肢体麻木、发凉、间歇性跛行等）、相邻组织器官受压表现（如压迫神经干引起感觉异常、压迫食管引起吞咽困难等）及动脉瘤破裂出血、震颤、杂音等体征。

【超声诊断要点】

1. 真性动脉瘤

（1）二维超声：①病变动脉呈梭形或囊状膨大，扩张段内径常为两端正常内径的 2 倍以上（图 11-5A）。②瘤壁动脉三层结构完整，两端与未扩张的动脉壁相连。③瘤内常伴有低回声或中等回声的血栓形成。

（2）彩色多普勒：①动脉瘤内收缩期呈现与两端正常动脉相连续的彩色血流，小动脉瘤内见单色彩色血流，大动脉瘤多呈五彩镶嵌血流或漩流。②伴有血栓使管腔狭窄时，显示明亮高速细束五彩血流，血栓处彩色血流充盈缺损。

（3）脉冲多普勒：动脉瘤内呈低速填充型湍流频谱，发生闭塞时无血流信号。

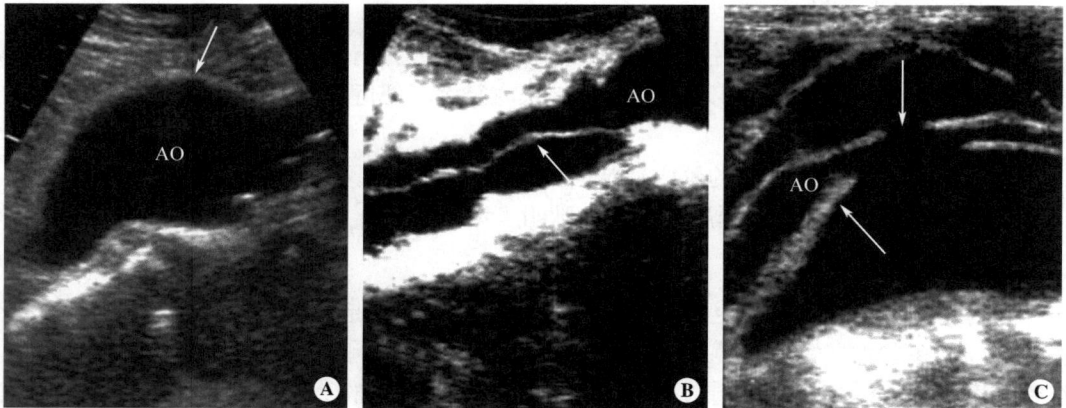

图 11-5　腹主动脉瘤
A：真性动脉瘤；B：假性动脉瘤；C：夹层动脉瘤
图中 AO：腹主动脉

2. 假性动脉瘤

（1）二维超声：①动脉管壁和管腔通常无异常。②动脉旁显示混合回声或厚壁无回声肿物，壁回声不均，与动脉壁不连续，搏动不明显。③偶可见动脉壁的破口处，多为 1~2mm（图 11-5B）。④肿物内可有附壁血栓。

（2）彩色多普勒：①于收缩期显示一束彩色血流自动脉射入瘤体内，可准确显示管壁破口处。②瘤体内呈多色分散血流信号。

（3）脉冲多普勒：动脉破口处引出高速湍流频谱，瘤体内则为低速湍流填充型频谱。

3. 夹层动脉瘤

（1）二维超声：①长轴切面可见一线状弱回声将动脉分成真假两个腔，若动脉中层环形剥离，横断面呈双环，若动脉壁为部分剥离，则横断面和纵断面均显示一侧动脉壁分离呈双层（图 11-5C）。多数情况下假腔宽于真腔。②夹层段动脉扩张。③假腔内常可见血栓回声。

（2）彩色多普勒：①真腔中显示色彩明亮的快速血流，假腔中可见暗淡的低速血流信号或无血流信号。②可见到血流经内膜破口或再破口进入剥离假腔，但有些夹层动脉瘤见不到破口。

（3）脉冲多普勒：①真腔内血流速度较与之延续的正常动脉的血流速度低，假腔内为收缩期低速血流频谱。②破口处常为高速湍流频谱。

彩色多普勒超声对动脉瘤的诊断具有极高的敏感性，它不仅能区分真性、假性和夹层动脉瘤，还能判别是否存在血栓及破裂口的大小和位置，能指导临床治疗方案，引导穿刺治疗等。

二、布-加综合征

【病理与临床】

布-加综合征（Budd-Chiaris syndrome） 指肝静脉流出道和（或）下腔静脉阻塞或单纯下腔静脉阻塞引起的以门静脉高压或门静脉和下腔静脉高压为特征的一组症候群。病因西方国家多为肝静脉血栓形成，而在东方国家多为先天性发育异常（下腔静脉隔膜）所致。临床上分为 3 型：

1 型　局限性下腔静脉阻塞。

2 型　下腔静脉长段狭窄或阻塞。

3 型　肝静脉阻塞。临床主要表现为下肢水肿、腹胀，以及肝脾大、腹水、食管和胃底静脉曲张等门静脉高压的症状。晚期患者均并发肝硬化。

【超声诊断要点】

1. 下腔静脉的改变　首先从声像图上可将梗阻原因和病理类型分为膜型或筛孔状梗阻、狭窄或闭锁型梗阻、栓塞型梗阻（包括血栓，瘤栓）等。病变远端下腔静脉明显扩张，内径可达 4.5cm，下腔静脉搏动消失。不完全梗阻时，狭窄处可见高速血流，可达 40cm/s，甚至 100cm/s（正常约 20cm/s）。

2. 肝静脉改变　可以累及一支、两支，或三支均受累。可以出现隔膜、闭锁状狭窄、血栓或癌栓等表现。当腔静脉梗阻位于第二肝门或者肝静脉有梗阻时，肝静脉内径扩张，内径>1.0cm，肝静脉间交通支形成。受累的肝静脉正常血流频谱消失，血流从扩张的静脉交通支流入另一肝静脉或直接流向肝门静脉。

3. 其他改变 弥漫性肝肿大、肝硬化、脾大、门静脉高压、腹腔积液等。

彩色多普勒超声诊断布-加综合征已广泛应用于临床,可显示梗阻的具体部位、长度、形态以及原因等,尤其是对下腔静脉癌栓的诊断具有重要的参考价值,但诊断率不如 MRI 和血管造影,最后确诊需行腔静脉造影。

三、肾动脉狭窄

【病理与临床】

肾动脉狭窄(renal artery stenosis)的常见病因有动脉粥样硬化、多发性大动脉炎、纤维肌肉增生等,是继发性高血压的常见原因。临床上最主要的症状为高血压,尤其是舒张压高,降压药物控制往往疗效不佳,部分患者腹部可闻及血管杂音。

【超声诊断要点】

二维声像图难以发现肾内动脉狭窄的形态表现。肾动脉狭窄的超声诊断主要依靠彩色多普勒检查。对于大于 60%的肾动脉狭窄,彩色和脉冲多普勒血流特点为:

1. 彩超显示肾动脉狭窄处为五彩血流,脉冲多普勒显示狭窄处峰值流速大于 180cm/s。

2. 肾动脉狭窄处峰值流速与同水平腹主动脉峰值流速之比(RAR)升高,RAR≥3.5(正常为 1∶1)。

3. 肾内各级动脉分支的多普勒频谱形态异常,表现为早期切迹消失,收缩期加速时间延长(AT≥0.07s),加速度减小(AS<3m/s),有时 RI 降低(<0.5)。其中段间动脉 AT 敏感性最好。

目前,血管造影仍是金标准。国内外绝大多数学者认为多普勒超声能够诊断肾动脉狭窄的部位,对内径减少≥60%的肾动脉狭窄的诊断价值是肯定的,可以作为本病血管造影的筛选工具。

四、左肾静脉压迫综合征

【病理与临床】

左肾静脉压迫综合征(left renal vein entrapment syndrome)是左肾静脉在汇入下腔静脉的行程中,因走行于腹主动脉和肠系膜上动脉之间形成的夹角内受到挤压,导致回流障碍,而引起血尿或直立性蛋白尿、十二指肠梗阻等一系列临床症状,又称为胡桃夹综合征。多见于小儿或青少年,多发于 13~16 岁;成人少见。

【超声诊断要点】

1. 仰卧位超声诊断左肾静脉狭窄前扩张部位近端(腹主动脉左侧缘)内径比左肾静脉穿过腹主动脉和肠系膜上动脉之间形成的夹角的狭窄部位内径宽 3 倍以上,脊柱后伸位 15~20min 后,左肾静脉受压明显,其扩张部位近端内径比受压狭窄部位内径宽 4 倍以上,即可诊断。

2. 脊柱后伸位 15~20min 后,左肾静脉扩张部位近端血流速度儿童≤0.09m/s、成人≤0.08m/s。

诊断该病需密切结合无症状血尿及直立性蛋白尿等临床表现。彩色多普勒超声检查方法简单、无创,可重复性强、可准确反映其解剖关系,加上彩色多普勒可提供血流速度的测定,所以成为诊断该病的首选方法。

第六节 四肢血管疾病

一、四肢动脉硬化性闭塞症

【病理与临床】

四肢动脉狭窄和闭塞性疾病几乎绝大部分是由动脉硬化所引起,又称动脉硬化性闭塞症。上肢动脉硬化性闭塞症发生率远比下肢动脉低。本病以中老年男性居多,早期可无症状,中晚期临床表现为肢体供血障碍,如发冷、麻木、疼痛、间歇性跛行以及趾或足发生溃疡或坏疽。

【超声诊断要点】

1. 二维超声 动脉内膜增厚、毛糙,动脉内壁可见大小不等、形态各异的强回声斑块,有的后方伴声影;动脉内壁可附着低回声血栓;动脉管腔呈不同程度狭窄。

2. 彩色多普勒 管腔内彩色血流充盈缺损,血流束变细。狭窄处和靠近其下游呈现杂色血流信号。若为闭塞,则管腔内无血流信号。狭窄或闭塞的动脉周围可见侧支血管。狭窄或闭塞病变常呈节段性,好发于动脉分叉处,一处或多处动脉主干弯曲区域。

3. 脉冲多普勒 狭窄处血流速度加快,频带增宽,舒张期反向波峰速减低或消失。闭塞段动脉管腔内不能引出多普勒频谱。狭窄或闭塞远端动脉变为低阻力血流,表现为收缩期加速时间延长、加速度减低。下肢动脉狭窄分级的脉冲多普勒频谱流速判断标准见表11-2。

表 11-2 下肢动脉狭窄分级的流速判断标准

狭窄程度(%)	峰值流速(cm/s)	峰值流速之比 *
正常	<150	<1.5:1
0~49	150~200	1.5~2:1
50~74	200~400	2~4:1
75~99	>400	>4:1
完全闭塞	—	—

* 狭窄处峰值流速与靠近其上端1~2cm处正常动脉的峰值流速之比

二、四肢动脉栓塞

【病理与临床】

动脉栓塞(artery embolism) 是指栓子(最常见为血栓,还可为感染性栓子或癌栓)从心脏或近心端动脉壁脱落,被血流推向远侧,阻塞动脉血流,导致组织、器官缺血,甚至死亡的病理过程。动脉栓塞起病急骤,发展迅速,威胁肢体存活及生命,其严重程度取决于缺血持续时间和侧支循环的代偿情况。典型的临床表现有肢体急性缺血的"6P"症,即疼痛、苍白、脉搏消失、麻木、运动障碍和皮温变化。下肢动脉栓塞发病率为上肢动脉的5倍。

【超声诊断要点】

1. 二维超声

（1）动脉内新鲜血栓时，管腔内显示较低的实性回声；血栓机化时，回声增强且不均，管壁结构尚清晰完整。

（2）栓塞部位近端血管管径增宽，栓子部位血管搏动消失。

2. 彩色多普勒

（1）不全栓塞者：栓子部位彩色血流束变细，充盈缺损，远端动脉内血流五彩镶嵌或多色彩显示。

（2）完全栓塞者：彩色血流在栓子部位中断，栓塞远端动脉内无彩色血流显示。

3. 脉冲多普勒

（1）不全栓塞者：栓塞段及靠近栓塞段的远端动脉，收缩期血流峰速加快，为高速湍流频谱；远离栓塞段的远端动脉血流峰速不同程度减低，频谱阻力降低，呈单向低速低阻力血流频谱。

（2）完全栓塞者：阻塞部位动脉血流信号突然中断，栓塞远端动脉内血流频谱微弱或消失。

【鉴别诊断】

四肢动脉栓塞需与动脉血栓形成相鉴别。动脉血栓形成常见于动脉粥样硬化致广泛重度血管病变的老年人，急性动脉血栓形成的临床表现酷似动脉栓塞，但一般发生在动脉原有病变（如动脉粥样硬化、动脉瘤、大动脉炎等）基础上，故发病前常有慢性肢端缺血症状；二维超声在显示血栓回声同时伴有动脉原有病变的表现，如动脉粥样硬化患者动脉管壁结构不清晰、内膜不规则增厚、伴斑块回声附着；大动脉炎患者动脉管壁结构清晰、内膜弥漫性增厚、管腔明显变窄、多无明显斑块形成。

四肢动脉急性栓塞的治疗时机与肢体存活有密切关系，通常采用有效治疗方法为取栓术；超声可以明确栓子的部位，了解栓子的形态、大小以及有无继发血栓形成，为手术取栓提供重要依据。

三、四肢静脉血栓形成

【病理与临床】

静脉血栓形成（venous thrombosis）常见原因公认为静脉内膜损伤、血流缓慢和血液高凝状态三大因素。下肢较上肢多见。临床上本病多发生于各种制动状态，如各种手术后、重病卧床、骨折固定、长时间静坐等。临床表现起病急骤，左下肢多见，表现为疼痛、压痛、肿胀和浅静脉曲张。可分为急性、亚急性和慢性三种。

【超声诊断要点】

1. 急性血栓　急性血栓指两周以内的血栓。

（1）二维超声：血栓形成后几小时到几天之内表现为无回声，1 周后回声逐渐增强呈低回声（图 11-6A）；静脉管径明显扩张，加压不能被压瘪；有的急性血栓可在管腔内漂动，一旦诊断切勿挤压。

（2）彩色多普勒：当深静脉不完全栓塞时，血栓段内有少许血流显示；完全栓塞时病变处无血流信号；当血栓完全形成后，有时可见彩色血流包绕血栓的游离端形成"轮廓征"，此为急性深静脉血栓的诊断依据。

（3）脉冲多普勒：完全阻塞无血流信号，在"轮廓征"阶段可测得连续低速血流信号。

2. 亚急性血栓　指数周以后的血栓。

（1）二维超声：血栓回声较急性阶段增强，血栓收缩、溶解而体积缩小且固定，静脉管径随之变为正常大小，不能被压瘪（图11-6B）。

（2）彩色多普勒：由于血栓的再通，静脉腔内血流信号逐渐增多。

（3）脉冲多普勒：血栓再通部位可引出血流频谱。

3. 慢性血栓　指数月到数年的血栓。

（1）二维超声：血栓回声更强，边界不规则；血栓机化致血栓与静脉壁混成一体，表现为静脉内壁毛糙、部分或弥漫性管壁增厚；静脉内径变窄，部分病例静脉因结构紊乱而无法被超声辨认；静脉瓣受累时可见瓣膜增厚、扭曲、活动僵硬或固定（图11-6C）。

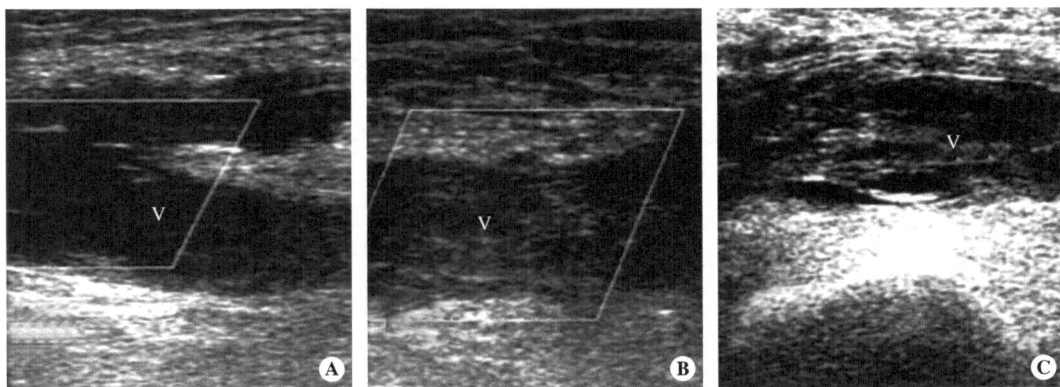

图11-6　静脉血栓形成

A：急性静脉血栓形成；B：亚急性静脉血栓形成；C：慢性静脉血栓形成

图中V：静脉

（2）彩色多普勒：部分再通者，根据再通程度不同彩色信号充盈程度不一；完全再通者，静脉腔内基本上充满血流信号；部分病例静脉被瘢痕组织取代而无法显示。

（3）脉冲多普勒：静脉瓣膜受破坏功能丧失者，挤压远端肢体或Valsalva动作时可引出反流信号。

彩色多普勒超声是继血管造影之后又一准确有效的诊断静脉血栓形成的方法，符合率较高，并且超声检查无创伤，无禁忌证，目前已在临床广泛应用，弥补了静脉造影的某些不足。但超声检查也存在一定的局限性，如髂静脉、股静脉下段位置较深，小腿静脉较细等，所以仍需结合X线静脉造影的结果。

四、下肢深静脉瓣膜功能不全

【病理与临床】

下肢深静脉瓣膜功能不全（deep valvular insufficiency, DVI）有原发和继发两种，前者病因未明，后者多继发于血栓形成后遗症（又称下肢深静脉血栓形成后综合征），还可继发于髂静脉压迫综合征。临床表现为下肢胀痛、肿胀、浅静脉曲张、足靴样皮肤营养不良性变化,如色素沉着、湿疹和溃疡等。

【超声诊断要点】

1. 二维超声

(1) 原发性下肢深静脉瓣膜功能不全:大多数情况下,静脉管腔清晰,腔内无实质回声;内膜光滑,不增厚;内径增宽;管腔具有压缩性;静脉瓣膜纤细,活动良好。有时在迂曲浅静脉内可见血栓形成,深浅静脉间交通支扩张迂曲。

(2) 继发性下肢深静脉瓣膜功能不全:继发于静脉血栓者管腔内常见有血栓;管壁不光滑,增厚,常有斑块;管腔内径常增宽,伴有血栓不能被压瘪;深静脉瓣膜存在,但不清晰,增厚变小,活动僵硬。继发于髂静脉压迫综合征者下肢静脉表现常同原发性,有时可见静脉内有血栓形成。

2. 彩色多普勒　仰卧或站立时,程度较重者,静脉管腔内瓣膜处显示反向的红色血流或多彩色血流;程度较轻者,挤压肢体远端或 Valsalva 试验放松后,静脉内显示红色或多彩色反向血流。

3. 脉冲多普勒

(1) 挤压肢体远端或 Valsalva 试验放松后,静脉内可见反向血流频谱。程度严重者,平静呼吸吸气相即可出现快速反向血流频谱。

(2) 判断静脉反流的指标:主要有反流速度(Vmax)、反流持续时间(ΔT)和反流量(Q)。目前最常用判断下肢静脉反流标准是 ΔT,正常人 $\Delta T \leqslant 0.5s$,静脉瓣功能不全者 $\Delta T \geqslant 1.0s$,当 ΔT 介于 $0.5 \sim 1s$ 时,应可疑下肢静脉瓣功能不全。但少数正常人可有静脉反流超过 $0.5s$,这时诊断需结合临床或动态观察。

(3) 根据 ΔT 反流程度的判定:Ⅰ级:反流持续 $1 \sim 2s$;Ⅱ级:反流持续 $2 \sim 3s$;Ⅲ级:反流持续 $4 \sim 6s$;Ⅳ级:反流持续 $>6s$。

五、多发性大动脉炎

【病理与临床】

多发性大动脉炎(polyarteritis) 是一种主要累及主动脉及其主要分支的慢性非特异性炎症,导致管腔节段性狭窄以致闭塞,并可继发血栓形成。本病以青年女性多见。病理改变为全层动脉炎,常呈节段分布。早期为动脉周围炎及动脉外膜炎,以后向血管的中层及内膜发展,动脉壁的病变以纤维化为主。临床表现早期可有乏力、消瘦、低热、食欲不振、关节肌肉酸痛、多汗等非特异性症状,后期发生动脉狭窄,引起相应的动脉供血不足。按受累血管部位不同可分 4 型:头臂型、胸腹主动脉型、肾动脉型和混合型。

【超声诊断要点】

1. 二维超声

(1) 受累动脉管壁正常结构消失,外膜与周围组织分界不清;管壁局限性或普遍性增厚,呈低或中强回声(图 11-7,彩图 11-3)。纵切面为相对均匀性增厚,横切面为环形增厚。

(2) 病变处动脉壁一般无钙化斑块,但病程较长者也可合并钙化斑块。

(3) 受累动脉主要以管腔狭窄或闭塞为主,偶可并发动脉扩张、动脉瘤等。

(4) 管腔内可继发血栓回声。

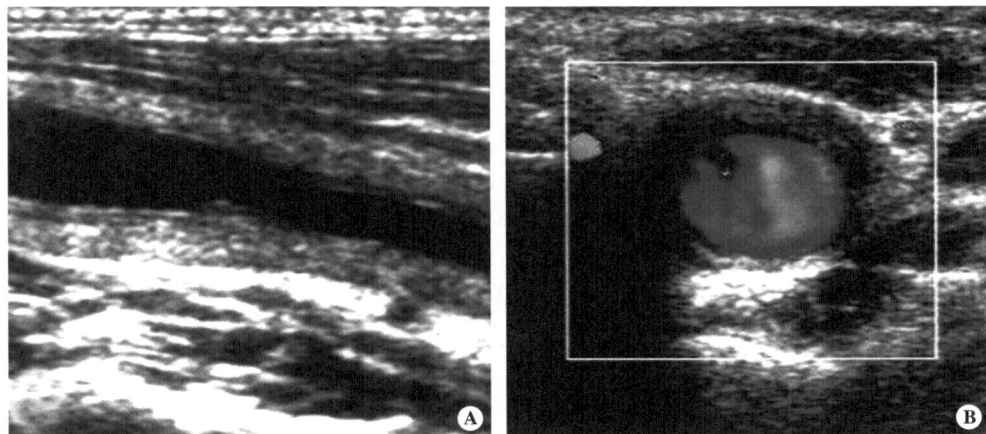

图 11-7　多发性大动脉炎增厚的动脉壁

A:长轴切面;B:短轴切面

（5）主动脉分支病变多局限于起始部,有的可累及整条动脉分支,正常动脉与病变动脉交替出现。

2. 彩色及脉冲多普勒　受累动脉呈现管腔狭窄或闭塞的表现(参见颈动脉硬化性闭塞症章)。

【鉴别诊断】

本病主要与动脉粥样硬化性闭塞症相鉴别,两者鉴别要点见表 11-3。

表 11-3　多发性大动脉炎与动脉粥样硬化性闭塞症的鉴别

	多发性大动脉炎	动脉粥样硬化性闭塞症
性别	女性多见	男性多见
发病年龄	青、幼年多见	中、老年多见
实验室检查	常有血沉增快	常有血脂增高
相关疾病	结核病、风湿病	高血压病、糖尿病、冠心病
临床表现	受累动脉缺血性表现,病变活动期尚有发热、肌肉酸痛等,除累及肾动脉外一般无高血压	高血压,受累动脉缺血性表现
好发部位	主动脉弓及其分支最多见,其次为胸腹主动脉及其分支	腹主动脉、下肢动脉、颈动脉分叉处、冠状动脉好发,锁骨下动脉较少受累
声像图	管壁弥漫性或局限性增厚,一般无钙化斑块,非病变管壁正常	广泛不规则狭窄和节段性闭塞,管壁多处可见钙化斑块

（礼广森）

第十二章 介入性超声

介入性超声(interventional ultrasound)是指在超声的实时监视或引导下,将特定器械置入体内完成各种穿刺活检、抽吸、引流、注药或通过物理手段使局部组织凝固坏死以达到诊断和治疗的目的。此外,介入性超声还包括将超声探头直接置于体内,用以完成各种特殊的诊断和治疗,如术中超声、腔内超声和导管超声等。介入性超声具有实时、准确、便捷、经济、无辐射等优点,已在临床广泛应用。

第一节 超声引导下的介入性诊断

超声引导下的介入性诊断是指在超声引导下穿刺获得组织学、细胞学材料,对标本进行病理诊断,进而为临床诊断和治疗提供依据。这种方法广泛应用于临床,成为许多疾病诊断与鉴别诊断的重要方法。

一、超声引导下组织学穿刺活检

(一) 设备

1. 穿刺导向装置　包括专用穿刺探头和穿刺架(图 12-1)。专用穿刺探头在其中央或一侧有一个"V"或"一"字型凹槽。穿刺架一般由固定部件、导向部件和针槽三部分构成。固定部件将导向部件与探头紧密相连,导向部件和针槽共同调节并固定穿刺针角度。

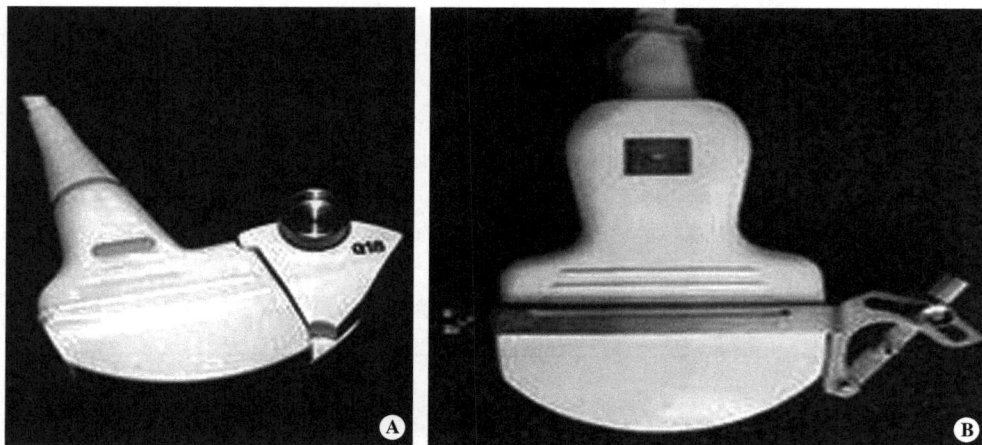

图 12-1　穿刺导向装置
A:专用穿刺探头;B:普通探头配备穿刺架

2. 引导针　内径比穿刺针略粗,主要作用是保证穿刺针按预定路径刺入目标。

3. 活检针　可分为两类:抽吸式活检针和切割针。前者在切取组织的过程中带有负压;后者无负压,可手动操作,也可配套使用自动活检枪。活检针的规格依据其外径标记,国际标准以 Gauge(G)表示,数字越小,外径越大。长度一般 10~30cm。

4. 自动活检装置　自动活检装置也称自动活检枪(图 12-2),它利用弹簧的弹射作用,在一次击发后瞬间自动完成切割组织的全过程。该装置具有操作简单、取材标本质量好、穿刺成功率高、并发症少等优点。

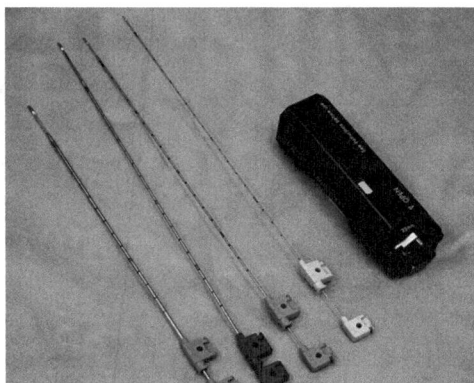

图 12-2　自动活检枪与枪用活检针

(二) 穿刺前准备及操作技术

1. 穿刺前准备

(1) 了解病史:熟悉患者病及已有的超声、CT 等影像学检查资料。

(2) 术前检查:①血常规、凝血功能;②肝活检患者检查肝功能,肾活检患者检查肾功能、尿常规;③心电图;④传染性疾病方面检查,一般包括肝炎病毒标志物、抗艾滋病抗体、抗梅毒抗体;⑤测血压。

(3) 知情同意:操作前向患者及家属进行术前交待,说明操作步骤及可能出现的并发症,在患者及家属签署知情同意书后,方可进行。

(4) 术前准备:①禁食 8 小时左右;②穿刺前测血压;③消毒麻醉前再次行超声检查,确定穿刺部位及进针路径。

2. 操作技术

(1) 根据穿刺目标及患者情况取合适体位,穿刺区域常规消毒、铺无菌巾。

(2) 用消毒后探头观察病灶,选定穿刺点及进针路径。

(3) 用 1%~2% 利多卡因进行局部浸润麻醉。

(4) 在超声引导下,按预定进针点及路径直接刺入活检针。当患者皮肤坚韧时,可用手术刀尖在皮肤刺 2mm 左右小切口,也可加用引导针,活检针通过引导针引导刺入。

(5) 在针尖到达穿刺目标后,根据所选用的活检针不同,按照相应的方法切割组织,拔针,取出标本,送病理检查。

(三) 适应证与禁忌证

1. 适应证　原则上,凡是超声能清楚显示、临床需要明确其组织病理学诊断的病变及结构,在有安全径路,没有禁忌证的情况下,均可进行超声引导下穿刺活检。常见的有:①良、恶性肿瘤的诊断与鉴别诊断;②肿瘤与非肿瘤病变的鉴别;③弥漫性肝脏、肾脏病变需要做组织病理学或免疫组化检查者;④移植器官排斥反应的诊断。

2. 禁忌证　有出血倾向、可疑动脉瘤、嗜铬细胞瘤、脏器表面的血管瘤、大量腹水等均为穿刺禁忌证。引导困难或无安全路径者禁忌穿刺。对合并严重心、肺疾病或功能不全、全身状态差或无法配合的患者穿刺要谨慎。

(四) 注意事项

1. 选择最佳穿刺路径,避免损伤周围重要脏器及大血管,见图 12-3。

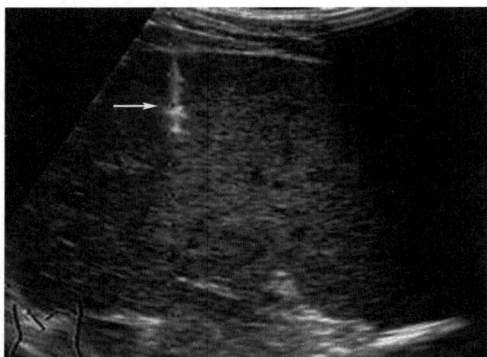

图 12-3　超声引导下肝穿刺活检针道(↓)

2. 尽量取到有代表性的组织,避免在肿块坏死及液化区域取材。

3. 术后患者平卧休息,注意观察血压、脉搏等生命体征变化。

（五）临床评价

超声引导下穿刺活检取材成功率高,对大多数病变能做出准确的组织病理学诊断,对临床有很大的指导意义。

二、超声引导细针穿刺抽吸细胞学检查

（一）设备

1. 穿刺针　原则上选用 20~23G 带针芯细针。
2. 其他　穿刺导向装置、引导针同超声引导下穿刺活检。

（二）穿刺前准备及操作方法

1. 穿刺前准备　同超声引导下穿刺活检。
2. 操作方法　进针前消毒、麻醉等操作同超声引导下穿刺活检。穿刺针按预选路径直接刺入病灶,或在引导针引导下进入穿刺目标。穿刺成功后,拔出针芯,接注射器针筒抽吸,在保持负压状态下,针尖在病灶内做 3~4 次小幅度提插运动,解除负压后拔针。

（三）适应证及禁忌证

同超声引导下穿刺活检。

（四）注意事项

除超声引导下穿刺活检的注意事项外,还要注意:
1. 可疑肿瘤病变,穿刺时应避免针尖脱出瘤体及针筒内出现正压,以免肿瘤播散。
2. 为了降低假阴性率,应对同一病灶的不同部位进行数次取样。

（五）临床评价

超声引导细针穿刺抽吸细胞学检查对良恶性疾病的鉴别有很大帮助,临床应用广泛。它的不足之处是对病变难以做出确切的组织病理学分类。

三、介入性超声诊断在各脏器疾病中的应用

介入性超声诊断广泛应用于多个脏器、多种疾病,其应用范围及临床评价见表12-1。

表 12-1 介入性超声诊断在各脏器疾病中的应用

	应用范围	临床评价
肝脏	①弥漫性病变:急慢性肝炎、肝硬化、非均匀性脂肪肝等;②局灶性病变:原发性肝癌、肝转移癌、肝硬化结节、血管瘤、肝局灶性结节样增生等。	超声引导下肝活检可以安全、准确地对肝脏病变进行组织病理学诊断,显著提高了肝脏疾病的诊断和治疗水平。
肾脏	①肾脏弥漫性病变:肾炎和肾病的分型等;②肾实性肿块良恶性的鉴别;③移植肾排斥反应的诊断。	目前,超声引导下肾活检已成为肾脏疾病诊断和鉴别诊断的主要手段。但当肾实质萎缩时,活检取得的标本难以获得有意义的诊断信息,因此要慎重。
腹膜	腹膜结节及增厚大网膜活检。	腹水患者常常伴有腹膜增厚或结节,超声引导下腹膜病变活检病理学检查可以明确腹水病因,对临床诊断有很大帮助。
胸膜、肺、纵隔	①肺边缘或肺门部孤立性或多发性结节;②弥漫性肺间质性病变;③胸膜肿物;④纵隔肿物。	超声引导下肺边缘、胸膜及纵隔病变穿刺活检,与 CT 定位比较具有实时、无辐射等优点。但超声受气体、胸骨和肋骨的影响较大,有一定的局限性。
妇产科	①妇科:超声引导下盆腔肿块穿刺活检、宫腔镜检查、宫腔声学造影等;②产科:超声引导下羊膜腔穿刺、胎儿取血、绒毛取样等。	介入性超声广泛应用于妇产科疾病的诊断,尤其在产科诊断方面占据着其他检查不可替代的地位。
小器官及浅表组织	①乳腺、甲状腺及甲状旁腺肿物;②浅表淋巴结;③浅表肿物。	实时高频超声能清晰显示浅表病变,准确引导介入性操作,在临床实践中占重要地位。
前列腺	①前列腺良恶性疾病的诊断与鉴别诊断;②前列腺癌的组织病理学分型。	经直肠超声引导下穿刺活检组织病理学检查已经成为前列腺疾病一项重要的诊断技术,大大提高了前列腺良、恶性病变的诊断与鉴别诊断能力。

第二节 超声引导下的介入性治疗

　　超声引导下的介入性治疗为临床提供了一种全新的微创性治疗手段,大大提高了临床治疗水平,本节重点介绍含液性病变穿刺抽吸和置管引流、超声介导微创性肿瘤治疗。

一、超声引导下含液性病变穿刺抽吸治疗和置管引流

　　(一) 胸、腹腔积液穿刺抽吸与置管引流

　　1. 适应证　原则上凡是临床需要进行诊断或治疗的胸、腹腔积液,超声扫查能清晰显示,能选择合适的进针路径且无穿刺禁忌证者,均可对其进行穿刺。

　　2. 禁忌证　同超声引导下穿刺活检。同时,未明确诊断的含液性病变也禁忌穿刺置管。

　　3. 设备　超声引导设备同穿刺活检,根据积液黏稠程度选择适宜大小的穿刺针、导丝、导管或导管针。

4. 操作方法　穿刺前准备及消毒麻醉等操作同穿刺活检。超声引导下将穿刺针刺入积液内,拔出针芯,连接注射器进行抽吸。需要置管引流时,选用导管针或导丝法。导管针刺入积液后,拔出针芯,液体流出后继续推进导管至合适深度,在导管末端连接引流装置,最后将导管固定于皮肤上。导丝法是将导丝经穿刺针腔刺入靶区,退出穿刺针,将引流管沿导丝放入积液内,最后拔出导丝,留置并固定引流管。脓性积液穿刺抽吸后,注入抗生素及生理盐水反复冲洗效果更佳。

5. 注意事项

(1) 选择最佳进针路径,避开大血管及邻近脏器。

(2) 操作过程中,注意针尖或导管位置,确保其始终处于积液中。

(3) 冲洗时,应记录出入液量,避免入大于出。

(4) 积液或脓肿有分隔形成多腔时,尽量使每个腔得到充分引流。

(5) 保证导管通畅,有效引流。

(二) 超声引导下囊肿穿刺硬化治疗

1. 治疗原理　超声引导下穿刺抽净囊液,注入硬化剂,使囊壁上皮细胞凝固坏死而失去分泌功能,从而达到治疗效果。硬化剂种类较多,常用95%酒精,酒精过敏者可选用平阳霉素。

2. 适应证

(1) 直径>5cm 的单发或多发囊肿。

(2) 囊肿引起明显临床症状者。

(3) 囊肿合并感染。

(4) 有破裂危险或可能发生扭转的囊肿。

3. 禁忌证

(1) 不能排除动脉瘤或血管瘤的囊性病变。

(2) 与胆道、胰管、泌尿道相通的囊肿。

(3) 未经确诊的肾囊性病变,不能除外肾积水、肾盂源性囊肿、囊性肾癌等疾病者。

(4) 其他同穿刺活检。

4. 操作方法

(1) 穿刺前准备及消毒麻醉等同穿刺活检。

(2) 穿刺针在超声引导下刺入囊肿内。

(3) 抽吸第一管囊液,留做常规及细胞学检查,同时取少量囊液做蛋白定性试验,明确为单纯性囊肿后,抽净囊液,注入硬化剂。

(4) 囊腔内留置适量硬化剂。

临床研究表明,注入酒精量为抽出囊液量的 1/5～1/2 即可使囊肿闭合,具体用量视患者的耐受程度而定,如果患者能够耐受,注入囊液量 1/2 的酒精效果更好,一般总量不超过50ml。注入酒精后保留 5min,使酒精与囊壁充分作用以提高疗效。然后抽净,再以 20ml/次的酒精反复冲洗 3 次。最后,囊内留置适量酒精,以 10ml 为宜。酒精过敏者,抽净囊液后将8～16mg 平阳霉素用 5ml 生理盐水溶解后注入囊腔并保留,见图 12-4。

5. 注意事项

(1) 囊肿抽吸引流时注意观察调整穿刺针位置,确保针尖位于囊肿中心部位。

（2）注入硬化剂前尽量抽净囊液，以免囊液稀释硬化剂而影响疗效。

（3）注入硬化剂时确认穿刺针位于囊内，以免硬化剂注入囊外产生不良后果。

（4）对酒精过敏者不能选用酒精作为硬化剂。

（三）临床评价

超声能实时准确地显示含液性病变的位置、大小及特征，有效指导介入性操作。超声引导下含液性病变的介入性治疗成功率高，并发症少，疗效确切，减轻了患者痛苦，替代了传统的手术疗法，已在临床广泛应用。

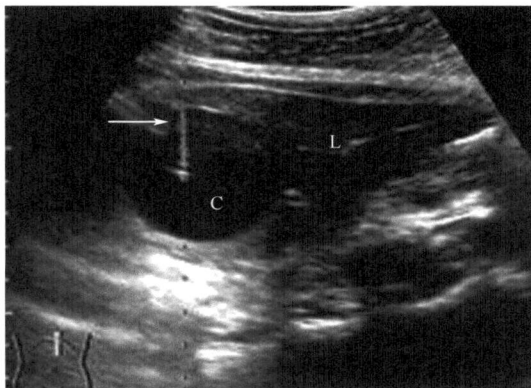

图 12-4　超声引导下肝囊肿硬化治疗
图中 C:囊肿;L:肝脏;→示穿刺针

二、超声介导微创性肿瘤治疗

近二十年来，随着介入性超声技术的发展及人们对介入性超声认识的深入，超声介导微创性肿瘤治疗在临床应用范围日益广泛。

（一）超声介导微创性治疗原理

在超声引导下向肿瘤内注射化学溶液或通过物理手段改变局部组织温度，使肿瘤细胞坏死、组织结构破坏，以杀死肿瘤或控制肿瘤进展。

（二）临床应用范围

可应用于多种脏器肿瘤的治疗，如原发性和继发性肝癌、乳腺癌、胰腺癌、肾癌、肺癌等，以肝脏恶性肿瘤应用最多，效果最好。

（三）治疗方法

可分为两种:化学消融法和物理消融法。

1. 化学消融法　是将无水乙醇、醋酸、高温生理盐水等注入肿瘤内部，造成局部坏死达到治疗目的。

（1）操作方法:①穿刺设备同穿刺活检，穿刺针多用专用 3 孔针:在距针尖约 3mm 处有 3 个侧孔，便于液体在肿瘤内均匀弥散。②超声引导下将穿刺针置入肿瘤内，之后进行注射。不同的注射物有着不同的注射方法。如注射无水乙醇与醋酸时，多数学者倾向于由病灶深部边缘开始逐步向中心及浅部退针、多点、多方向注射。

（2）疗程:疗程由肿瘤的大小、患者副反应的严重程度及治疗期间患者全身状况的变化等情况决定，一般 2~8 次。

（3）并发症:疼痛、发热是最常见的并发症。另外也有针道种植的报道。

（4）注意事项:力求足量注射，使注射液均匀扩散至整个病灶，以达到肿瘤完全消融的效果。治疗后定期随访、观察疗效。疗效较好的病例超声表现为肿块缩小、坏死液化,血流信号消失。

2. 物理消融法　通过各种物理手段使局部组织温度升高(达 45～50℃)或降低(达 -50～-40℃),从而导致肿瘤细胞蛋白变性,组织凝固性坏死,失去增殖、浸润和转移的能力。

(1) 治疗手段:包括**激光凝固治疗(interstitial laser photocoagulation,ILP)、微波凝固治疗(microwave coagulation theropy,MCT)、射频消融术(radiofrequency ablation,RFA)、高强度聚焦超声治疗(high-intensity focused ultrasound,HIFU)**、氩氦刀治疗等。

(2) 操作方法:①超声引导下穿刺设备和各种相应的治疗设备包括,激光仪、微波治疗仪、射频消融仪、超声靶向聚焦肿瘤治疗系统、氩氦刀微创靶向治疗系统等。此外,一般还需要监测局部温度的测温针。②超声定位后,常规消毒、麻醉,在超声引导下将光纤、微波天线、电极针等植入肿瘤,较大肿瘤可以多次进针,多点置针。激光、微波或射频技术通过致热效应使局部组织升温而灭活肿瘤细胞;氩氦刀采用氩气靶向制冷,氦气靶向致热的双重功效使肿瘤得到消融治疗;高强度聚焦超声治疗则利用治疗设备将超声能量聚焦于靶区,利用瞬间高温、空化和机械等效应杀死肿瘤细胞。

(3) 疗程:根据肿瘤大小、治疗效果、患者耐受情况决定疗程。激光凝固治疗一般需2～4次。微波凝固和射频治疗一般争取一次彻底消融,消融不彻底和复发病例可重复治疗。

(4) 并发症:主要为局部疼痛,发热(由组织坏死后分解产物吸收引起),也可有局部皮肤烫伤。感染、大出血等严重并发症少见。

(5) 注意事项:①超声引导定位要准确,确保肿瘤全部灭活,避免对周围组织的损伤。②治疗中注意监测温度,以判断和保证疗效。③治疗过程中尽量避免反复穿刺,以免出血与损伤。

3. 两种方法的比较　化学消融法简便易行、价廉、创伤小,在临床较早开展,广泛应用。但当肿瘤较大或较硬,注射阻力大时,注射液不易均匀扩散而影响疗效。物理消融法则不受这些不利因素的限制,可以有效地破坏肿瘤组织,疗效稳定且明显,发展前景较好。

(四) 临床评价

超声介导的微创肿瘤治疗效果显著,并发症少,安全经济,对一些不适合外科手术或手术难以切除的肿瘤也可以进行治疗。作为一种微创性治疗方法,迅速发展,在某些方面已替代手术治疗。

三、介入性超声治疗在各系统疾病中的应用

介入性超声治疗在各系统疾病中的应用见表 12-2。

表 12-2　介入性超声治疗在各系统疾病中的应用

	应用范围	临床评价
肝脏	①肝囊肿、多囊肝穿刺硬化治疗;②肝包虫病穿刺硬化治疗;③肝脓肿穿刺抽吸、置管引流;④肝癌结节消融治疗	超声引导下肝脏液性病变及肿瘤的介入性治疗,疗效确切,技术成熟,在临床广泛应用

续表

	应用范围	临床评价
肾脏	①肾囊肿、多囊肾的穿刺硬化治疗；②经皮肾盂穿刺置管引流；③肾肿瘤消融治疗	肾囊肿穿刺硬化治疗损伤小，治愈率高，已替代传统手术治疗。超声引导下肾盂穿刺置管引流准确、直观，广泛应用于临床。肾肿瘤消融治疗效果较好，有一定的发展前景
妇产科	①妇科：妇科恶性肿瘤穿刺注药、消融治疗；多囊卵巢穿刺抽吸治疗；超声引导下宫腔镜手术；超声引导下穿刺注药治疗宫外孕等；②产科：超声引导下穿刺取卵；超声引导下胎儿宫内治疗等	介入性超声治疗创伤小、并发症少，在妇产科领域中应用日益普及

第三节 腔内超声

腔内超声（endoluminal ultrasound）是将特殊超声探头直接或在内镜、导丝的引导下插入消化道、阴道、直肠、泌尿道、血管等管腔性结构进行扫查，观察管腔本身及周围结构病变。一般包括经食管超声、经阴道超声、经直肠超声、经泌尿道超声和血管内超声。

一、经食管超声

（一）经食管超声心动图

经食管超声心动图（transesophageal echocardiography，TEE）是将探头置于食管和胃底，从心脏的后方及下方实时动态地观察心脏及其周围血管。

1. 设备　经食管超声心动图探头为相控阵型，分为单平面、双平面和多平面三种。探头的屈伸、摆动由控制按钮控制。

2. 操作方法　①检查前仔细询问有无心血管系统及食管畸形、损伤等病史；②检查前6~8小时禁食；③对患者咽部行局部麻醉；④取左侧卧位，嘱患者做吞咽动作，在咽部扩展的瞬间将探头插入食管。分别在食管上段、食管中段、食管下段、胃底浅部和胃底深部进行扫查，获得心脏长轴与短轴、主动脉根部、升主动脉及降主动脉的长轴与短轴等切面的声像图。

3. 临床应用范围　心血管疾病的诊断，包括房间隔病变、心瓣膜病、感染性心内膜炎、主动脉病变、心内血栓、心房黏液瘤等。

4. 注意事项　严重心律失常、心肺功能不全、中重度食管静脉曲张、食管狭窄及食管畸形者禁忌行经食管超声心动图检查。

5. 临床评价　经食管超声心动图近场分辨力较高，可显示心腔内微细结构，并且不受心前区声窗大小的限制，大大提高了心血管疾病诊断的准确性。

（二）超声内镜

超声内镜（endoscopic ultrasonography，EUS）是在内镜顶端安置微型高频超声探头，将内镜插入空腔脏器内,通过内镜直接观察脏器腔面的形态,同时又可进行实时超声扫描,以获得管道壁本身及周围邻近脏器的超声图像。

1. 设备　目前,有线阵式超声内镜和扇形扫描超声内镜两种。扇形扫描内镜优点是扫描范围可达 360°,能清晰显示管壁层次。线阵式超声内镜显示范围与普通线阵探头一致。

2. 操作方法

(1) 水囊法:探头或镜端带水囊,向水囊内注入 3~5ml 无气水,以水囊做声耦合介质。

(2) 堵水法:在病灶下方充盈气囊,再在其上方注入一定量的无气水,使病灶浸在水中,便于观察。

(3) 水浸法:将无气水注入消化管腔内,探头在水中靠近病变扫查。

(4) 直接接触法:探头直接接触消化管黏膜进行扫查。

3. 临床应用范围

(1) 消化道疾病:食管与胃各种良恶性疾病的诊断与鉴别诊断、肿瘤侵犯深度及有无淋巴结转移的判断。

(2) 显示纵隔病变。

(3) 十二指肠及壶腹部病变的诊断。

(4) 胆囊及胆总管良恶性病变的诊断。

(5) 胰腺良恶性病变的诊断。

(6) 肝左叶及肝门部病变的观察。

(7) 超声内镜引导下的介入性诊断与治疗,如超声引导下胃肠道黏膜下病变穿刺活检等。

4. 注意事项　有内镜检查禁忌证者同样不宜进行超声内镜检查;检查前患者需要空腹 6 小时以上;检查者必须熟练掌握一般消化道内镜的操作技术,并且同时具有一定的超声检查经验及知识。

5. 临床评价　超声内镜不受骨骼、肥胖、肠气等影响,能清晰显示管壁的层次结构,判断病变的侵犯程度,获得比经腹超声及内镜检查更多的图像信息,大大提高了内镜和超声的诊断水平,尤其在消化系管腔肿瘤及胆胰微小肿瘤诊断方面的应用价值得到公认。

二、经阴道超声

经阴道超声(transvaginal ultrasound)包括阴道内超声检查及宫腔内超声检查,前者是将探头放置于阴道内扫查,后者是将探头放置在宫腔内扫查,见图 12-5。

1. 探头　阴道内超声探头是最早应用在临床的妇产科腔内超声探头,探头频率一般为 5~7.5MHz,扫描角度 90°~240°。宫腔内超声探头是继阴道内超声探头之后发展的新的妇产科腔内探头之一,直径一般在 2~7mm,频率 7.5~10 MHz,扫描角度 360°。

2. 操作方法

(1) 阴道内超声检查:受检者在检查前排空膀胱,取截石位;置少许耦合剂于探头上,套上橡胶套;检查者戴手套,左手分开外阴,右手持阴道探头柄,缓缓将探头送入阴道内,紧贴穹隆、宫颈,纵切、横切、前后移动观察子宫附件及盆腔其他脏器的情况。

（2）宫腔内超声检查：检查前嘱患者排净尿液，取截石位，常规消毒外阴、阴道、宫颈，铺无菌巾。将消毒后的宫腔内探头经宫颈管置于宫腔内并达宫底部。如探头直径>5mm，需用黑格扩张器扩张宫颈。探头由宫底部开始向宫颈部退出，边退边扫查。

3. 临床应用范围

（1）阴道病变：囊实性、良恶性病变的诊断与鉴别。

（2）子宫病变：①宫颈疾病（宫颈癌、宫颈那氏囊肿）；②内膜变化的观察及疾病的诊断（内膜增生过长、内膜息肉、内膜癌及有无肌层或颈管累及的判断等）；③子宫肌层疾病（子宫肌瘤、子宫腺肌症）；④子宫畸形。

（3）卵巢良恶性病变的诊断。

（4）滋养细胞疾病。

（5）孕早期胚胎发育的评价。

（6）异位妊娠早期诊断。

（7）宫内节育器检查。

（8）其他相邻脏器疾病的诊断与观察（膀胱颈部肿瘤、直肠肿瘤等）。

4. 注意事项

（1）此检查方法仅适用于有过性生活史的妇女，检查前要注意询问。

（2）检查时，应有女医护人员或家属陪伴。

（3）宫腔内超声检查是一种宫腔内操作，必须严格遵循无菌要求。

（4）在急性、亚急性生殖道炎症，阴道畸形等情况下，不宜做经阴道超声检查。

5. 临床评价 经阴道超声使超声探头接近靶器官，避免肠气、肥胖等干扰，观察子宫内膜及肌层较小病变效果较好，还可与宫腔镜检查同时进行，能获得高质量的声像图和丰富的信息，进而提高诊断的准确性。但是由于探头的穿透力较差，对较大病变的观察有一定的局限性。

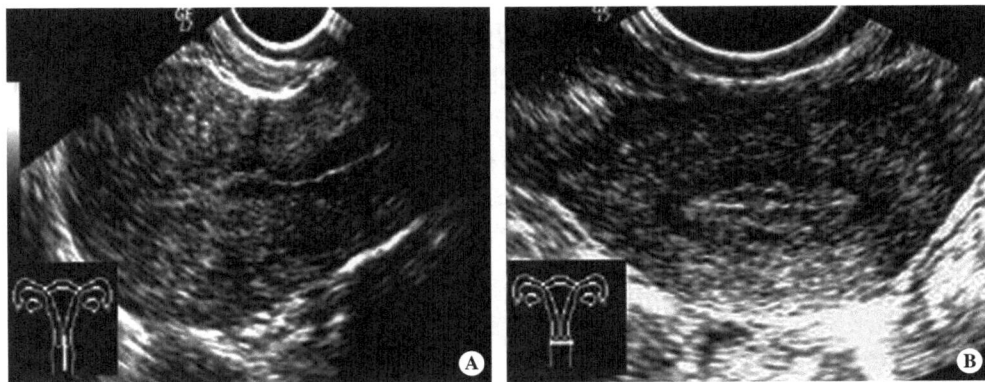

图 12-5 经阴道正常子宫声像图
A:纵切面;B:横切面

三、经直肠超声

1. 设备 直肠超声探头是根据声束发射方向分单平面、双平面和多平面三种，根据晶片是否安装在探头顶端分为端射式和非端射式。目前临床上常用的是端射式腔内探头和双平面腔内探头,前者可灵活操作以多角度扫描,后者由横向凸阵和纵向线阵组成。

2. 操作方法　检查前嘱患者排净大便,必要时可清洁灌肠;取左侧卧位、截石位或胸膝位,临床多采取左侧卧位;在探头表面涂耦合剂后套上橡胶套,挤压排净探头与橡胶套间的气泡,再在套外涂耦合剂起润滑作用,将探头插入直肠内进行扫查。

3. 临床应用范围　目前,经直肠超声检查应用最广泛的是对前列腺、精囊腺疾病的诊断。它可用于前列腺病灶的检出,前列腺穿刺活检、超声造影、微创治疗的引导以及前列腺癌疗效的监测等。另外,还可用于盆腔其他疾病(直肠肛管病变、尿道疾病、输尿管下段及膀胱疾病等)的检查以及介入性治疗和腔内手术操作的监测。

4. 注意事项

(1) 探头插入直肠时应循其生理弧度置入,手法要轻柔。

(2) 扫查时要全面系统扫查,以免漏诊。

(3) 检查前应常规行直肠指检,初步了解病变情况。

(4) 经直肠超声引导下前列腺穿刺活检注意事项同超声引导下组织学穿刺活检。另外,由于直肠本身属于有菌器官,在穿刺前后几天内可服用抗生素以防感染。

5. 临床评价　经直肠超声检查使用高分辨力探头对盆腔脏器进行近距离扫查,与经腹超声检查相比,可获取更多、更清晰的图像信息。它已经成为前列腺疾病尤其是前列腺癌早期诊断的一种重要的影像学检查方法。经直肠超声引导下前列腺穿刺活检、前列腺超声造影等技术的应用大大提高了前列腺癌的诊断水平,经直肠超声引导下前列腺癌微创性治疗使前列腺癌的治疗技术有了新的进展。

四、经泌尿道超声

在直视或内镜(膀胱镜或经皮肾盂镜)引导下,将导管式腔内探头插入泌尿道,以经腔途径显示泌尿系统器官本身以及周围结构。

1. 设备　通常所用的探头频率为 $9\sim30MHz$。放置探头的导管长度为 $95\sim200cm$,直径为 $1\sim3mm$,最常见的探头直径为 $2mm$。操作时通常需要将 $0.5\sim1ml$ 生理盐水或无菌蒸馏水注入导管腔内,以水作为耦合剂。

2. 操作方法　探头进入泌尿道腔内有两种途径:①探头从尿道外口进入尿道腔内,经尿道向上,通过尿道镜或膀胱镜的辅助进入输尿管和肾盂内。②利用经皮肾盂镜途径或经皮肾穿刺造瘘通道进入肾盂,由上向下进入泌尿道。

3. 临床应用范围

(1) 诊断泌尿道自身病变:包括各种膀胱、尿道及上尿路的良恶性肿瘤、尿路狭窄、尿路梗阻、尿道憩室、尿道瘘、尿道腔内支架等。

(2) 诊断泌尿道周围结构病变:如前列腺增生、前列腺肿瘤、尿道周围异物等。

4. 注意事项

(1) 熟悉正常解剖和超声声像图对于辨别异常表现及准确定位有很大帮助。

(2) 管腔内声像图为 $360°$ 断面成像,应该遵循一个标准的图像定位方法来观察。当患者仰卧并向头侧方向观察时,超声图像与 CT 图像方位一致。

5. 临床评价　膀胱镜、肾盂镜等能直接观察泌尿道管腔及管壁表面,但是无法显示管壁层次及邻近结构;经腹超声受肠气、肥胖等干扰对尿道、输尿管的显像受到很大限制。经泌尿道腔内超声可以弥补内镜和经腹超声检查的不足。它不仅能清晰显示病变,还能对肿瘤进行分期、判断病变的浸润深度及有无周围组织结构受侵等,对临床治疗起着很好的指导作用。经泌尿道超声检查要求操作者有熟练的内镜操作技术和一定的超声经验,同时对仪器也有较高要求,因此,在临床应用还不广泛,有待于进一步发展。

五、血管内超声

血管内超声(intravascular ultrasound,IVUS)是通过导丝引导,将超声导管探头放入血管中进行扫查,获得高分辨力血管截面图像,同时观察管腔及管壁。声像图上血管壁各层与导管呈向心围绕:内层为高回声的内膜,中间为低回声的间层,外层为高回声的血管外膜。血管内超声主要应用于冠状动脉和颈动脉疾病的诊断,检查斑块特点、血流循环和管壁压力等,另外还可以辅助血管疾病的介入性治疗,如指导和监测冠状动脉成形术等。

第四节　术　中　超　声

术中超声(intraoperative ultrasonography,IOUS)是指在手术过程中应用术中超声探头对病变进行诊断、定位以指导手术或其他介入性操作的进行。

1. 术中超声临床意义

(1)发现术前影像学检查未能显示的微小病灶。

(2)检测术中视诊及触诊不易发现的深在病变。

(3)明确病变的数量、部位、性质、范围及其与周围组织结构的关系,为术式的选择提供依据。

(4)在术中超声引导下进行介入性诊断和治疗,如穿刺活检、抽吸、注药治疗等。

(5)确定手术切除范围与界限,监测病变有无残留以确认手术效果。

2. 设备　　主要包括适合术中使用的超声仪和专用术中探头,如术中需要进行介入性操作时还要配备穿刺导向装置、穿刺针等设备。术中超声探头品种多样,T型、I型探头适于检查肝、肾、胰等脏器;笔型探头适用于检查血管、胆道、脊髓等;指套式微型探头套在术者食指前端,适用于横膈后方肝右后叶病变的检查;另外还有专用的腹腔镜超声探头和神经外科术中探头。探头频率根据需要选择,因检查的脏器及解剖部位不同而有所区别。术前应对探头进行消毒,探头电缆线套无菌保护套。探头与脏器之间要以无菌盐水作为耦合剂。

3. 操作方法

(1)扫查方法:①直接接触法:是最常用的方法,将探头直接置于脏器表面扫查。该方法操作方便、探头移动灵活,但当目标表面不平时,探头与组织之间夹有气体,影响观测。②游离扫查:当探头无法直接接触目标时,可用生理盐水灌注术野,探头置于水中,间接对目标进行扫查。该方法可以克服接触扫查法的缺点,但操作较麻烦,也不利于观察深部病变。由于水的后方增强效应,观察时应适当调低仪器增益,并且,在注入生理盐水时操作要轻巧,以免产生气泡。

(2)扫查顺序及方向:无固定模式,可以从任意方向自由扫查。一般按从上至下、从左至右对脏器进行系统扫查,发现病灶后改变探测方向和角度多切面、多角度地观察。总之,扫查一定要全面、仔细、认真,以免遗漏。

4. 注意事项

(1)熟悉病史及术前影像学检查结果,做到心中有数,提高术中超声的针对性,缩短检查时间,同时也便于和术中超声检查的结果对照,以免遗漏。

(2)术中超声与常规超声比较,声像图有放大感,在评价病变大小时不可仅凭感觉估测,要用标尺进行精确测量。

(3)由于术中探头特性不同、近距离扫查等因素影响,病灶的声像图特征会发生变化,操作者要对术中超声声像图特点有所了解。

5. 术中超声的应用范围

(1)疾病诊断:术中超声检查主要是确认术前诊断,探查深在、细小病灶,明确病变部位、性质、血流动力学状况、与周围脏器、脉管等的解剖关系等。通过系统全面扫查,对病变的状况及分期等有一个准确的认识,协助术中决策,确认或修正术前的治疗方案。目前,术中超声已广泛应用于肝胆、乳腺、妇产、整形、神经外科等几乎所有外科系统。

(2)术中定位及手术效果监测:术中对病变进行定位,确定手术切除范围,选择最佳的手术入路。术后观察病变有无残留,监测手术效果。

(3)术中超声引导下介入性诊断与治疗:术中超声引导下对病变进行穿刺、活检、置管引流、注药等介入性诊疗,进一步提高了诊断的准确性,扩展了新的治疗方法。

(4)移植手术中的应用:在肝移植及肾移植手术中,检测吻合血管的通畅性,术中超声能及时发现血管并发症,及时处理,提高手术的成功率。

(5)腹腔镜手术中的应用:在腹腔镜手术中使用**腹腔镜超声(laparoscopic ultrasound, LUS)**,为术者提供病变部位、数量、侵及深度及范围等更多信息,保障微创外科手术安全、准确地施行。

6. 临床评价

(1)优点:①术中超声与经体表超声比较,不受腹壁、气体、盲区、死角等因素影响,分辨力高,能较好地判断病变范围及与周围重要结构的关系、了解病变的血流动力学信息,使术中诊断更准确、术式选择更合理。②可作为介入性诊疗的重要引导手段,提高临床的诊断和治疗水平。③与以往的术中X线造影相比,术中超声具有操作简单、无放射性、可重复性强等优点,另外,可以直观地对病变及周围结构进行观察,对病变的定性能力更强。

(2)局限性:①探头频率较高,穿透力有限,检查较大的实质性脏器时,深部病灶难以显示,容易漏诊。②探头小巧,成像视野较小,很难一次显示血管、胆管、胰管等全貌。

(王学梅)

中英文名词对照

艾森门格综合征　Eisenmenger syndrome
靶环征　target sign
靶向超声　targeted ultrasound,TU
白内障　cataract
斑点状回声　spotted echo
膀胱结石　vesical calculi
膀胱憩室　deverticulum of bladder ?
膀胱肿瘤　tumor of bladder
表面成像　surface rendering
波长　wave length,λ
玻璃体积血　vitreous hemorrhage
布-加综合征　Budd-Chiari syndrome
部分性葡萄胎　partial hydatidiform mole
彩色多普勒血流显像　color Doppler flow imaging,
　CDFI
彩色室壁动态　color kinesis,CK
侧脑室　lateral ventricle
侧向分辨力　lateral resolution
层流　laminar flow
肠梗阻　intestinal obstruction
肠套叠　intestinal intussusception
超声　ultrasound
超声测量　ultrasonic measurement
超声成像　ultrasonic imaging
超声分辨力　ultrasonic resolution
超声内镜　endoscopy ultrasonography,EUS
超声声像图　ultrasonogram
超声伪像　artifact
超声心动图　echocardiography
超声血管成形　ultrasonic angioplasty,UA
超声医学　ultrasonic medicine
超声诊断学　ultrasonic diagnostics
超声诊断仪　diasonograph
超声治疗学　ultrasonic therapeutics
超声组织定征　ultrasonic tissue characterization,UTC
成骨肉瘤　osteogenic sarcoma
川崎病　Kawasaki disease
错构瘤　renal hamartoma
大动脉转位　transposition of the great arteries,TGA
单角子宫　unicornuate uterus
单卵双胎　enzygotic twins

单脐动脉　single umbilical artery
胆道蛔虫病　biliary ascariasis
胆道积气　gas accumulation of bile duct
胆管癌　carcinoma of bile duct
胆囊癌　carcinoma of gallbladder
胆囊结石　gallstone
胆囊息肉样病变　polypoid lesions of gallbladder
弹性成像　elastography,ESG
等速表面积血流　proximal isovelocity surface area,
　PISA
低回声　hypoechoic
定量组织速度成像　quantitative tissue velocity ima-
　ging,QTVI
动脉导管未闭　patent ductus arteriosus,PDA
动脉瘤　aneurysm
动脉栓塞　artery embolism
对比超声成像　contrast ultrasonography,CU
对比分辨力　contrast resolution
对比谐波成像　contrast harmonic imaging
多发性大动脉炎　polyarteritis
多囊肝　polycystic disease of liver
多囊卵巢综合征　polycystic ovarian syndrome
多囊肾　polycystic kidney
多普勒超声心动图　Doppler echocardiography
多普勒显示法　Doppler display
多普勒效应　Doppler effect
多胎妊娠　multiple pregnancy
恶性淋巴瘤　malignant lymphoma
二尖瓣瓣口面积　mitral valval orifice area,MVA
二尖瓣复合体　mitral complex
二尖瓣关闭不全　mitral incompetence,MI
二尖瓣前叶开放顶点至室间隔距离　E point septal
　separation ,EPSS
二尖瓣脱垂　mitral valve prolapse,MVP
二尖瓣狭窄　mitral stenosis,MS
二维超声心动图　two-dimensional echocardiography,
　2-DE
二维切面显示法　two dimensional display
法洛四联征　tetralogy of Fallot,F4
反射　reflection
房间隔缺损　atrial septal defect,ASD

房室隔缺损　atrio-ventricular septal defect

非毒性甲状腺肿　goiter

肥厚型心肌病　hypertrophic cardiomyopathy，HCM

肺动脉瓣关闭不全　pulmonary incompetence，PI

肺动脉瓣狭窄　pulmonary stenosis，PS

峰值跨瓣压差　peak transprosthetic pressure gradients，PPG

幅度调制显示法　amplitude modulation display

负荷超声心动图　stress echocardiograhy，SE

附睾　epididymis

附睾附件　epididymal appendage

附睾炎　epididymitis

腹膜后积液　retroperitoneal effusion

腹膜后间隙　retroperitoneal space

腹膜后淋巴结转移癌　lymphatic metastatic carcinoma of retroperitoneum

腹膜后脓肿　retroperitoneal abscess

腹膜后血肿　retroperitoneal hematomas

腹膜间皮瘤　peritoneal mesothelioma

腹膜转移癌　peritoneal metastatic carcinoma

腹腔镜超声　laparoscopic ultrasound，LUS

腹水　ascites

肝包虫病　hydatid disease of liver

肝囊肿　cyst of liver

肝内胆管结石　stones of intrahepatic duct

肝脓肿　hepatic abscess

肝破裂　hepatorrhexis

肝外胆管结石　stones of extrahepatic duct

肝硬化　liver cirrhosis

肝脏血管瘤　hemangioma of liver

感染性心内膜炎　infective endocarditis，IE

高回声　hyperechoic

高强度聚焦超声　high intensity focused ultrasound，HIFU

高血压　hypertension

高血压性心脏病　hypertensive heart disease

睾丸　testis

睾丸附件　testicular appendage

睾丸扭转　testicular torsion

睾丸炎　orchitis

睾丸肿瘤　testicular tumor

格林森系统　Glisson system

宫内节育器　intrauterine contraceptive device，ICD

孤立肾　solitary kidney

孤立性骨囊肿　solitary bone cyst

股骨长度　femur length，FL

骨化性肌炎　myositis ossificans

骨髓炎　osteomyelitis

骨与关节结核　tuberculosis of bone and joint

骨转移癌　metastatic carcinoma of bone

冠心病　coronary heart disease

冠状动脉粥样硬化性心脏病　coronary artery atherosclerotic heart disease

腘窝囊肿　cyst of popliteal fossa

横向分辨力　transverse resolutio

后巩膜葡萄肿　conus scleralis

壶腹周围癌　periampullary carcinoma

环状回声　ringy echo

黄素囊肿　leuteivic cyst

灰度　gray

灰阶　gray scale

辉度　brightness

辉度调制显示法　brightness modulation display

回声　echo

回声强度　echo intensity

火山口征　crater sign

机械效应　mechanical effect

肌肉损伤　muscular trauma

畸胎瘤　teratoma

激光凝固治疗　interstitial laser photocoagulation，ILP

急性胆囊炎　acute cholecystitis

急性阑尾炎　acute appendicitis

急性乳腺炎　acute mastitis

急性胰腺炎　acute pancreatitis

脊柱　vertebral column

脊柱裂　spina bifida

夹层动脉瘤　dissecting aneurysm

甲状腺　thyroid

甲状腺癌　thyroid carcinoma

甲状腺功能亢进　hyperthyroidism

甲状腺腺瘤　thyroid adenoma

假肾征　pseudo-kidney sign

假性动脉瘤　false aneurysm

腱鞘囊肿　ganglion cyst

结核性腹膜炎　tuberculous peritonitis

结节性甲状腺肿　nodular gotier

介入性超声　interventional ultrasound

介质　medium

介质密度　media density，ρ

经食管超声心动图　transesophageal echocardiography，TEE

经胸壁超声心动图　transthoracic echocardiography，

TTE

经阴道超声　transvaginal ultrasound

经直肠超声　transrectal ultrasound

晶体脱位　lens dislocation（dislocation of lens）

精索静脉曲张　varicocele

颈动脉海绵窦瘘　carotid cavernous sinus fistula，CCSF

颈动脉硬化性闭塞症　carotid arteriosclerotic occlusive disease，ASO

颈内静脉瘤（颈内静脉扩张）　internal jugular vein phlebectasia

静脉血栓形成　venous thrombosis

空化效应　cavitation effect

空间分辨力　spatial resolution

库氏法　Couinand

扩张型心肌病　dilated cardiomyopathy，DCM

阑尾周围脓肿　peri-apendical abscess

连续频谱多普勒　continuous wave spectral Doppler，CW

联体儿　conjoined twins

淋巴结　lymph node

淋巴结非特异性炎症　nonspecific inflammation of lymph node

淋巴结结核　tuberculosis of lymph node

鳞状细胞癌　squamous cell carcinoma

流产　abortion

滤泡癌　follicular carcinoma

滤泡囊肿　follicular cyst

卵巢　ovary

卵巢浆液性囊腺瘤　serous cystadenoma of ovary

卵巢卵泡膜细胞瘤　theca cell tumor

卵巢囊性畸胎瘤　cystic teratoma of ovary

卵巢内胚窦瘤　endodermal sinus tumor of ovary

卵巢巧克力囊肿　chocolate cyst of ovary

卵巢无性细胞瘤　dysgerminoma of ovary

卵巢纤维瘤　fibroma of ovary

卵巢黏液性囊腺瘤　mucinous cystadenoma of ovary

卵黄囊　yolk sac

脉冲频谱多普勒　pulse wave spectral Doppler，PW

脉络丛　choroid plexus

脉络膜黑色素瘤　choroidal melanoma

脉络膜脱离　choroidal detachment

慢性胆囊炎　chronic cholecystitis

慢性肺源性心脏病　chronic cor pulmonale

慢性胰腺炎　chronic pancreatitis

M 型超声心动图　M mode echocardiography

囊性淋巴管瘤　cystic lymphangioma

脑积水　hydrocephalus

脑膜脑膨出　meningocephalocele

脑膜膨出　meningocele

脑膨出　encephalocele

能量多普勒成像　power Doppler imaging，PDI

黏液瘤　myxoma

牛眼征　bull's eye sign

欧氏瓣　Eustachian valve

盆腔静脉曲张症　pelvic varices

盆腔脓肿　pelvic abscess

盆腔炎　pelvic inflammation

皮样囊肿　dermoid cyst

脾梗死　infarction of spleen

脾破裂　splenic rupture

脾脏肿瘤　tumor of spleen

脾肿大　splenomegaly

频率　frequence，f

频谱　frequency spectrum

频谱幅度　spectrum range

频谱辉度（亮度）　spectrum brightness

频谱宽度　spectrum width

频谱时相　spectrum phase

频移　frequency deviation，fd

频移方向　frequency shift direction

平滑肌瘤　leiomyoma

平滑肌肉瘤　leiomyosarcoma

平均跨瓣压差　mean transprosthetic pressure gradients，MPG

葡萄胎　hydatidiform mole

"葡萄征"或"群集征"　cluster sign

脐带　umbilical cord

前列腺癌　carcinoma of prostate

前列腺增生　benign prostatic hyperplasia

前置胎盘　placenta previa

腔内超声　endo-luminal sonography，ELUS

强回声　strong echo

桥本病　Hashimoto disease

鞘膜积液　hydrocele of tunica vaginalis

切面超声心动图　cross sectional echocardiography

侵袭性葡萄胎　invasive hydatidiform mole

丘脑　thalamus

缺血性心脏病　ischemic heart disease

热效应　thermal effect

妊娠囊　gestation sac

绒毛膜癌　chorionic carcinoma

融合肾　fused kidney
乳头状癌　papillary carcinoma
乳腺癌　carcinoma of breast
乳腺纤维囊性变　fibrocystic changes of the breast
乳腺纤维腺瘤　fibroadenoma
乳腺增生性病变　breast hyperplasia
三房心　cor triatrium
三尖瓣反流　tricuspid regurgitation, TR
三尖瓣复合体　tricuspid complex
三尖瓣关闭不全　tricuspid incompetence, TI
三尖瓣狭窄　tricuspid stenosis, TS
三维成像　three dimensional echography, 3-DE
散射　scattering
扇型扫描　sector scanning
射频消融术　radiofrequency ablation, RFA
神经鞘膜肿瘤　nerve sheath tumor
神经纤维瘤　neurofibroma
肾癌　renal carcinoma
肾创伤　renal trauma
肾动脉狭窄　renal artery stenosis
肾发育不全　renal hypoplasia
肾积水　hydronephrosis
肾结核　renal tuberculosis
肾结石　renal calculi
肾囊肿　renal cyst
肾胚细胞瘤　nephroblastoma
肾上腺　adrenal gland
肾上腺囊肿　cyst of adrenal gland
肾上腺皮质腺癌　adrenocortical carcinoma
肾上腺皮质腺瘤　adrenocortical adenoma
肾上腺皮质增生　adrenocortical hyperplasia
肾血管平滑肌脂肪瘤　renal angiomyolipoma
肾盂肿瘤　tumor of renal pelvis
声波　sound wave
声波传播　sound propagation
声波强度　sound intensity
声场　sound field
声能　sound energy
声束　sound beam
声衰减　acoustic attenuation
声速　sound velocity, C
声学定量　acoustic quantification, AQ
声源　sound source
声晕　halo
声阻抗　acoustic resistance, Z
时间分辨力　time resolution

实时动态显像　real-time dynamic imaging
视网膜母细胞瘤　retinoblastoma, RB
视网膜脱离　retinal detachment
室壁运动指数　wall motion score index, WMSI
室间隔缺损　ventricular septal defect, VSD
嗜铬细胞瘤　pheochromocytoma
舒张期平均血流速度　mean velocity in diastole, Vm
舒张早期峰值血流速度　peak velocity in early diastole, Vp
输卵管　oviduct
输尿管结石　ureteral calculi
输尿管肿瘤　tumor of ureter
术中超声　intraoperative ultrasonography
双顶径　biparietal diameter, BPD
双角子宫　bicornuate uterus
双卵双胎　dizygotic twins
双胎输血综合征　twin-twin transfusion syndrome, TTTS
双子宫　double uterus
髓样癌　medullary carcinoma
锁骨下动脉窃血综合征　subclavian artery steal syndrome
胎盘　placenta
胎盘早剥　placental abruption
胎头　fetal head
胎芽　embryo bud
探头　probe
套筒征　cover tube-shaped sign
体元成像　volume rendering
同心圆征　donut sign
头围　head circumference, HC
透过指数　permeability index, PMI
透射　transmission
透声窗　acoustic window
图像均匀性　image uniformity
湍流　turbulent flow
团块状回声　gobbet echo
瓦氏窦　sinus of Valsalva
完全性葡萄胎　complete hydatidiform mole
微波凝固治疗　microwave coagulation theropy, MCT
未分化癌　undifferentiated carcinoma
胃癌　gastric carcinoma
涡流　eddy flow
无回声　anechoic
无脑儿　anencephalus
下肢深静脉瓣膜功能不全　deep valvular insufficien-

cy,DVI

先天性胆道囊状扩张症 congenital cystiform dilatation of bile duct

先天性髋脱位 luxatio coxae congenita

先天性无子宫 congenital absence of uterus

纤维肉瘤 fibrosarcoma

线性扫描 linear scanning

线状回声 linear echo

像素 pixel

消化道闭锁 alimentary tract atresia

小脑 cerebellum

谐波成像 harmonic imaging

心包积液 pericardial effusion

心包炎 pericarditis

心肌病 cardiomyopathy

心肌炎 myocarditis

心肌致密化不全 noncompaction of ventricular myocardium,NVM

心脏功能 cardiac function

心脏压塞 cardiac tamponade

性能指数 performance index ,PI

胸廓 thoracic cage

旋流 rotational flow

血管瘤 hemangioma

血吸虫病 schistosomiasis

压差减半时间 pressure half-time,PHT

亚急性甲状腺炎 subacute thyroiditis

羊水 amniotic fluid

羊水过多 polyhydramnios

羊水过少 oligohydramnios

医学影像学 medical imaging

胰岛素瘤 insulinoma

胰腺癌 carcinoma of pancreas

胰腺囊肿 cyst of pancreas

移植肾 transplanted kidney

异位妊娠 ectopic pregnancy

异位肾 renal ectopia

阴囊 scrotum

隐睾症 cryptorchidism

应变率成像 strain rate imaging,SRI

硬化性腺病 sclerotic disease

有效瓣口面积 effective valval orifice area,EOA

淤血肝 congestive liver

原发性腹膜后肿瘤 primary retroperitoneal tumor

原发性肝癌 primary carcinoma of liver

原始胎盘 placenta

运动显示法 motion display

晕环 halo sign

噪声 noise

折射 refraction

枕额径 occipitofrontal diameter,OFD

真性动脉瘤 true aneurysm

脂肪肝 fatty liver

脂肪肉瘤 liposarcoma

中等回声 medium level echo

中脑 midbrain

重复肾 duplex kidney

主动脉瓣关闭不全 aortic incompetence ,AI

主动脉瓣狭窄 aortic stenosis,AS

主机 mainframe

转移性肝癌 metastatic carcinoma of liver

转移性淋巴结 metastatic lymph node

子宫 uterus

子宫附件 uterine appendages

子宫肌瘤 uterus myoma

子宫内膜癌 endometrial carcinoma

子宫腺肌病 adenomyosis

子宫腺肌瘤 adenomyoma

自动活检装置 automatic biopsy device

纵隔子宫 septal uterus

纵向分辨力 longitudinal resolution

阻塞性黄疸 obstructive jaundice

组织多普勒成像 tissue Doppler imaging,TDI

组织同步成像 tissue synchronization imaging,TSI

组织谐波成像 tissue harmonic imaging

组织追踪图 tissue tracking,TT

左肾静脉压迫综合征 left renal vein entrapment syndrome

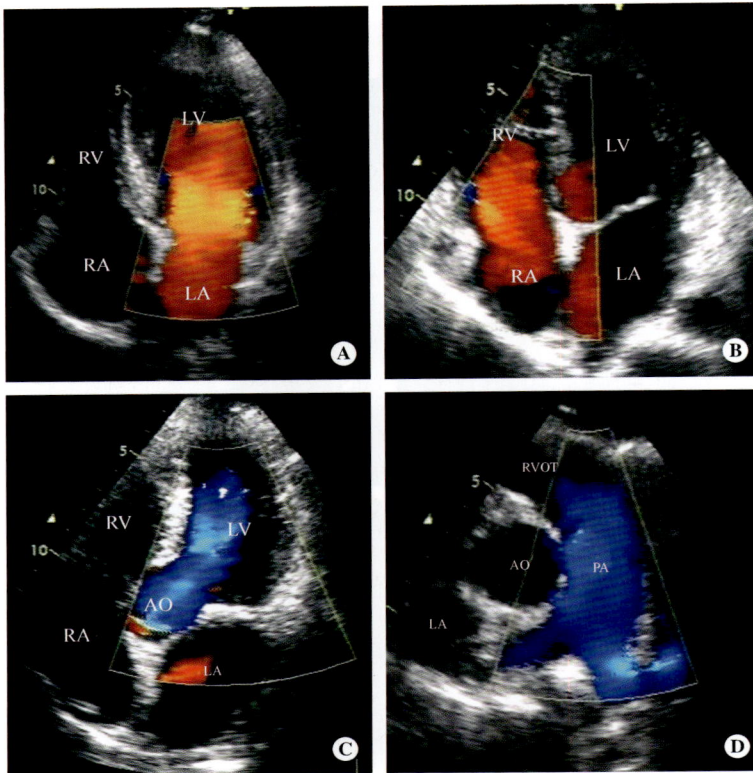

彩图2-1　心脏各瓣口正常彩色多普勒血流图

A：心尖四腔切面图示二尖瓣口红血流束；B：心尖四腔切面图示三尖瓣口红血流束；

C：心尖五腔切面图示主动脉瓣口蓝色血流束；D：心底短轴切面图示肺动脉瓣口蓝色血流束

图中LA：左房；LV：左室；RA：右房；RV：右室；AO：主动脉；RVOT：右室流出道；PA：肺动脉

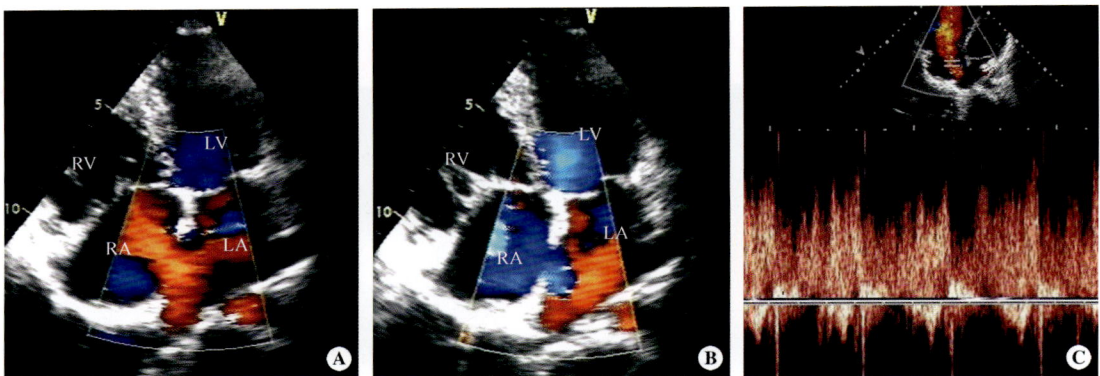

彩图2-2　房间隔缺损血流图

A：彩色多普勒超声示从左心房经缺损处到右心房分流的红色血流；B：彩色多普勒超声示从右心房经缺损处到左心房

分流的蓝色血流；C：脉冲多普勒超声示房间隔缺损湍流频谱

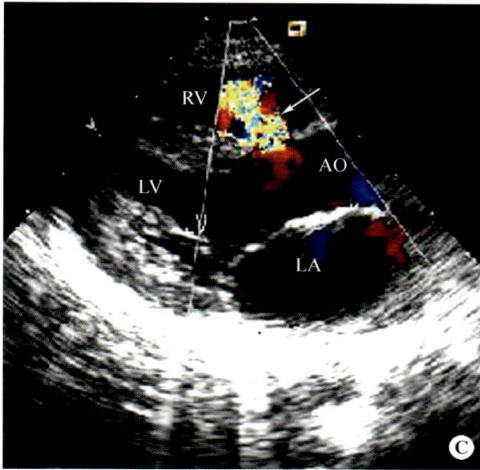

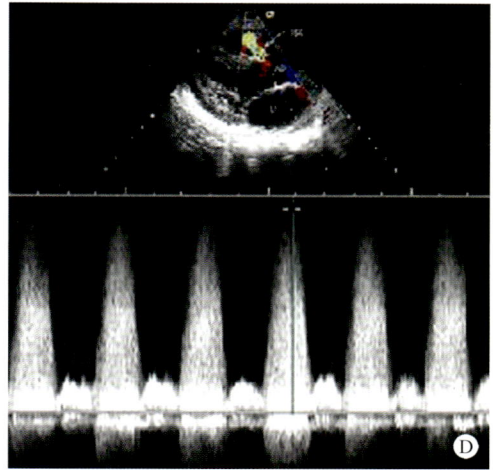

彩图2-3 室间隔缺损

C：彩色多普勒超声示收缩期从左心室经缺损处向右心室分流；D：多普勒超声示连续多普勒于收缩期湍流频谱

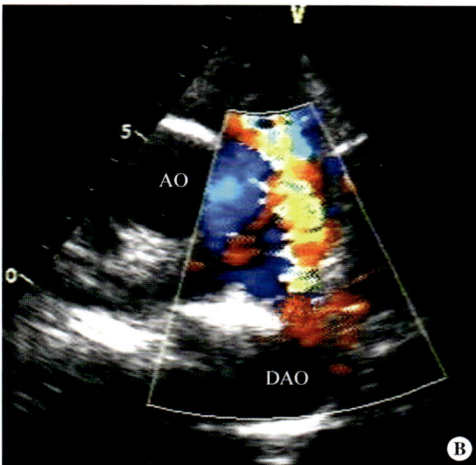

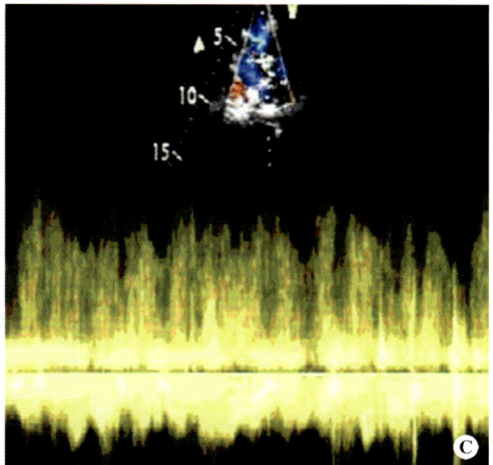

彩图2-4 动脉导管未闭

B：彩色多普勒超声示从降主动脉到主肺动脉分流血流；C：连续多普勒超声示全心动周期湍流频谱

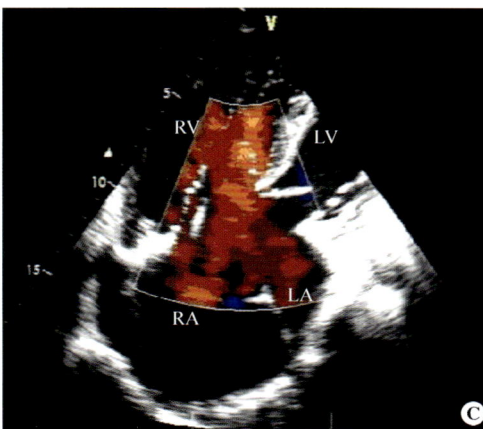

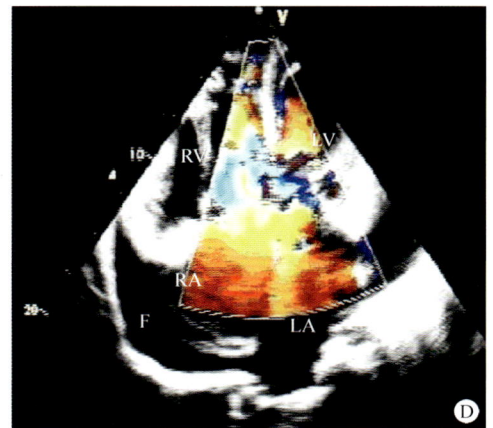

彩图2-5 房室隔缺损

C：彩色多普勒超声示部分型房室隔缺损舒张期左向右分流；D：彩色多普勒超声示完全型房室隔缺损
四个心腔血流相互交通

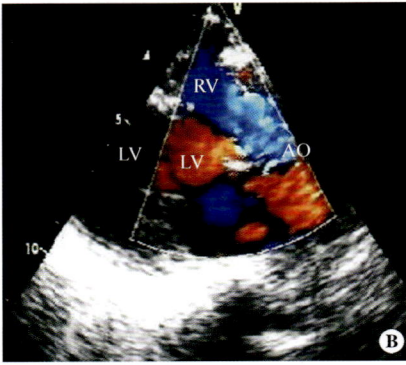

彩图2-6　法洛四联征
彩色多普勒超声示收缩期右室蓝色血流及左室
红色血流同时流入主动脉；图中AO：主动脉

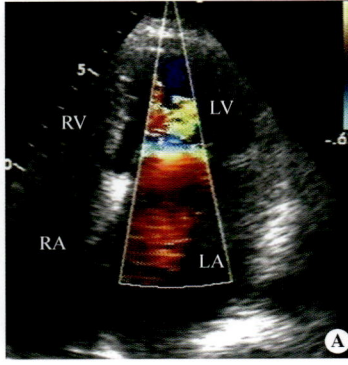

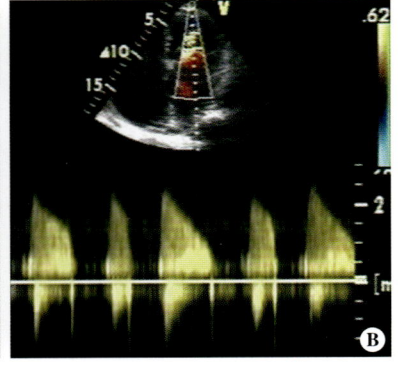

彩图2-7　二尖瓣狭窄血流图
A：彩色血流显像，二尖瓣口红色为主的射流束；B：彩色血流显像
及连续多普勒湍流频谱

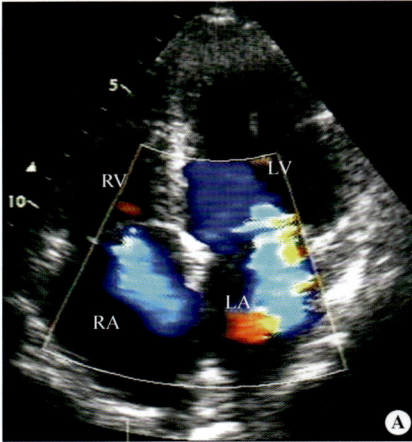

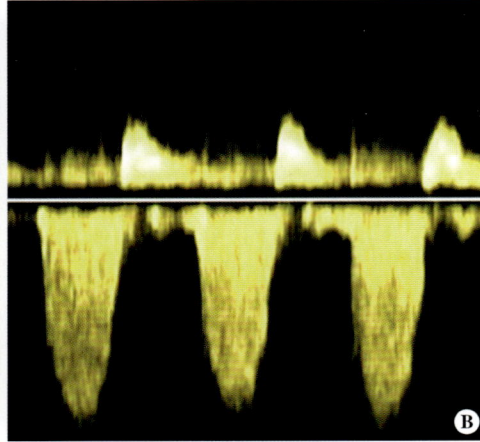

彩图2-8　二尖瓣关闭不全
A：彩色血流显像，左房内见二尖瓣口蓝色为主的反流束，右房内见三尖瓣口蓝色为主的反流束；
B：连续多普勒频谱

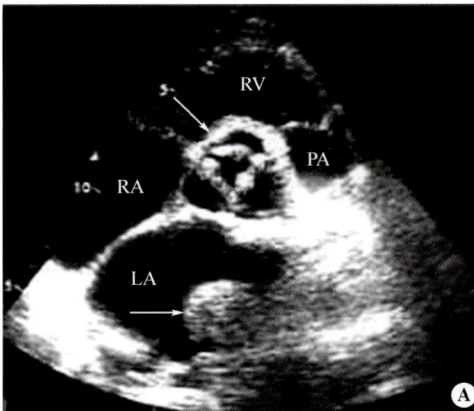

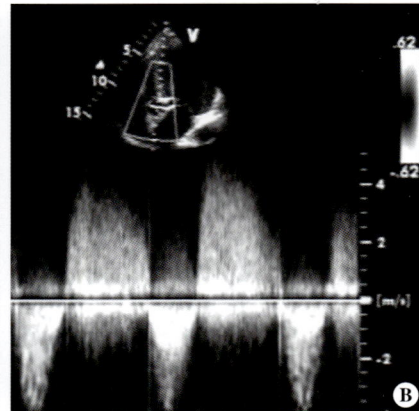

彩图2-9　主动脉瓣狭窄
A：二维超声心动图，↓示增厚主动脉瓣，→左房内血栓；
B：连续多普勒，基线下示收缩期射流及基线上示舒张期反流

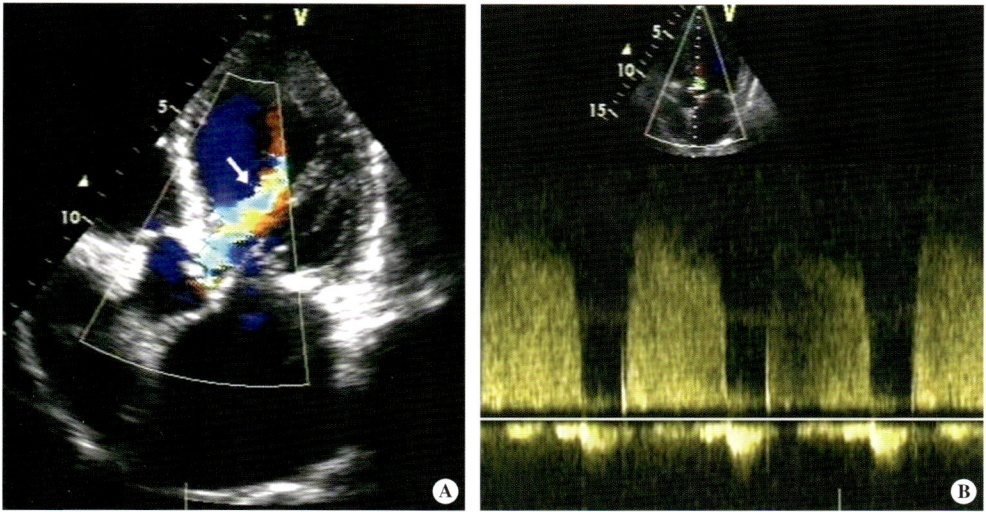

彩图2-10　主动脉瓣关闭不全

A：彩色血流显像，↓示主动脉瓣口红色为主的反流束；B：连续多普勒示基线上湍流频谱

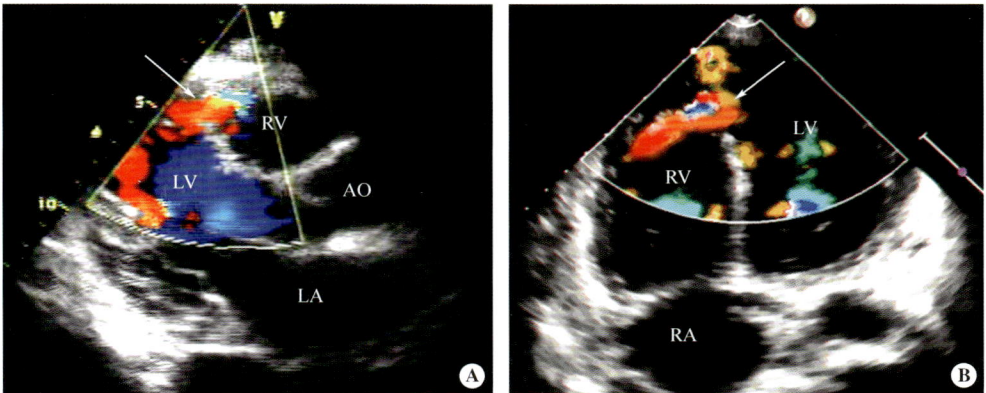

彩图2-11　心肌梗死性室间隔穿孔

A：左室长轴切面；B：心尖四腔切面↓示心室水平左向右过隔血流

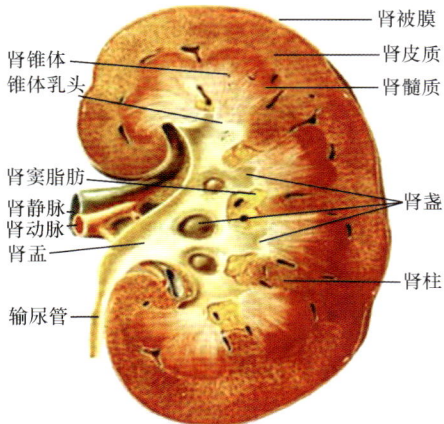

彩图5-1　肾脏解剖示意图

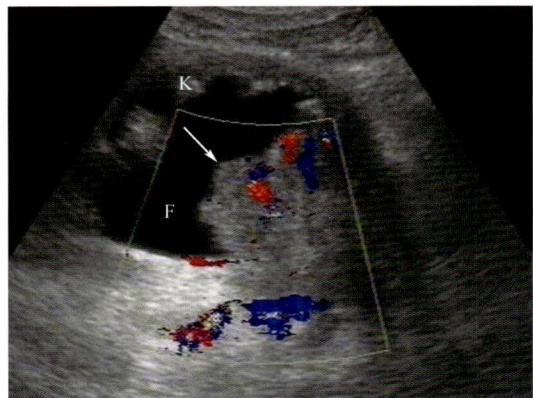

彩图5-2　肾盂肿瘤

图中：↓示肾盂肿瘤　K：肾　F：肾盂积水

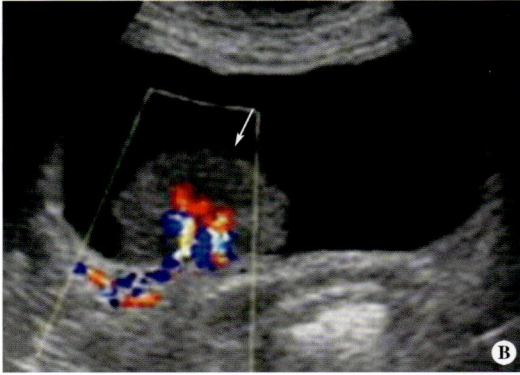

彩图5-3　膀胱结石与膀胱肿瘤
↓示膀胱肿瘤

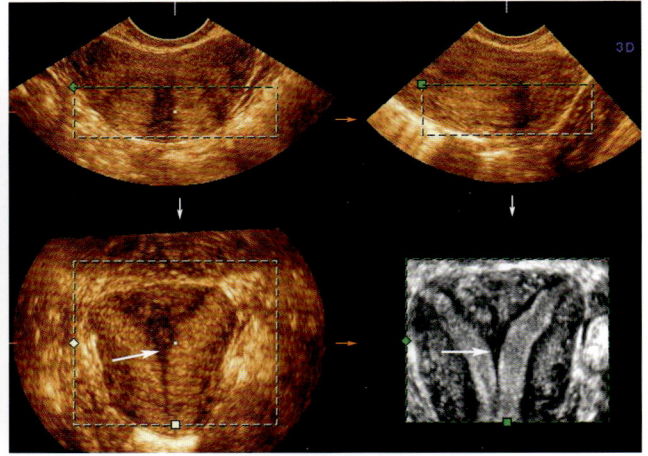

彩图6-1　纵隔子宫三维图像
↓示两子宫内膜中间的纵隔

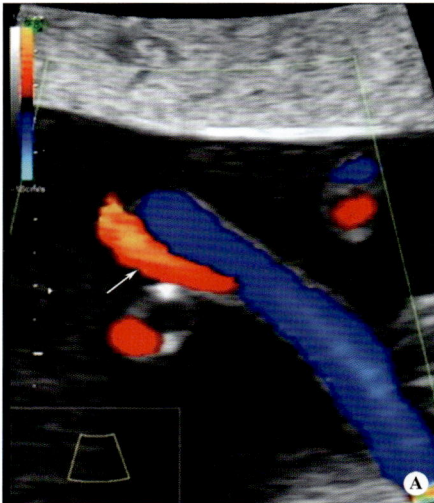

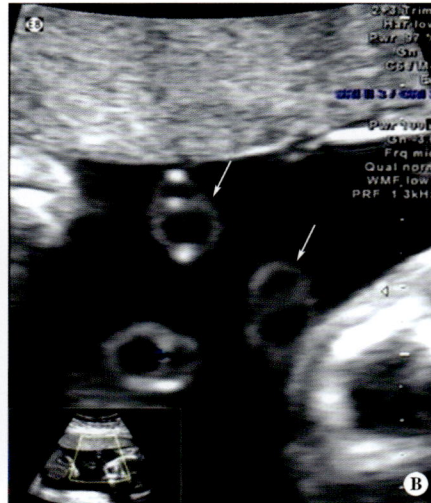

彩图7-1　单脐动脉
A：单脐动脉彩色三维图像，可见一红一蓝两条血管互相缠绕（↓）；
B：单脐动脉三维图像短轴图呈两个圆形暗区（↓）

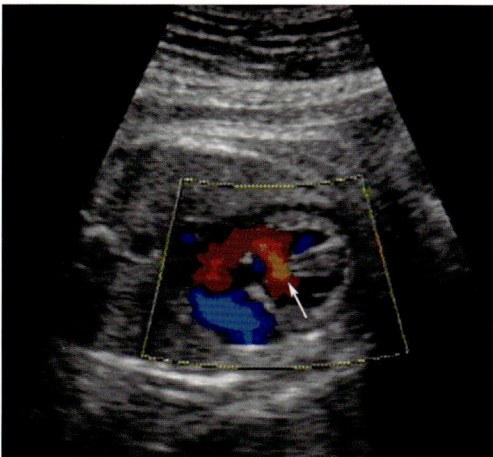

彩图7-2　胎儿室间隔缺损
↑示室间隔缺损处

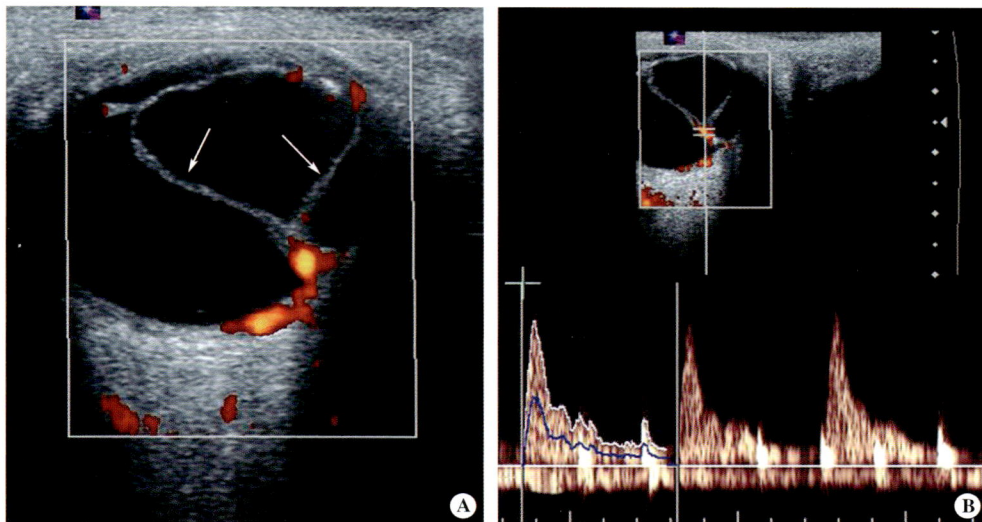

彩图9-1　视网膜脱离彩色多普勒血流图

A：B 超示视网膜脱离光带（↓）；B：示玻璃体内光带状上血流频谱

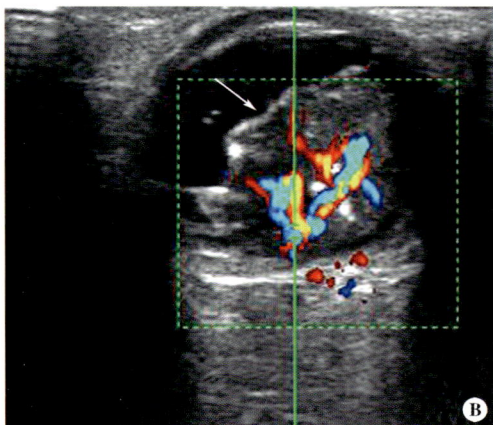

彩图9-2　视网膜母细胞瘤

视网膜母细胞瘤彩色多普勒血流图（↓）

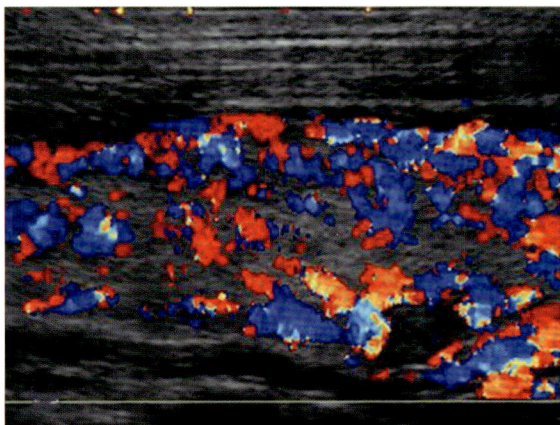

彩图9-3　甲亢彩色多普勒图

甲状腺纵切面：腺体血流明显增多，呈"火海征"

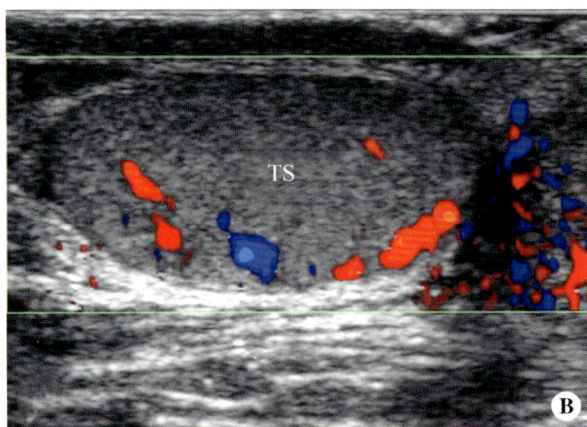

彩图9-4　正常睾丸声像图

正常睾丸血流图　TS：睾丸

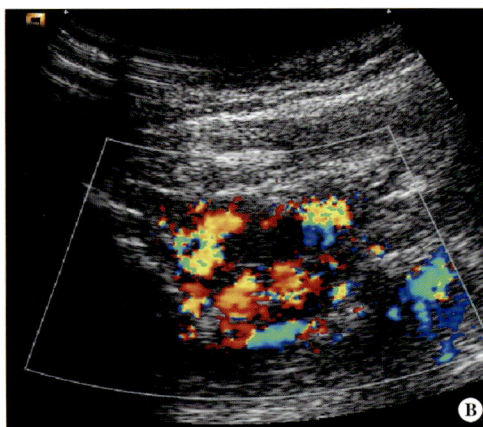

彩图10-1　骨转移癌

彩超可显示病灶内丰富的血流信号

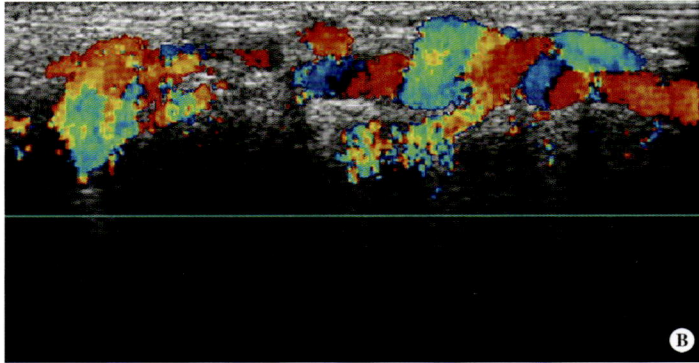

彩图10-2　皮下软组织血管瘤
彩超示迂曲扩张的管状结构内充盈血流信号

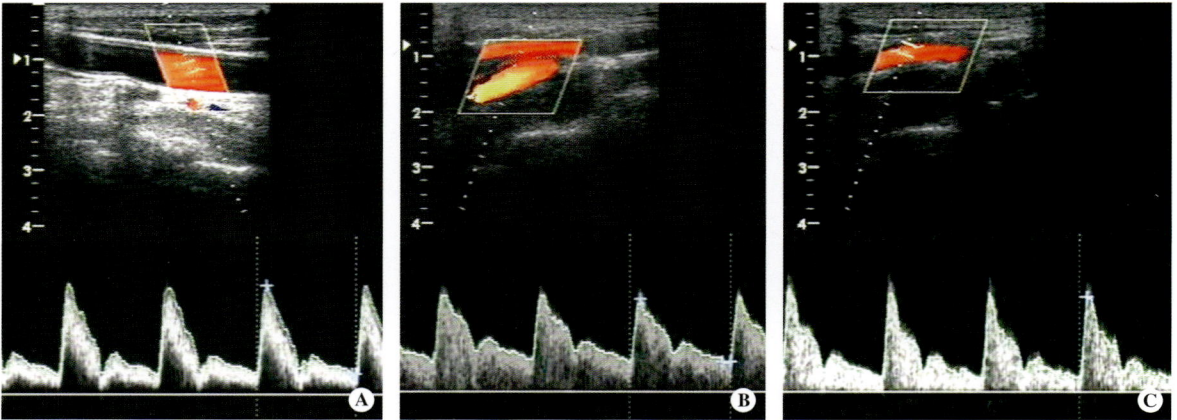

彩图11-1　正常颈动脉频谱图
A：为正常颈总动脉的脉冲多普勒频谱图；B：正常颈内动脉的脉冲多普勒频谱图；C：正常颈外动脉的脉冲多普勒频谱图

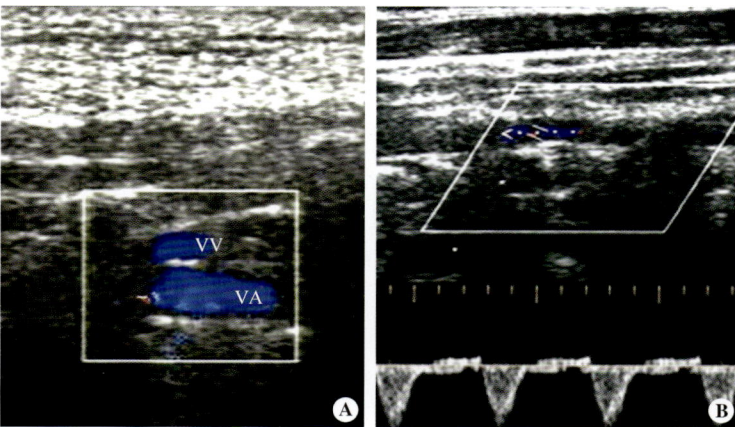

彩图11-2　椎动脉内血液倒流图
A：椎动脉内血液倒流，与椎静脉同向；B：同一患者椎动脉脉冲多普勒频谱图
图中VA：椎动脉；VV：椎静脉

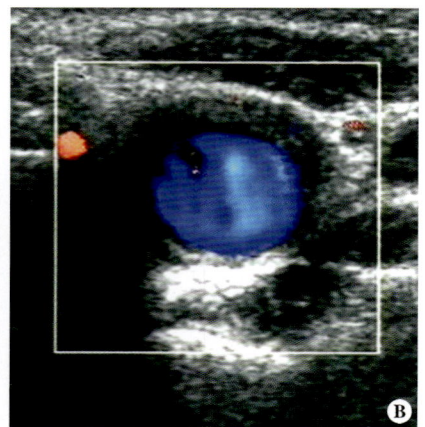

彩图11-3　多发性大动脉炎增厚的动脉壁
短轴切面